健康・栄養科学シリーズ

食べ物と健康

食事設計と栄養・調理

増補

監修　国立研究開発法人 **医薬基盤・健康・栄養研究所**

編集　**渡邊智子 / 渡辺満利子**

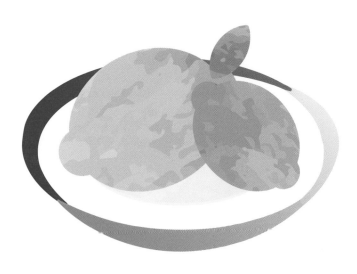

南江堂

●編　集

| 渡邊智子 | わたなべ　ともこ | 淑徳大学看護栄養学部栄養学科教授 |
| 渡辺満利子 | わたなべ　まりこ | 昭和女子大学名誉教授 |

●執筆者一覧(収載順)

渡邊智子	わたなべ　ともこ	淑徳大学看護栄養学部栄養学科教授
渡辺満利子	わたなべ　まりこ	昭和女子大学名誉教授
横塚昌子	よこつか　まさこ	昭和女子大学食健康科学部管理栄養学科教授
鈴木亜夕帆	すずき　あゆほ	千葉県立保健医療大学健康科学部栄養学科講師
朝見祐也	あさみ　ゆうや	龍谷大学農学部食品栄養学科准教授
園田純子	そのだ　じゅんこ	山口県立大学看護栄養学部栄養学科准教授
木村秀喜	きむら　ひでき	下関短期大学栄養健康学科教授
渡邊隆子	わたなべ　たかこ	昭和学院短期大学ヘルスケア栄養学科教授
嵐　雅子	あらし　まさこ	相模女子大学栄養科学部管理栄養学科准教授
細野留実	ほその　るみ	前悠久山栄養調理専門学校校長
森髙初惠	もりたか　はつえ	昭和女子大学名誉教授
丸山智美	まるやま　さとみ	金城学院大学生活環境学部食環境栄養学科教授
大橋きょう子	おおはし　きょうこ	昭和女子大学名誉教授
秋山久美子	あきやま　くみこ	昭和女子大学大学院生活機構研究科教授
渡邊純子	わたなべ　じゅんこ	南九州大学健康栄養学部管理栄養学科教授
山根正子	やまね　しょうこ	特定非営利活動法人 セーフティフード栄養研究所副理事長
鈴木和子	すずき　かずこ	産業栄養指導者会会長
藤谷朝実	ふじたに　あさみ	神奈川県立保健福祉大学保健福祉学部栄養学科准教授
塩原明世	しおはら　あきよ	東洋大学食環境学部健康栄養学科准教授

"健康・栄養科学シリーズ" 監修のことば

　世界ではじめて国立の栄養研究所が創設された4年後の1924(大正13)年に栄養学校が創設され，その第一期生が卒業した1926(大正15)年が日本における栄養士の始まりとなる．どちらも日本の「栄養学の父」と称される佐伯矩博士の功績である．その後，栄養士は1947(昭和22)年の栄養士法の制定をもって正式に法的根拠のあるものになった．さらに，傷病者，健康の保持増進のための栄養指導，病院・学校等における給食管理などの高度な栄養指導を担う管理栄養士の制度が1962(昭和37)年に設けられた．そして，2000(平成12)年4月の栄養士法改正で管理栄養士は医療専門職の国家免許資格として定められた．

　栄養士が最初に取り組んだのは，当時の国民病であった脚気を代表とする栄養失調の克服を目指した栄養指導であった．一方，近年，中高年を中心としたメタボリックシンドロームだけでなく，高齢者のフレイルティやサルコペニア，そして若年女性のやせと低体重新生児の問題など，多様な栄養課題が混在し，栄養リテラシーの重要性が叫ばれている．また，インスタント食品やファストフードの蔓延などは，過食や運動不足に起因する疾病の増加と同様に喫緊の課題となっている．これに立ち向かうべくなされている，管理栄養士による，エビデンスに基づいた健康弁当，健康レシピの開発などの取り組みは，今後さらに重要な役割を果たすものと期待される．栄養学，医学，保健科学の専門的知識と技術を備えた管理栄養士の活躍なくして，栄養リテラシーに関する社会的課題を解決することは不可能であろう．

　国家免許資格となった管理栄養士の資質を確保するために，2002(平成14)年8月に管理栄養士国家試験出題基準が大幅に改定され，2005(平成17)年度の第20回管理栄養士国家試験から適用された．本"健康・栄養科学シリーズ"は，このような背景に沿い，国立健康・栄養研究所の監修として，元理事長 田中平三先生のもとに立ち上げられた．そして国家試験出題基準準拠の教科書として，管理栄養士養成教育に大きな役割を果たし，好評と信頼に応え改訂を重ねてきた．

　管理栄養士国家試験出題基準は2019(平成31)年3月，学術の進歩やこの間の法・制度の改正と導入に対応し，「管理栄養士としての第一歩を踏み出し，その職務を果たすのに必要な基本的知識及び技能」を問うものとして内容を精査した改定がなされた．そこで本シリーズもこれまでの改訂に重ねて改定国家試験出題基準準拠を継続するかたちで順次改訂しているところである．各科目の重要事項をおさえた教科書，国家試験受験対策書，さらに免許取得後の座右の書として最良の図書であると確信し，推奨する．なお，本シリーズの特徴である，①出題基準の大項目，中項目，小項目のすべてを網羅する，②最適の編集者と執筆者を厳選する，③出題基準項目のうち重要事項は充実させる，④最新情報に即応する，という従来の編集方針は，引き続き踏襲した．

　管理栄養士を目指す学生諸君が，本シリーズを精読して管理栄養士国家資格を取得し，多岐にわたる実践現場において患者ならびに健常者の求めに応え，保健・医療専門職として活躍し，国民のQOL(生活の質，人生の質)の保持増進に貢献することを祈念する．

2019年6月

国立研究開発法人 医薬基盤・健康・栄養研究所

理事　阿部　圭一

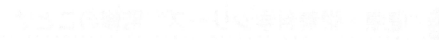

●増補の序

　本書第1版は，2014年3月に刊行したが，多くの皆様に活用頂き，編著者一同感謝申し上げたい．この間，「改定管理栄養士国家試験出題基準」，「日本人の食事摂取基準(2020年版)」，「日本食品標準成分表2020年版(八訂)」が公表され，これらに対応するために，この度，『食べ物と健康　食事設計と栄養・調理』増補を刊行することとした．

　改定管理栄養士国家試験出題基準は，これからの管理栄養士に求められている知識・能力を提示する．その要点として，医療・介護をはじめ様々な領域における多職種連携の中で，栄養の専門職として，エビデンスを基にした論理的思考による，最適解としての栄養管理の質の向上が，一層問われるものと考えられる．項目「食べ物と健康」では，人間の健康(疾病)と社会・環境，食べ物の関係に視点をおき，出題のねらいが以下のように提示された．①食品の分類，成分及び物性を理解し，人体や健康への影響に関する知識を問う．②食品素材の成り立ちについての理解や，食品の生産から加工，流通，貯蔵，調理を経て人に摂取されるまでの過程における安全性の確保，栄養や嗜好性の変化についての理解を問う．③食べ物の特性を踏まえた食事設計及び調理の役割の理解を問う．

　食事設計の科学的根拠を示す「日本人の食事摂取基準(2020年版)」は，高齢化の進展や糖尿病等有病者数の増加等を踏まえ2013年度に開始された「健康日本21(第二次)」において，主要な生活習慣病の発症・重症化予防の徹底，社会生活に必要な機能の維持及び向上を図ること等が基本的方向とされたことから，栄養に関連した身体・代謝機能の低下の回避の観点，特に，高齢者の低栄養予防やフレイル予防も視野に入れて策定された．具体的な主な変更点は，高齢者の年齢区分の変更，目標とするBMIの下限の変更(65歳以上)，ナトリウム(食塩相当量)目標量の低減，65歳以上のたんぱく質由来エネルギー量の割合(%エネルギー)の下限の引き上げ，及び対象栄養素ごとの目標量のエビデンスレベルの設定，である．一方，日本人の食事摂取基準に基づいた食事を提供するための食品の成分データ集である「日本食品標準成分表2020年版(八訂)」は，調理済み食品の充実，エネルギーの計算方法の変更，組成成分表の充実，2015年版追補の反映，解説の充実，表頭の変更が改訂のポイントである．

　上述した重要課題を盛り込み増補した主な章は，「第1章　食事設計」，「第2章　食事設計とライフステージ」，「第3章　食事設計と食品」，「第7章　調理操作と食品の変化」，「第9章　食事設計の活用」であり，図表を加えわかりやすく加筆修正した．さらに食事摂取基準，食品成分表に準じ，また減塩に配慮し，調理，献立に関する諸表を，特別治療食及び災害食については，厚生労働省の各基準に準じ，修正した．

　本書は，管理栄養士養成課程の教科書のみならず，栄養士・調理師養成課程，家庭科教職課程，栄養教諭課程，食育等現職の皆様の確かな指南書として，是非活用をお勧めしたい．併せて，読者諸賢のご指南を賜り，より良い教科書を目指し努めたい．本書増補版の発刊が，ご活用の皆様に裨益するところとなり幸せに思う．南江堂関係諸氏のご尽力に心より感謝申し上げる．

　2021年1月

渡邊　智子

渡辺満利子

●初版の序

　本書は，2006年に刊行された『食べ物と健康II 食事設計と栄養』の編集意図を受け継ぎ，改定管理栄養士国家試験出題基準（2010年12月）に準拠し，改訂新版『食べ物と健康 食事設計と栄養・調理』として刊行する運びとなった．管理栄養士の重要な職務の1つに，栄養・調理の理論と技術に基づく食事設計がある．本書はそれを，読者が興味をもって意欲的に学べるよう企図した．

　出題基準の「食べ物と健康」には，「食べ物の特性をふまえた食事設計及び調理の役割の理解を問う」ことがねらいとして明記されている．本書ではこの出題基準の大・中・小項目に加え，子どもの肥満・やせ，若年女性のやせ，成人のメタボリックシンドローム・糖尿病など現代社会の健康課題に対応できる「食事設計と栄養・調理」に不可欠な知識，技術を網羅した．

　本書では「食事設計」を，「喫食者の食の満足度とQOL（quality of life，生活の質）の向上を目的とし，科学的根拠に基づく栄養学の観点から，喫食者の栄養アセスメントに基づいた，食事・食品・栄養・調理・供食・健康・評価・フィードバックを要素とするプログラム」と定義した．また，「調理」を，「献立作成から始まり，食品を選択・購入し，種々の調理操作を経て食事を構成し，供食するまでの一連の行程」と定義した．この定義に従い，子どもから高齢者に至る各ライフステージの栄養特性を理解し，栄養アセスメントおよび食事摂取基準に基づく食事のあり方について理解を深め，食品標準成分表を適切に活用し，喫食者の嗜好を満足させるおいしい料理・食事を提供できる献立作成の能力とセンスの涵養を目指した．また，食品の持ち味を活かす調理操作と調理器具の効果的な使用方法を示し，確かな調理技術が身に付くよう配慮した．併せて，調理操作による食品・栄養成分の変化や機能的・栄養学的利点を最新の研究成果から学び，食事設計の実践力を獲得できるよう編集した．

　本書の大きな特徴は，基本となる食事設計から，様々な食事設計へ活用できる力を高めるため，ライフステージ別，学校・事業所などの集団給食，病院一般食・特別治療食，食育，さらに災害時への展開が可能となるよう，従来の調理学と他教科とを双方向に関連付け理解を促し，学習できるように総合的な視点を盛り込み構成した．また，管理栄養士国家試験対策として知識・要点のまとめと学習評価ができるよう各章末に練習問題を掲載した．さらに，読者の興味・関心を促し，学習効果を高めるため，本文に関連するコラム欄を設け，高度な知識やトピックスを掲載した．本書は，管理栄養士養成課程のみならず，栄養士・調理師養成課程，現職の皆様にも「食事設計と栄養・調理」の指南書として活用をお勧めしたい．

　本書の執筆者は，本書の主旨をご理解，ご賛同いただいた各領域の第一線の先生方である．豊富な学識と叡智を結集し，編集，上梓ができたことを有り難く幸いに思う．

　本書を用いて近未来を担う食のエキスパートになる上で，礎となる高度な知識・技術を培い，深い理解と広い視野からの判断に基づく実践的かつ発展的な「食事設計と栄養・調理」を行う力を備えた管理栄養士が養成されることを願っている．

　2014年1月

渡邊　智子
渡辺満利子

● 目　次

第**4**章 食事設計と献立作成
‥‥‥渡邊智子，鈴木亜夕帆 **39**

第**5**章 食事設計と調理
‥‥‥‥‥‥‥‥渡邊智子 **57**

第 **9** 章　食事設計の活用 ・・185

A. 食事設計のライフステージへの活用と展開

B. 食事設計の集団給食への活用と展開・・・・・・・・・・・・・・・・・・・193

C. 特別治療食への食事設計の活用と展開・・・・・塩原明世，藤谷朝実・・203

D. 災害時食への食事設計の活用

E. 食育への食事設計の活用と展開

1 食事設計

A. 食事設計の定義

　食事設計とは，「喫食者*の食の満足度と生活の質（QOL）*の向上を目的とし，科学的根拠にもとづく栄養学（evidence-based nutrition, EBN）の観点から，喫食者の栄養アセスメントにもとづいた，食事・食品・栄養・調理・供食*・健康・評価・フィードバックを要素とするプログラム」と定義する.

　一方，調理の定義は，「献立作成から始まり，食品を選択購入し，種々の操作を経て食事を構成し，食べるまでの一連の行程」であり，管理栄養士・栄養士が提供する食事は，食事設計の定義を踏まえた喫食者にとって望ましい食事，つまり科学的・合理的でありながら対象者に応じた文化的な配慮がある食事であることが求められる. 食事設計と調理の関係を図1-1に示した. 調理は，食事設計を食事として具現化するための重要な要素である. 食事設計を学び調理の実践力を身につけることが，管理栄養士・栄養士としての基礎になる.

*喫食（きっしょく）食べること，食べる行為. 喫食者は食べる人.

* QOL quality of life, 生命の質，生活の質，人生の質. 精神面を含めた生活全体の豊かさと自己実現を含めた概念.

*供食（きょうしょく）feeding. 食事を提供すること.

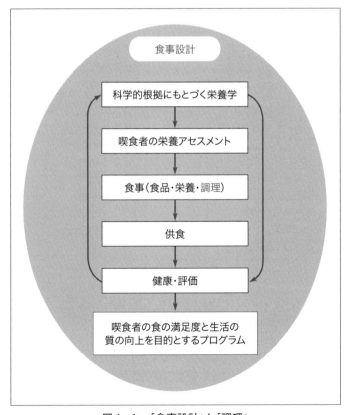

図1-1　「食事設計」と「調理」

B. 食事設計の必要性・・・・・・・・・・・・・・・・・・・・・・・・・・・・・・・・・・・

　わが国は，人生100年時代を迎え，管理栄養士・栄養士には，健康寿命延伸(日本人の食事摂取基準2020年版)の「要」となる食事設計と栄養・調理の知識および技術が希求されている．その理由として，わが国は，食に関する様々な問題を抱えており，適切な食事設計が食の課題解決に貢献すると考えられるからである．以下に具体的な課題と方策について述べる．

■ 食品・栄養バランス偏重の是正

　伝統的な日本型食生活は国外でも高く評価されてきたが，必ずしも広く実践されているわけではない．食料需給表*に基づく純食料供給量(g/人/日)の推移(図1-2)をみると，2005年に比較し，2016年では，米，魚介類，野菜類，果実類の供給量は減少し，肉類が増加している．

　また，平成30年国民健康・栄養調査*(栄養摂取状況調査総数6,936人)では，野菜の目標摂取量350gに対し，野菜ジュースや漬物を含む野菜の摂取量(20歳以上の平均)は，280.5g，男性288.3g，女性273.6gである．この10年間でいずれも有意な増減はみられず，男女とも20～40歳代で少ない．一方，脂肪エネルギー比率*(20歳以上)が，30％以上の者の割合は，男性35.3％，女性42.8％である．男女とも20～29歳が最大で，男性53.1％，女性58.5％であった．食塩摂取量は，男性10.9g(目標7.5g未満/日)，女性9.3g(同6.5g未満/日)であった．このように脂質や食塩の過剰摂取，野菜の摂取不足など食事の偏りに起因する健康リスクが指摘されている．

*食料需給表　わが国で供給される食料の生産から最終消費に至るまでの総量を明らかにしたものであり，食料自給率の算出の基礎となるもの．

*国民健康・栄養調査　国民の身体の状況，栄養摂取量および生活習慣の状況を明らかにし，国民の健康増進の総合的な推進を図るための基礎資料を得ることを目的とした調査．

*脂肪エネルギー比率　摂取エネルギーに占める脂肪に由来するエネルギー量の割合．「日本人の食事摂取基準2020年版」では，脂質エネルギー比率の目標量は，1歳以上は，20～30(％)としている．

・・

日本の伝統食に対する国内外の評価　　　　　　　　　　　　　　**コラム**

　1977年「マクガバン・レポート(米国上院栄養問題特別委員会報告書)」では，「高エネルギー・高脂肪の食品を減らし，全穀粒や野菜・果物を多く摂る」よう勧告し，日本の食習慣を見習うべきである」と紹介している．さらに，最も理想的な食事と定義したのは，元禄時代以前の玄米を主食とした，伝統的な日本人の食事であることが明記されている．一方，わが国では，1980年農政審議会答申「80年代の農政の基本方向」において，日本型食生活のすぐれた点が評価され，栄養的観点，食料自給率維持の観点から日本型食生活を定着させる努力が必要とされた．これを受けて，1983年に食生活懇談会により「日本型食生活の指針」が作成され，1985年に厚生省(当時)により「健康づくりのための食生活指針」が策定された．

・・

■ 「健康づくりのための食生活」の実践力向上の必要性

　農林水産省が消費者に対して行った調査(2015)によれば，次の4つの習慣，〈1〉日常的な欠食，〈2〉ごはん食の頻度が低い，〈3〉外食，中食，冷凍・レトルト・インスタント食品等の夕食が週5回以上，〈4〉調理ができない，に該当する項目が多いほど，「日本型食生活」の柱となる主食・主菜・副菜を揃えた食事

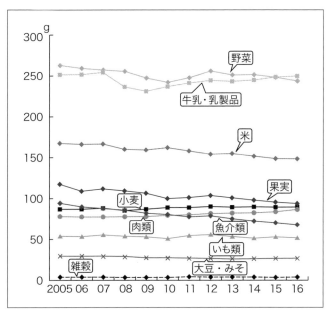

図1-2 米, 魚介類, 肉類, 野菜類, 果実類等の供給量 (g/人/日)
　2005年から2016年まで示す.
　(注) 年度ベース. 2016年は概算. 純食料供給量とは加工向けや飼料向け
　などを除いた食用向け供給量(粗食料供給量)から廃棄する分を除いて実際に
　口に入る量を算出したもの. 雑穀は米・小麦以外の穀類計
　(農林水産省：食料需給表)

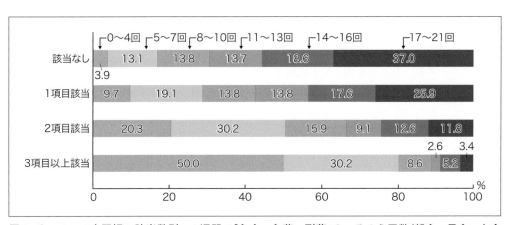

図1-3 　4つの食習慣の該当数別, 1週間で「主食・主菜・副菜」3つそろう回数(朝食・昼食・夕食
　　　の合計回数)
注：全国の20歳以上の男女(回答総数2,839人)を対象としたインターネット調査(平成27(2015)年3月公表)
(農林水産省調べ)

の頻度が低くなっている(図1-3).

　この調査結果から, 農林水産省は, 栄養バランスを整える知識として, 米飯中
心の食事は主食・主菜・副菜がそろいやすいメリットがあり, 中食, 冷凍食品等
を適切に活用し, "食事を準備する力", "健康づくりのための食生活"の実践性の
向上を図るよう促している.

　少子高齢化時代の各世代や生活習慣に応じた適切な食事設計と知識・技術教育

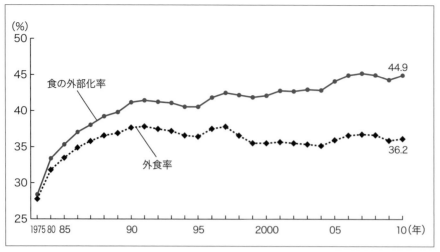

図1-4　食料消費支出に占める外部化率の推移
*外食率…食料消費支出に占める消費外食の割合.
食の外部化率…外食率に惣菜・調理食品の支出割合を加えたもの.
（農林水産省：我が国の食生活の現状と食育の推進について）

の推進が人々の生命力を高め，活力ある社会構築に寄与し，極めて有用である.

❸ 疾病発症・重症化予防のための食事設計と実践力の必要性

　疾病*［生活習慣病：非感染性疾患（Non Communicable diseases，NCDs）および 感染症（Communicable Diseases，CDS）］の危険因子の指標として，肥満・やせ（体格指数：Body Mass Index，BMI*），血圧値（mmHg），血糖値（HbA1c），血清総コレステロール値：TC（mg/dL）等が汎用されている.

　平成30年国民健康・栄養調査では，20歳以上の肥満者（$BMI \geqq 25 \, kg/m^2$）は，男性33.0%，女性22.3%で，最も割合の多い世代は男性40～49歳（39.7%），女性60～69歳以上（28.1%）であった. 一方，やせの者（$BMI < 18.5 \, kg/m^2$）の割合は，男性3.9%，女性11.5%で，20歳代女性のやせの者の割合は，20.7%であった.

　65歳以上の高齢者の低栄養傾向の者（$BMI \leqq 20 \, kg/m^2$）は男性12.4%，女性20.7%であった. 年齢階級別にみると，男女とも85歳以上でその割合は高い. 一方，糖尿病が強く疑われる者の割合（20歳以上），は男性19.7%，女性10.8%，高血圧（収縮期血圧 $\geqq 140 \, mmHg$）の割合（20歳以上）は男性29.9%，女性24.9%，TCが240 mg/dL以上の者の割合は男性19.4%，女性22.4%であり，この10年間で女性は有意に増加している. このような現状に対し，生活習慣病のみならず，感染症の発症・重症化予防のための適切な食事設計と栄養・調理の実践力が必要であり，健康寿命の延伸に不可欠である.

❹ 日本の食文化伝承力の低下

　外食・弁当および調理済み食品を利用するいわゆる「中食」の増加により，米と多様な食品から構成される日本型食生活の実践力が低下し，さらに家庭の食事，

＊NCDs　不健康な食事, 運動不足, 喫煙等による糖尿病, がん, 循環器疾患, メンタルヘルス等慢性疾患の総称. 全死因の70%に及び, 予防・疾患管理の重要性が勧告されている（WHO, 2015）.

＊BMI　Body Mass Index ボディマス指数. 体重と身長の関係から算出される, ヒトの肥満度を表す体格指数である.

$$BMI = \frac{体重（kg）}{身長（m）^2}$$

表1-1　児童生徒の食生活等実態調査（平成22年度）

1．はしの持ち方が正しい者	児童（男子53.5%，女子56.5%） 生徒（男子58.3%，女子61.6%）
2．食事をするときにいつもあいさつをする者	児童（男子72.5%，女子73.6%） 生徒（男子54.6%，女子58.5%）
3．一人で食べる食事	朝食（小学校全体15.3%，中学校全体33.7%） 夕食（小学校全体2.2%，中学校全体6.0%）
4．保護者が学校給食に関する資料で参考になるもの 　a．「毎日の献立」 　b．「食品の栄養に関する情報」 　c．「行事食等食文化に関する情報」	 小学校78.3%，中学校78.5% 小学校41.0%，中学校41.5% 小学校31.8%，中学校27.4%

行事食および郷土料理などを調理し，味わって楽しむ機会が減少している．このことは，はしの持ち方や食事でのあいさつなどを調査した結果にもみられ，これらは孤食の増加により食文化の伝承力が低下していることも1つの要因と考えられる（表1-1）．

学校給食の管理および食育を行う栄養教諭および栄養職員は，献立表の充実，伝統料理および郷土食をさらに取り入れることが望まれる．日本のすぐれた食文化の実践や継承における学校給食の役割は大きく，その担当者である栄養教諭および栄養職員が家庭や地域と連携し推進することが期待される．

5　食育における「質」の向上の必要性

食育基本法によれば，食育とは，「生きる上での基本であり知育，徳育，体育の基礎となるものである」と定義されており，これを担うのが管理栄養士・栄養士である．現代は，食品に関する情報は玉石混淆であり，フードファディズム*（food faddism）もみられる．そこで，「食」を選択する力を習得し，健全な食生活を実践することができる人間を育てる食育を推進することが求められている．

管理栄養士・栄養士には，保健・医療・福祉，学校給食，食品開発および地域における健康づくりを目的として，適切かつ効果的な栄養マネジメントを行う資質が求められている．

*フードファディズム　食べ物や栄養が健康と病気に与える影響を過大に評価したり信じること．

C. 食事設計の目的・・・・・・・・・・・・・・・・・・・・・・・・・・・・・・・・・・・

食事設計は，栄養アセスメントにもとづき，各ライフステージに応じた対応（次章参照）および生活習慣病のリスクマネジメント*を目的とする．一方，傷病者に対しては，疾病の対応と治療の補助を目的とする．

質の高い食事設計を行うために，管理栄養士・栄養士に求められる能力とは，①食品に対する知識（食品成分表の理解）とそれを適切に活用する能力，②対象者の評価を正しく行う能力，③食文化をふまえて献立を作成し，調理操作を行い，供食する能力，④食事設計を評価し，フィードバックを行い常に改善していく能力である．以降の章では，これらの能力について具体的に解説する．また，管理栄養士課程で学ぶすべての専門科目および一般教養科目で学んだ内容を常に関連

*リスクマネジメント　risk management　各種の危険によるリスクを最小の費用で効果的に処理するための経営管理手法．

付けながら，総合的に学習することも重要である．

●練習問題 ....

食事設計に関する記述である．正しいのはどれか．

1．食事設計は，従来の調理学のことである．
2．食事設計は，科学的・合理的に行えば文化的な配慮は不要である．
3．食事設計のためには，対象者の栄養アセスメントが必要である．
4．食事設計の対象者は，健康な人である．
5．食事設計における食事は，対象者にとって科学的に正しい食事の提供である．

② 食事設計とライフステージ

人間の一生は，母体内の胎児期から始まり，誕生・発育・発達・成熟・老化・死に至るまでの期間をいう．人間の生活史は，複数のステージの集合で構成された期間として表すことができる．ライフステージは，胎児期・乳児期（0〜11ヵ月）・小児期（1〜17歳；幼児期・学童期・思春期），成人期（18〜64歳），高齢期（65〜74歳，75歳以上）の各期に大別される（日本人の食事摂取基準2020年版，年齢区分）．各期の食事設計は，各ライフステージの栄養特性，食事摂取基準，栄養アセスメントにもとづいて行う．第9章は，ここで学んだ内容を発展させたものである．併せて参照されたい．

EBNとは　コラム

EBNとは，"Evidence Based Nutrition"の略語で，「科学的根拠に基づく栄養学」を意味し，これはEvidence Based Medicine（EBM），つまり「科学的根拠に基づく医学」に影響を受けたものである．例えば，肥満児のための食事設計と調理による食育効果が，無作為化比較試験（Randomized Control Trial，RCT）という精度の高い研究デザインに基づく検証結果で明らかにされたのであれば，そのエビデンスは信頼性が高いと評価される．人の生命に関わる食事・栄養・健康を科学的な根拠に基づいた栄養学という視点から捉えることが，食事設計においてきわめて重要である．

A. 栄養特性

ここでは各ライフステージの栄養特性について解説するが，食事摂取基準にならい，成人期から紹介していく．成人期の栄養特性を基準として，各ライフステージをその応用と捉えると理解しやすい．食事摂取基準については参考資料の表1〜15を参照されたい．

❶ 成人期

食事摂取基準では，成人期は18歳から69歳までの幅広い年齢層を指す．18〜30歳頃までは，緩徐にではあるが諸臓器はなお発達する．30〜49歳では基礎代謝量や身体活動量が低下し，食事や生活習慣の問題と相まって生活習慣病の好発期となる．

国民健康・栄養調査（令和元年）によれば，肥満者（BMI≧25）の割合（20歳以上）は男性33%，女性22.3%であり，男性はこの5年間に有意に増加している．「メタボリックシンドローム（内臓脂肪症候群，metabolic syndrome）が強く疑われる者」，「メタボリックシンドロームの予備群と考えられる者」の割合は，男性30.4%，24.2%，女性11.9%，7.7%であった．「糖尿病が強く疑われる者」

の割合は男性 19.7％，女性 10.8％である．年齢階級別にみると，年齢が高い層でその割合が高くなっている．糖尿病の重症化に伴う糖尿病性腎症・網膜症・神経症等合併症や認知症の発症予防，さらに感染症の重症化予防を考慮し，成人期の体重はじめ血糖コントロールのための食事設計は，健康寿命延伸の観点からも，きわめて重要な意味をもつ．一方，20 歳代女性のやせ（BMI ＜ 18.5％）の者の割合は 20.7％である．エネルギーおよび栄養素の摂取不足に起因する低出生体重児の割合は，2005 年頃からは 9％台で横ばいが続いており，2017 年は全出生児の 9.4％（人口動態統計）であった．低出生体重児は，出生後にも医療的ケアが必要となる場合も多く，発育・発達の遅延や障害，成人後も含めた健康に係るリスクが大きいことが指摘されている．女性は卵巣機能の低下にともない，骨代謝のバランスを維持する作用を持つエストロゲンの分泌が低下するため，骨粗鬆症のリスクが上昇する．またエストロゲンは血管の弾性を維持し，LDL コレステロールを低下させ，HDL コレステロールを上昇させる作用があるため，この世代の女性は動脈硬化リスクも高まる．こうした栄養特性を考慮した上で食事設計を行う．

メタボリックシンドローム

コラム

　メタボリックシンドロームとは，内臓肥満に高血圧，高血糖，脂質代謝異常が組み合わさることにより，心臓病や脳卒中などになりやすい病態をいう．診断基準は，わが国では，腹囲が男性 85 cm・女性 90 cm 以上で，かつ血圧・血糖・脂質の 3 つのうち 2 つ以上が基準値から外れると，メタボリックシンドロームと診断される．メタボリックシンドロームになると，脂肪細胞が肥大・増殖し，内臓脂肪から脂質が放出される．その結果，中性脂肪の増加や HDL コレステロールの減少をまねき，動脈硬化が進行する．また，アディポサイトカインの分泌異常が起こる．これが動脈硬化を促進し，糖尿病，高血圧，脂質異常症を発症させ，悪化させる原因となる．改善すべき健康課題である．図 A にメタボリックシンドロームの病態の概念図を示した．

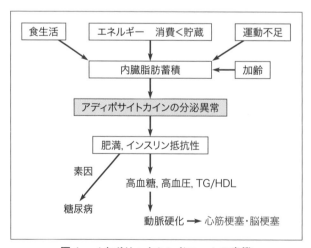

図A　メタボリックシンドロームの病態

2 乳児期

乳児期とは0～1歳未満をいい，0～5ヵ月，6～8ヵ月，9～11ヵ月齢に区分する．

出生後6ヵ月未満の乳児では，健康な乳児が摂取する母乳の質と量は乳児の栄養状態にとって望ましいものと考えられる．このような理由から，乳児における食事摂取基準は，「目安量」を算定するものとし，具体的には，母乳中の栄養素濃度と健康な乳児の母乳摂取量の積とした．この期間を通じた哺乳量は，0.78 L/日を基準哺乳量とした(食事摂取基準2020年版)．

乳児の栄養は，生命維持や生活活動のためのみでなく，生後1年で，体重は約3倍，身長は約1.5倍となる著しい成長・発育のために必要である．乳汁栄養には，母乳栄養と人工栄養，および双方を併用する混合栄養がある．空腹感によって乳汁を要求し，満腹感によって哺乳量を調節できることを自立哺乳といい，これが食欲調節，摂食リズム形成の基本である．離乳期の食事の特徴は，咀嚼能力の発達に即して半固形食を与え，およそ生後1～2年で幼児食に移行させることである．離乳食は乳児の体調を見ながら，進め方の目安に準じて与える．

3 幼児期

幼児期とは，1～6歳未満をいう．幼児期は，乳児期に比べると年間の発育量は4分の1程度となるが，乳児期に次いで発育が著しい．特徴的なことは体脂肪の減少であり，運動，精神発達が目覚ましい時期である．2歳半頃までに20本の乳歯が生え揃い，2～3歳頃にかけて咀嚼能力，嚥下能力が発達する．脳の発達は3～4歳頃までに成人の重量のおよそ80%に達する．歩行，言語，活発な運動の開始時期で，神経組織の発達が著しい．この時期の食事は5～6回/日である．小児の胃容積は小さいので，1回で摂取できる量は少ない．また，グリコーゲンの肝臓での予備量が少ないために，空腹時に肝臓から放出されているグリコーゲンの量も少ない．このため食事摂取回数が多くなる．4歳頃から，家族，集団での食事が，食事リズム，嗜好，マナーなど健全な食習慣形成の良い機会になるようにする．偏食，食欲不振，う歯，肥満予防に留意する．

4 学童期

学童期とは，6～11歳までをいう．学童期は骨格や筋肉の増大にともなって体格が成長し，体力や運動能力の発達も著しい．身長の伸びが最も著しいのは男子では11～13歳，女子では9～11歳である．内臓諸器官の機能発達もみられ，特にリンパ組織の発達が著しい．知能の発達と相まって，社会性も発達するこの時期の食事は，成長・発育に十分なエネルギーおよび栄養素の摂取が必要とされる．学校給食の内容は年々改善されている反面，家庭の食事は簡便化し，朝食欠食や孤食は増加傾向にある．望ましい食習慣の確立のためにも適切な食事設計が求められる．

5 思春期

思春期は，性差，個人差が大きく一定ではないが，第2次性徴が出現する時期で，女子では10〜15歳頃，男子では12〜17歳頃までをいうことが多い．この時期は身長が急伸し，また体重も目立って増加する．この成長促進現象を思春期スパート（spurt）という．特に女子にあっては，12歳前後においては，身長・体重ともに男子を上回る．乳幼児期に次いで再び発育旺盛な時期である．

体力・運動能力ともに男子では12〜17歳まで急激に発達する．女子は12〜14歳までかなり発達するが，15歳以後の発達は少ない．思春期には，急速な発達と月経の開始などにより，多くの栄養が必要とされる．一方，現状をみると朝食欠食や体型誤認，やせ志向による減食や節食，エネルギー摂取過多など食生活上の問題点が多い．脂質のエネルギー比は上限の30%に接近していること，一方鉄やカルシウムの摂取不足が課題である．思春期の肥満は成人期肥満の要因となり，成人期の健康に大きな影響を与える．女子は母性の発達過程にあり，将来に備えて適切な食事摂取が望まれる．そこで肥満・やせ・思春期貧血の予防・改善に対する効果的な食育を視点とする食事設計が必要である．

6 高齢期

高齢期は，65歳以上とし，65〜74歳を前期高齢者，75歳以降を後期高齢者とした（食事摂取基準2020年版）．高齢者では，咀嚼能力の低下，消化・吸収率の低下，運動量の低下に伴う摂取量の低下などが存在する．特に，これらは個人差の大きいことが特徴である．また，多くの者が，何らかの疾患を有していることも特徴として挙げられる．そのため，年齢だけでなく，個人の特徴に十分に注意を払うことが必要である．65歳以上では，フレイル予防および生活習慣病の発症予防を踏まえ，目標とするBMIの範囲を21.5〜24.9 kg/m^{2}とし，フレイルを健常状態と要介護状態の中間的な段階に位置づけた（食事摂取基準2020年版）．また，前期高齢者の身体活動レベルの代表値を1.70とし，レベルⅠ・Ⅱ・Ⅲの3段階とした．後期高齢者に関しては，自立している者と外出できない者の2つに大別され，レベルⅠ・Ⅱのみとした（参考資料表6）．令和元年国民健康・栄養調査によれば，65歳以上の高齢者の「低栄養傾向」（BMI 20以下）の割合は男性では12.4%，女性では20.7%で，男女とも85歳以上で高く，男性で17.2%，女性で27.9%に上る．BMIが20以下の低栄養傾向は，要介護や総死亡のリスクを高めることに留意する．一方，「糖尿病が強く疑われる」人の割合は，男性の60代25.3%，70歳以上26.4%，女性の60代10.7%，70歳以上で19.6%に上る．このような高齢者個々の健康リスクを軽減し，疾病の重症化予防，介護予防の視点から，高齢者のQOLを考慮した食事設計が望まれる．

B. 食事設計における食事摂取基準の活用・・・・・・・・・・・・・・

食事設計は，健康の保持・増進，生活習慣病の予防の観点から，日本人にとっ

て適切なエネルギーと栄養素量を，性，年齢階層別に，科学的な根拠にもとづいて公表した「日本人の食事摂取基準（2020年版）」（https://www.mhlw.go.jp/content/10904750/000586553.pdf）に基づき行う（参考資料参照）.

1　エネルギーの指標

食事摂取基準では，エネルギーの収支バランスの維持を示す指標をBMIとし，その目標とする範囲（18歳以上では観察疫学研究において最も死亡率が低かった範囲と日本人のBMIの実態などを総合的に判断した値）を示した（表2-1）.実際には，体重で管理することになる.

なお，エネルギー必要量は無視できない個人間差が要因として多数存在するため，性・年齢階級・身体活動別に単一の値で示すことは困難である.しかし，エネルギー必要量の概念の重要性，目標とするBMIが成人の限られている，エネルギー必要量に依存する栄養素の推定平均必要量があるため，食事摂取基準では，参照体位*の人の習慣的な1日の推定エネルギー必要量を参考表にしている.

推定エネルギー必要量＝基礎代謝基準値（kcal/kg体重/日）× 参照体重（kg）× 身体活動レベル

また，成長期に当たる乳児期〜思春期の対象者に対しては，自己の成長に必要な組織増加分に相当するエネルギー（エネルギー蓄積量，energy deposition）を加える必要がある.妊婦では，胎児の成長にともなう組織の増加分に相当するエネルギーを，授乳婦では，母乳のエネルギーや体重減少に相当するエネルギーを，それぞれ考慮する必要がある（図2-1）.

*参照体位　国民健康・栄養調査の結果などに基づく日本人として平均的な体位（参照身長，参照体重）である.望ましい体位ではない.

2　栄養素の指標

食事摂取基準では，33種類の栄養素について，性，年齢別に「推定平均必要量」「推奨量」「目安量」「耐容上限量」「目標量」が示されている.図2-2に概念図を示した.

推定平均必要量は，参照体位の人が対応する活動レベルではその栄養素の過不足がないと推察される量である.

健康の維持・増進と欠乏症予防のための指標として推定平均必要量と推奨量がある.また，研究データが不足していることなどによりこの2つの指標を作ることができない栄養素には，目安量が設定されている.耐容上限量は，過剰摂取による健康障害を未然に防ぐことを目的とし，目標量は，生活習慣病の一次予防に関係が深い栄養素で設定されている.以下に詳細を示す.

表2-1　目標とするBMIの範囲（18歳以上）

年齢（歳）	目標とするBMI（kg/m²）
18〜49	18.5〜24.9
50〜64	20.0〜24.9
65〜74	21.5〜24.9
75以上	21.5〜24.9

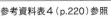
参考資料表4（p.220）参照

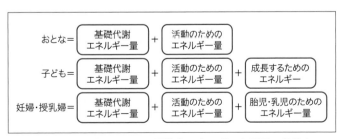

図2-1　ライフステージ別推定エネルギー必要量の考え方

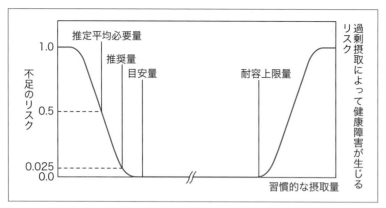

図2-2　食事摂取基準の各指標を理解するための概念図
（日本人の食事摂取基準2010年版）

・推定平均必要量（estimated average requirement, EAR）：母集団に属する半分の人が必要量を満たすと推定される1日の摂取量である．つまりその集団の半分の人は，不足のリスクがあると予想される．

・推奨量（recommended dietary allowance, RDA）：推定平均必要量を補助する目的で設定された．母集団のほとんど（97〜98％）の人が，1日の必要量を満たすと推定される1日の摂取量である．理論的には「推定平均必要量＋標準偏差の2倍（2SD）」として計算されている．推奨量では，2〜3％の人は不足のリスクがある．

・目安量（adequate intake, AI）：推定平均必要量および推奨量を算定するのに十分な科学的根拠が得られない場合に，栄養素の不足状態を示す人がほとんど存在しない集団で一定の栄養状態を維持するのに十分な量である．

・耐容上限量（tolerable upper intake level, UL）：健康障害をもたらす危険がないとみなされる習慣的な摂取量の上限量である．この耐容上限量を超えて摂取すると潜在的な健康障害のリスクが高まると考えられる値である．

・目標量（tentative dietary goal for preventing life-style related diseases, DG）：生活習慣病の一次予防を目的として，現在，日本人が目標として摂取すべき量が策定されている．

❸　エネルギーと栄養素の指標を食事設計にどう使うか

a.　推定エネルギー必要量と各栄養素量

　本項では，食事設計における食事摂取基準の活用の一環として，推定エネルギー必要量ならびに各栄養素量の計算方法を事例にもとづき解説する．

　なお，栄養素の不足からの回避は，推定平均必要量，推奨量および目安量は栄養素の不足からの回避を，耐容上限量は過剰摂取による健康障害の回避を，目標量は生活習慣病の一次予防を目的とした指標である（表2-2）．

b.　食事設計における推定エネルギー必要量の考え方

　個人の推定エネルギー必要量（estimated energy requirement, EER）（kcal/日）

表2-2 栄養素の各指標と概念（食事摂取基準2010）

目的	不足からの回避	過剰摂取による 健康障害からの回避	生活習慣病の 一次予防
指標	推定平均必要量 推奨量 目安量	耐容上限量	目標量

は，基礎代謝量（kcal/日）（参考資料表2）に身体活動レベルを乗じて算出する（式❶）．基礎代謝量は，基礎代謝基準値（kcal/kg/日）（参考資料表2）に体重（kg）を乗じて算出する（式❷）．対象者のBMIが目標とする範囲，健診結果が正常範囲で体重に大きな変化がみられない場合，エネルギー摂取量とエネルギー消費量の釣り合いがとれていると判断される．その場合には，現在の体重を用いて推定エネルギー必要量を算出する（事例1 対象者の体重を用いた計算）．実際には，起床排尿後の体重を毎日測定することによりエネルギーの出入りを把握するとよい．また，BMIが22の場合がエネルギー摂取量の過不足による疾病頻度が最も少ないとされることから，BMIが22の場合の体重（標準体重）を用いて算出する方法もある（式❸，事例1 標準体重を用いた計算）．

❶推定エネルギー必要量（kcal/日）＝基礎代謝量（kcal/日）×身体活動レベル
❷基礎代謝量（kcal/日）＝基礎代謝基準値（kcal/kg体重/日）×体重（kg）
❸標準体重（kg）＝身長（m）^{2}×22

c. 食事設計におけるたんぱく質の推定平均必要量，推奨量および目標量の考え方

たんぱく質の必要量（推定平均必要量）は，（維持必要量）＋（新生組織蓄積量）と表される．1歳以上のたんぱく質量維持必要量は，0.66 g/kg体重/日である．

日常食混合たんぱく質における（維持必要量）は，（良質な動物性たんぱく質における維持必要量）/（日常食混合たんぱく質の利用効率）で算出できる．日常食混合たんぱく質の利用効率（表2-3）は年齢により異なり，18歳以上は，90％と見積もられるため維持必要量は0.73 g/kg/日である（式❹）．成人および高齢者では，この値に対象者の体重を乗じ，たんぱく質の推定平均必要量（g/kg体重/日）を算出する（式❺）．なお，新生組織蓄積量は，小児および妊婦において必要であり，体たんぱく質蓄積量/蓄積効率で算出される（参考資料表10（小児），表11（妊娠）参照）．

推奨量（recommended dietary allowance，RDA）（g/日）は，推定平均必要量×推奨量定係数1.25（参考資料表8参照）を乗じて算出する（式❻）．なお，たん

表2-3 日常食混合たんぱく質の利用効率

年齢区分（歳）	利用効率（％）（男女共通）
1～9	70
10～11	75
12～14	80
15～17	85
18以上	90

（日本人の食事摂取基準2020年版）

ぱく質の耐容上限量は，現時点では設定されていない．

　また，たんぱく質の目標量（範囲）は，たんぱく質の総エネルギーに占める割合（％エネルギー：たんぱく質のエネルギー産生比率）で示されている．年齢1歳以上は13以上20％エネルギー未満（中央値：16.5％エネルギー）である．目標量の下限は推奨量以上に設定されている．したがって，食事設計の献立作成におけるたんぱく質量の目安量は，体重維持のために必要なエネルギー量が確保された献立であれば，目標量の上限から下限の範囲とし，ダイエットなどのためのエネルギー量の確保ができない場合は推奨量以上，上限量以下とする．たんぱく質の目標量は式❼により計算する．

❹ $\dfrac{\text{推定平均必要量}}{(\text{g/kg 体重/日})} = \dfrac{\text{窒素平衡維持量（g/kg 体重/日）}}{\text{消化率}} = \dfrac{0.66}{0.9} = 0.73$

❺推定平均必要量（g/日）＝推定平均必要量（g/kg 体重/日）× 体重（kg）

❻推奨量（g/日）＝推定平均必要量（g/日）×1.25

❼ $\dfrac{\text{たんぱく質}}{\text{目標量（g/日）}} = \dfrac{\text{推定エネルギー必要量（kcal/日）× たんぱく質のエネルギー産生比率（％エネルギー）}}{\text{4 kcal（たんぱく質1 g 当たりのエネルギー量）}}$

　目標量の範囲は，上記の式にたんぱく質のエネルギー産生比率（％）の上限と下限をそれぞれ代入して計算し，その値内とする．

d．食事設計における脂質の目標量の考え方

　脂質の目標量（範囲）は，脂質の総エネルギーに占める割合（脂肪のエネルギー産生比率）で，年齢別に示されている（参考資料表12）．年齢1歳以上の脂質目標量は20以上30％エネルギー未満（中央値：25％エネルギー）である．脂質目標量は下記の式により計算する．

　なお，飽和脂肪酸（％エネルギー）の目標量，n-6系脂肪酸の目安量，n-3系脂肪酸（g）が食事摂取基準に示されているので考慮する（参考資料表12参照）．

❽脂質目標量（g/日）＝ $\dfrac{\text{推定エネルギー必要量（kcal/日）× 脂質のエネルギー産生比率（％エネルギー）}}{\text{9 kcal（脂質1 g 当たりのエネルギー量）}}$

　目標量の範囲は，上記の式に脂質のエネルギー産生比率（％）の上限と下限をそれぞれ代入して計算し，その値内とする．

e．食事設計における炭水化物の目標量の考え方

　炭水化物目標量（範囲）は，炭水化物の総エネルギーに占める割合（炭水化物のエネルギー産生比率）が年齢別に示されている（参考資料表13）．炭水化物の目標量は1歳以上の全年齢において50以上65％エネルギー未満（中央値：57.5％エネルギー）である．炭水化物の目標量は下記の式により計算する．

❾ $\dfrac{\text{炭水化物}}{\text{目標量（g/日）}} = \dfrac{\text{推定エネルギー必要量（kcal/日）× 炭水化物のエネルギー産生比率（％エネルギー）}}{\text{4 kcal（炭水化物1 g 当たりのエネルギー量）}}$

目標量の範囲は，上記の式に炭水化物のエネルギー産生比率(%)の上限と下限をそれぞれ代入して計算し，その値内とする．

f.　食物繊維，ビタミン，ミネラルの各指標

食物繊維，ビタミン，ミネラルについては，参考資料表14ならびに表12を参照されたい．なお，食事摂取基準の参照体位と大きく異なる場合は，推定エネルギー必要量の変化にともない，これらの栄養素の目標量も変化することに留意しなければならない(事例2)．

事例1　推定エネルギー必要量，たんぱく質，脂質，炭水化物の計算方法

対象者：年齢18歳，女性，健康状態良好で体重に大きな変化なし．身長160 cm，体重53.0 kg，BMI：20.7，身体活動レベルⅡ(ふつう，1.75)

対象者の体重を用いた計算

①推定エネルギー必要量

- 参考資料表2より，対象者の基礎代謝基準値(kcal/kg体重/日)を確認する．本事例では，22.1(18〜29歳，女性)となる．
- 式❶に以上の情報を代入し，計算する．
  推定エネルギー必要量(kcal/日)＝22.1×53×1.75＝2049≒2050

②たんぱく質の推奨量，上限摂取量および目標量

- 式❺に推定平均必要量(g/kg体重/日)：0.73，体重を代入し，計算する．
  推定平均必要量(g/日)＝0.73×53＝38.69
- 式❻に，推定平均必要量(g/日)：38.16を代入し，推奨量算定係数1.25を乗じて計算する．
  推奨量(g/日)＝38.16×1.25＝47.7
- 式❼を用い目標量の上限と下限を計算する．

$$下限たんぱく質目標量(g/日)＝\frac{2050×0.13}{4}＝66.6≒67$$

$$上限たんぱく質目標量(g/日)＝\frac{2050×0.20}{4}＝102.3≒102$$

③脂質目標量

- 式❽を用い上限量と下限量を計算する．

$$下限脂質目標量(g/日)＝\frac{2050×0.20}{9}＝45.5≒46$$

$$上限脂質目標量(g/日)＝\frac{2050×0.30}{9}＝68.3≒68$$

④炭水化物目標量

- 式❾を用い上限量と下限量を計算する．

$$下限炭水化物目標量(g/日)＝\frac{2050×0.50}{4}＝256.3≒256$$

$$上限炭水化物目標量(g/日)＝\frac{2050×0.65}{4}＝333.1≒333$$

標準体重を用いた計算

①標準体重$(kg) = (1.6)^2 \times 22 = 56.3$　（式❸）

②推定エネルギー必要量$(kcal/日) = 22.1 \times 56.3 \times 1.75 = 2178 ≒ 2200$

③たんぱく質の推奨量と上限摂取量

　　・推奨量$(g/日) = 0.73 \times 56.3 \times 1.25 = 51.37 ≒ 51$

　　・上限摂取量$(g/日) = 56.3 \times 2 = 113$ 未満

$$下限たんぱく質目標量(g/日) = \frac{2200 \times 0.13}{4} = 71.5 ≒ 72$$

$$上限たんぱく質目標量(g/日) = \frac{2200 \times 0.20}{4} = 110$$

④脂質目標量

$$下限脂質目標量(g/日) = \frac{2200 \times 0.20}{9} = 48.9 ≒ 49$$

$$上限脂質目標量(g/日) = \frac{2200 \times 0.30}{9} = 73.3 ≒ 73$$

⑤炭水化物目標量

$$下限炭水化物目標量(g/日) = \frac{2200 \times 0.50}{4} = 275$$

$$上限炭水化物目標量(g/日) = \frac{2200 \times 0.65}{4} = 358$$

事例2　食物繊維，ビタミン，ミネラルの計算方法

下記の式により，各栄養素の給与目標量を暫定的に算出する．

❿各栄養素の給与目標量算出係数 $= \dfrac{対象者の推定エネルギー必要量}{食事摂取基準の推定エネルギー必要量}$

⓫対象者の各栄養素の給与目標量＝各栄養素の食事摂取基準量 × 各栄養素の給与目標量算出係数

食物繊維を例にとって計算例を示す．

対象者：年齢18歳，女性，健康状態良好，身長160 cm，体重53.0 kg，身体活動レベルⅢ（高い，2.0）

　　推定エネルギー必要量$(kcal/日) = 22.1 \times 53.0\ kg \times 2.0 = 2342.6 ≒ 2343$

$$各栄養素を計算する係数 = \frac{2343}{2000} = 1.175$$

　　食物繊維の目標量18 g/日にこの係数をかける

　　食物繊維の目標量$(g/日) = 18 \times 1.175 = 18.11 ≒ 18$

C. 食事設計と栄養アセスメント ‥‥‥‥‥‥‥‥‥‥‥‥‥‥

　栄養アセスメント（nutritional assessment）とは，対象者の栄養状態の評価をいう．食事設計を適切に行うための栄養アセスメントは，主として，身体測定，血液生化学検査，食事調査，自覚的健康度調査および安静時エネルギー消費量測定結果などを用いる．身長・体重の値からBMIを算出し，エネルギー摂取量の指標として用いる．また，基礎代謝量を算出する際に必要不可欠な情報である．

　食事設計を科学的根拠にもとづく栄養学（Evidence Based Nutrition，EBN）の観点から適切に行うには，食事調査にもとづくアセスメントが必要とされ，簡便で正確度の高い食物摂取頻度調査票（Food Frequency Questionnaire，FFQ）が開発されている．

アドバンス　食物摂取頻度調査票：FFQW82

　FFQのなかでも朝・昼・夕食別に食事評価ができるFFQW82の活用方法について例示する．FFQW82は，朝・昼・夕別に82項目の食品リストの食物摂取頻度（全く食べない・月に1〜2回・週に1〜2回・3〜4回・5〜6回・いつも），1回摂取量（小・中・大）で構成されている．この回答結果から，対象の習慣的な食事摂取状況を朝・昼・夕食別に把握できる．回答時間が比較的短く（ほぼ15〜30分程度），調査対象者の負担が少ない．自記式で回答を受け，エクセルなどを用いて集計し，対象者に対して食事の改善点をわかりやすいグラフで示し，短時間で報告書としてフィードバックできる．

● 練習問題 ‥‥‥‥‥‥‥‥‥‥‥‥‥‥‥‥‥‥‥‥‥‥‥‥‥‥‥‥‥‥‥

以下の問題について，正しいものには○，誤っているものには×をつけなさい．

1．思春期の身長・体重の加速的発育には性差があり，発育の程度が大きいのは男子では12〜17歳，女子では10〜15歳である．
2．成人期は，18〜69歳までの幅広い年齢層を指し，40歳代前後では，免疫応答，肺活量，心拍出量の低下はみられない．
3．メタボリックシンドロームとは，内臓脂肪蓄積症候群とも呼ばれ，腹囲の増大が問題であり，糖尿病や心筋梗塞の発症要因にはならない．
4．食物の持つ化学エネルギーは，体内で熱エネルギー（体温維持）や筋作業などの運動エネルギーに変換されるほか，成長にともなう体組織の合成にも利用される．
5．脂質摂取量は増加傾向にあるが，健康増進のためには脂質摂取量は少なければ少ないほどよい．
6．栄養アセスメントの必須項目は，血液生化学検査値，食事調査結果である．

3 食事設計と食品

A. 食事設計と食品成分表

本章では食事設計の主要な要素である食品に関して，日本食品標準成分表(以下，食品成分表)の科学的根拠にもとづいて考える.

1 食品成分表の概要

食品成分表は，可食部(食品の食べられる部分)100 g 当たりのエネルギーおよび各栄養素の成分量が示されている. 各食品には固有の食品番号(5桁)と索引番号(1〜4桁)がある. 食品番号は，最初の2桁が食品群番号，後ろの3桁が食品群の中の番号である. 食品番号は，五訂成分表以後の成分表では，各食品固有の番号である. 成分表の改訂に伴い追加された食品は新しい食品番号になるため，食品成分表の収載順が食品番号順に一致しない. そこで，食品の検索を容易にするため，成分表の収載順に検索番号が付されている. 食品成分表を理解し適切に活用すると，献立*作成および食事評価の精度を高めることができる. そのためには，文部科学省が作成した日本の最新の食品成分表「日本食品標準成分表2020年版(八訂)」，「日本食品標準成分表2020年版(八訂)アミノ酸成分表編」，「日本食品標準成分表2020年版(八訂)脂肪酸成分表編」，「日本食品標準成分表2020年版(八訂)炭水化物成分表編」の各成分表(エネルギーと栄養素量，備考欄)と資料(文部科学省科学技術・学術審議会著の成分表に収載)を読む必要がある.

これらの成分表は，文科省のWEBサイトで公開されている(https://www.mext.go.jp/a_menu/syokuhinseibun/mext_01110.html).

各出版社は，これらの成分表から必要事項を抜粋し編集した成分表を策定し公表しているので，利用する目的に応じてそれらを使うことができる.

食品成分表2020の大きな特徴は，エネルギー値の算出方法を変更したことである. これまでの成分表では，たんぱく質，脂質，炭水化物などのエネルギー産生成分の質量*に各成分の食品別のエネルギー換算係数を乗じて算出した値の合計であった.

エネルギー計算に用いるたんぱく質は基準窒素量に窒素-たんぱく質換算係数を乗じた値，脂質は有機溶媒に溶ける食品中の有機化合物量，炭水化物量は100 gからたんぱく質と脂質の量を差し引いた値である.

一方，食品成分表2020のエネルギー値の算出には，アミノ酸組成から算出したたんぱく質量，脂肪酸組成から算出した脂質量(脂肪酸のトリアシルグリセロール当量)，炭水化物組成から算出した利用可能炭水化物の単糖当量および食物繊維量や糖アルコール量を用い，エネルギー換算係数を乗じて算出している. これらのエネルギー産生栄養素の値は，実際に摂取するたんぱく質，脂質，糖および食物繊維等に近似した値である. これらエネルギー産生栄養素の各成分の質

*献立　食卓に提供する料理の種類や順序.メニュー.

*「質量(mass)」と「重量(weight)」　国際単位系(SI)では，単位記号にgを用いる基本量は質量であり，重量は，力(force)と同じ性質の量を示し，質量と重力加速度の積を意味する. このため，食品成分表2020ではこれまでの「重量」を「質量」に置き換えた. ただし，調理前後の質量の増減は，調理による質量の変化であるが，食品成分表2015年版と同様に「重量変化率」としている.

量に，各成分固有のエネルギー換算係数*を乗じた値の合計が食品成分表2020のエネルギー値である．そのため，このエネルギー量も，実際に摂取するエネルギー量に近似した値になっている．エネルギー換算係数も変更され，これまでの成分表と異なり全食品で統一された．kJ用の換算係数とkcal用換算係数があり，これまでの成分表とは異なり個別に計算している．

*成分表2020で使うエネルギー換算係数　FAO/INFOODSの推奨する係数である．
アミノ酸組成によるたんぱく質　4 kcal/g
脂肪酸のトリアシルグリセロール当量　9 kcal/g
利用可能炭水化物（単糖当量）　3.75 kcal/g

② 食品成分表の収載食品とその成分値

食品成分表は，日本人が常用する食品の標準的な成分値を収載している．野菜等の生鮮食品等は，各地域で常用している食品と，食品成分表に収載されている食品とでは，大きさ，品種などが異なる場合があるため，食品群別留意点などを読み判断する必要がある．

収載されている成分値は，収載食品全体を均一にした場合の値である．したがって，はくさいやねぎのように緑の部分と白い部分がある野菜は，両者の割合どおりに摂取しなければ栄養評価の精度が低下する．また，さけのように1人分を切り身で食べる魚も，摂取した栄養素量と成分表から計算した栄養素量が異なる場合が多い．治療食などで，栄養管理の精度が要求される場合は，食品を細かく切る，すり身にするなど均一化して提供する工夫が必要となる．

③ 「食品成分表の食品」，「献立の食品」，「用いる食品」

食品成分表の食品の名称は，学術名または慣用名である．普通に広く使われている別名や市販通称名などは，食品成分表では備考欄に記載されている．食品名には地域独自のものがあるので，食品成分表を読み，その食品と食品成分表に掲載されている食品とを合致させること，つまり，使った食品を正しく食品成分表から選択すること，「食品成分表の食品」，「献立の食品」，および「用いる食品」の3つを合致させることが重要である．これらが正確にできれば食事の栄養評価の精度が向上する．

④ 栄養価計算と食品成分表

調理に関する食材の重量は，①購入量（廃棄率を含む重量），②レシピ重量＝料理する食材の重量（廃棄部位を除去した調理前のもの），③調理後の食材の重量の3つがある．

栄養価計算では，③で行うと調理よる成分の損失や増加を考慮した実際の提供量に近い値になる．例えば，混合出汁の栄養価計算には，レシピの材料である鰹節や昆布は使わない．

栄養価計算のための食品重量表（表3-1）を使うと理解できる．調理のための項目にレシピに従って記入し，栄養価計算のための項目に記入し（Fに計算式を入れておく），購入のための項目に記入する（Jに計算式を入れておく），購入量のKに人数を入れると購入量（Lに計算式を入れておく）が算出できる．

栄養価計算では，栄養価計算のための項目のDとFを栄養価計算ソフトに入力すると結果を得ることができる．

表3-1　栄養価計算のための食品重量表

調理のための項目 （レシピ）		栄養価計算のための項目				購入のための項目				購入量	
A	B	C	D	E	F	G	H	I	J	K	L
レシピの材料名	調理に使う食品重量	食品成分表の食品名	食品番号	重量変化率(%)	重量	購入食材名	購入食材の食品番号	廃棄率(%)	必要量（購入量）	人数（人）	必要量（購入量）
【主食】さつまいも御飯											
さつまいも	60g	さつまいも皮付き　蒸	02046	99	59.4g	さつまいも皮付き　生	02045	2	60.6g	5	303.1g
					0g				0.0g		0g

D：栄養価計算を行うための食品の食品番号，E：Dの重量変化率，F：B×E÷100
H：購入する食品の食品番号，I：Hの廃棄率，J：F÷（100－I）×100，L：K×L

　献立の栄養価計算は，食品成分表を用いて行う．栄養価計算は，①摂取する各食品について，重量当たりのエネルギー量と各栄養素量を算出する（例えば，りんご150gの栄養価計算は，食品成分表の収載値の1.5倍となる），②それらを合計し，1食分とする．

　食品成分表には，エネルギーおよび栄養素などの項目が約50個ある．1食品だけでも，約50回の計算を行うことになるため，作業を効率化するためには適切な栄養価計算ソフトの利用も必要である．栄養価計算ソフトを用いる場合は，最新の食品成分表のデータであり，計算方法が正しいものを選択する．

　飲料，調味料などの液体食品は，容量表記で流通し，調理でも容量で計量される場合が多い．しかし，液体の食品100mLは，必ずしも100gというわけではない．そこで，栄養価計算では，その容量を重量に変換して行う必要がある．各食品の容量と重量の対応は，食品成分表の備考欄に記載されている．

5　栄養価計算における留意点

a.　調理食品の成分値

　食品は調理操作にともない，使った水や油が食品に吸収されたり付着する．一方，食品が含有する成分の一部が食品から失われたりする．したがって，食品は調理前後で重量に相違がみられ，これを重量変化率*という．そこで，食品成分表では，調理方法の概要および重量変化率表（表3-2）を収載している．例えば，和食の料理では伝統的に，それぞれの野菜に応じてゆでた後の処理を行っている．成分表のゆでは，その処理も含めているため，その詳細は調理方法の概要および重量変化率表に，備考欄には概要を示している．

*重量変化率　素材である生の食品100gを調理した後の重量．

　調理による，重量および成分の変化の程度は食品および調理方法により異なる．そこで，栄養価計算の精度を向上させるために，生で食べる食品は生の成分値，調理した食品は調理した食品の成分値を使う必要がある．

　生の材料を用いて加熱調理を行う場合の栄養価計算は，下記の式により行う．

調理した食品全重量の成分値（栄養価計算結果）

$$= \frac{\text{調理した食品の成分値} \times \text{調理前可食部重量(g)}}{100} \times \frac{\text{重量変化率(\%)}}{100}$$

表3-2　調理方法の概要および重量変化率表（一部抜粋）

食品番号	食品名	調理法	調理過程		調理後廃棄部位	調理形態	調理に用いた水，植物油，食塩等の量及び用いた衣の素材等	重量変化率（％）
			下ごしらえ廃棄部位	重量変化に関する工程				
06123	干しぜんまい　干し若芽，ゆで	ゆで	−	浸漬（12〜13時間）→水切り→ゆで→湯切り	−	そのまま	浸漬：15倍　ゆで：25倍	630
06125	そらまめ　未熟豆，ゆで	ゆで	−	ゆで→湯切り	種皮	そのまま	5倍	100
06127	タアサイ　葉，ゆで	ゆで	−	ゆで→湯切り→水冷→水切り→手搾り	株元	そのまま	5倍	90
06131	（だいこん類）だいこん　葉，ゆで	ゆで	葉柄基部	ゆで→湯切り→水冷→手搾り	−	そのまま	5倍	79
06133	根，皮つき，ゆで	ゆで	根端，葉柄基部	ゆで→湯切り	−	厚さ3cm半月切り	2倍	86

　なお，栄養価計算のための食品重量表のDとFの値を使って栄養価計算ソフトを使えば，この計算式は省略できる．

b.　揚げ物と炒め物の脂質量

　揚げ物（素揚げ，天ぷらおよびフライ）については，生の素材100gに対して使われた衣等の質量，調理による脂質量の増減等，揚げ油の種類，バッターの水分比等の表（表3-3）が掲載されている．

　揚げ物料理などの脂質量の増減は，調理前の主材料食品100gに対する揚げ油の吸油量（g）である．栄養価計算では下記のように活用できる

・栄養価計算では，下記のように揚げ物の吸油量を計算できる（計算結果を加算する）

　①生の材料からの計算：材料（生の重量）×A/100 ＝吸油量（g）

　②衣つきからの計算：材料（生，衣中の粉の重量）×B/100 ＝吸油量（g）

・食事調査では，下記のように揚げ物の吸油量を計算できる．

　揚げ物（重量）× 調理後100g中の植物油量（給油量）/100

　一方，炒め物（油いため，ソテー）については，生の素材100gに対して使われた油の量，調理による脂質の増減等は表（表3-4）が収載されている．

・栄養価計算では，下記のように吸油量を計算できる（計算結果を加算する）．

　①生の材料からの計算：材料（生の重量）×A/100 ＝吸油量（g）

　②材料と油からの計算：材料（生の材料と炒め油の重量）×B/100 ＝吸油量（g）

・食事調査では，下記のように揚げ物の吸油量を計算できる．

　炒め料理（重量）× 調理後100g中の植物油量（給油量）/100

c.　栄養価計算の精度を高める方法

　栄養価計算を高めるためには，いくつかのポイントがある．原則は先に述べたとおり，栄養価計算のために食品成分表から選択した食品と，実際に用いた食品

表3-3　揚げ物等における衣の割合および脂質の増減

生の材料100gからできあがった揚げ物についての材料，衣量および吸油量を示す．

調理の種類	食品番号	食品名	調理後の食品の重量(g)	調理前の食品の重量(g)						調理後の脂質の増減(g)*		調理後100gに対する脂質の増減(g)
				主材料の食品	主材料の食品と衣	衣に含まれる食品			主材料(100g)からA	衣付きの主材料から(100g+衣重量)B	衣付きの主材料から(100g+衣重量)C
						粉(種類)	パン粉	卵液			
フライ	10395	まいわし	118	100	127.8	4.6(小麦粉)	12.0	8.7	26.5	24.7	21.0
フライ	10403	まさば	112	100	116.9	3.5(小麦粉)	6.7	5.7	11.3	10.2	9.1

表3-4　炒め物における脂質量の増減

生の材料100gからできあがった炒め物についての材料および吸油量を示す．

調理	食品番号	食品名	調理後の重量(g)	調理前の重量(g)			脂質量の増減*		調理後100gに対する脂質の増減(g)
				主材料の食品	使用した油	材料と使用した油	生(100g)からA	油込み調理前からB	生(100g)からC
油いため	06327	アスパラガス　若茎	90	100	5.0	105	3.3	-1.7	3.6
油いため	06331	(えんどう類)トウミョウ　芽ばえ	72	100	5.0	105	3.9	-1.1	5.4
油いため	06375	グリーンピース　冷凍	94	100	5.0	105	3.7	-1.3	3.9

＊：油炒めやソテーの脂質量の増減は，調理前の主材料食品100gに対する炒め油の吸油量(付着量を含む)(g)である．

(加熱した食品は，調理後の食品)を一致させることである．以下では，各区分にしたがって，栄養価計算を高める方法をみていく．

　1）主　食

　食事の中心としてエネルギー源となる穀類やいも類などの食べ物である．栄養価計算では，精白米の飯は，原則として水稲(すいとう)飯・精白米を選択する．もち米とうるち米の成分量を比べるとエネルギーと一般成分は近似しているが，両者の白飯は水分量(うるち60.0％，もち52.1％)が異なり，そのためミネラルやビタミン量の相違が大きくなっている．主食に用いるパンは穀類に，その他のものは菓子類に収載されているので使用するものを選ぶ．図3-1に食パンとクロワッサンの脂質(脂肪酸からのトリアシルグリセロール当量)と食塩量を示した．めんはゆでを選択すると，うどん(乾燥めん)は，ゆでると塩分が減少し，パスタ(乾燥めん)は，ゆでると塩分が増加することが計算できる．カップ麺は調理後の麺のみの成分値が収載されているので，汁を残す量に応じた栄養価計算ができる(図3-2)．

　2）主　菜

　食事の中心となるおかずで，魚介類，肉類，卵類，大豆製品などである．

・魚介類

　養殖の魚は，天然の魚に比べ脂質，脂溶性成分およびエネルギー量が多く(図3-3)，収穫時期の相違でも脂質量やエネルギー量が異なる(図3-4)．また，同

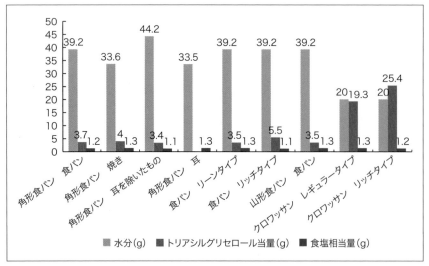

図3-1　製品による相違：食パンとクロワッサンの水分, トリアシルグリセロール
当量, 食塩相当量

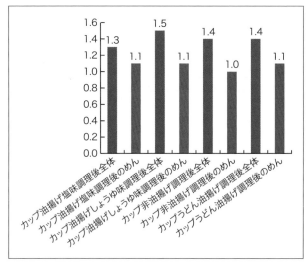

図3-2　即席めんの「全体」と「汁を残しためん」（食塩相当量／100 g）

じ魚種でも品種によって脂質, 脂溶性成分およびエネルギー量に相違がみられる
（図3-5）. 魚類およびいかは原則として生も調理後も皮がついた食品である.
これらの刺身は皮を剝いた生であるため, 主要な刺身（あじ, ひらめ, たいなど）
が収載されている. 同じ魚生でも皮つきと皮なしでは成分量の相違がみられる.
そこで, 栄養価計算では, 以上の点を踏まえて食品成分表から正しく選択する必
要がある.

・肉　類

　牛肉は, 和牛肉, 乳用肥育牛肉, 輸入牛肉に区分され, さらにそれぞれの部位
に区分されている. 同じ肉でも, 部位により成分量に相違がある（図3-6）. 和
牛肉とは特別な格付けの肉を指す. 一般に「国産牛」として流通している牛肉は乳
用肥育牛であることが多いため, その成分値を選択する. 豚肉は, 大型種と中型

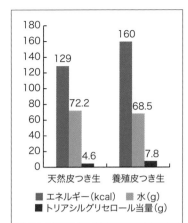

図3-3　天然たいと養殖たいの
　　　　相違

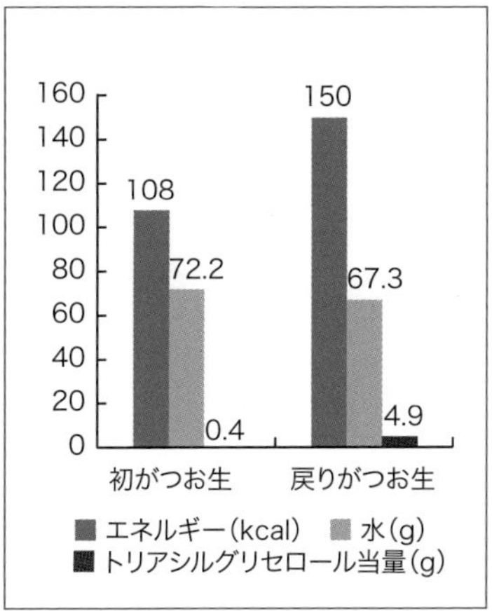

図3-4　初がつおと戻りがつおの
　　　　相違

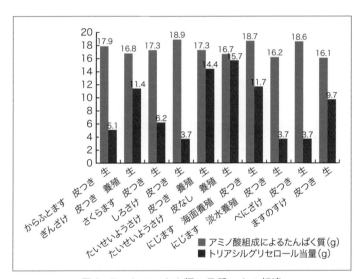

図3-5　さけ，ます類の品種による相違

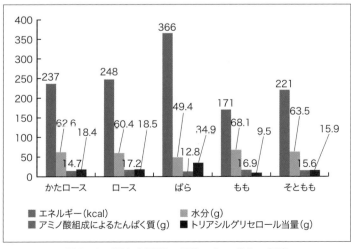

図3-6　豚肉大型種　部位による成分の相違

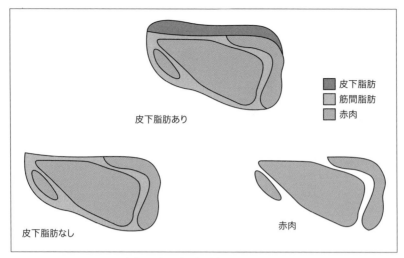

図3-7　肉類の皮下脂肪，筋間脂肪，赤肉の模式図

種に区分されている．中型種とは流通量が少ない黒豚(バークシャー種)である．一般に流通している豚肉を用いた場合は大型種を選択する．また牛肉と豚肉の各部位は，原則として脂身つき，皮下脂肪なし，赤肉，脂身に細分化されている(図3-7)．脂身つきが一般的な販売形態である．皮下脂肪なしは，脂身つきから皮下脂肪を除いたものである．赤肉は，脂身つきから皮下脂肪だけでなく，筋間脂肪も調理バサミなどを用いてきれいに除去したものである．脂身とは皮下脂肪および筋間脂肪の総称である．したがって，赤肉の成分値を栄養価計算に用いることは通常はほとんどない．

　鶏肉には，成鶏肉，若鶏肉がある．一般的に流通しているのは若鶏肉である．皮つきと皮なしでは，脂質，脂溶性成分およびエネルギー量に相違がみられるので選択は正しく行う．

　牛肉，豚肉，鶏肉のそれぞれにはひき肉が収載されているが，ひき肉は店舗により成分(脂質，脂溶性成分およびエネルギー量)に相違がみられる．献立にひき肉を用いる場合は，部位を指定しひき肉を調整することが，栄養価計算の精度を向上させる．

くじら

コラム

　くじらは，海に生息する哺乳類であることから，魚類ではなく肉類に区分されている．日本では，くじらを食べる食文化があり，食品成分表にも赤肉(生)，うねす(生)，本皮(生)，さらしくじらが収載されている．うねすは，腹側にある縞状の切れ込み部分で，くじらのベーコンの原料である．本皮は，背側の黒皮およびすぐ下の脂肪の部分で，おもに刺身にする．さらしくじらは，尾の付け根の肉を塩蔵したものを薄く切り，煮沸し脂を除いたものである．鯨の竜田揚げは戦後の学校給食を代表するメニューでもあった．

　肉類には，くじらの他，かえる(生)，いなご(佃煮)，すっぽん(生)，はち(はちの幼虫の缶詰)など，魚介類以外の動物性食品が収載されている．

・卵　類

　食品成分表2020では，卵の廃棄率を10以上は5刻みの法則を行わず実数で行っているため，食品成分表2015よりも少ない値である．そのため，無駄な購入を防ぐことができる．鶏卵は，通常卵（飼養標準等に沿って必要栄養量を給与した採卵鶏の卵）として栄養強化卵が販売されている場合がある．食品成分表2020の収載値は，分析した試料から強化卵を排除した値である．

・大　豆

　栄養価計算では，乾物豆は生産国から選択する．主に，脂質，脂溶性成分およびエネルギー量に相違がある．納豆および豆腐には，複数の種類があるため，正しく選択する．

・・・・・・・・・・・・・・・・・・・・・・・・・・・・・・・・・・・

食品のオリジナル成分値の作成　　　　　　　　　　　　　　コラム

　給食施設では，常用している牛肉や豚肉のオリジナルの成分量の計算が可能である．常用している各肉類を，調理バサミを使って脂身と赤肉に丁寧に区分し，各重量の比率（％）を算出する．次に，該当する赤肉および脂身の成分値に，$\frac{比率（\%）}{100}$ を乗じ，両者を合計する．その成分値を用いると，その給食施設の栄養価計算の精度向上に役立つ．

・・・・・・・・・・・・・・・・・・・・・・・・・・・・・・・・・・・

　3）副　菜

　主菜とともにおかずを構成し，主菜の味と栄養価を補う．用いる食品は野菜，海藻*，きのこ*などが主である．にんじん，だいこん，かぶは，皮つきと皮なしが収載されている．栄養価計算では，用いた食品を正しく選択する．緑黄色野菜の定義は厚生労働省が定めている．その基準は，有色野菜（含有カロテン600 μg/100 g以上）に加え，トマト，ピーマンなど有色野菜の基準を満たさないものの，使用頻度が高く，摂取量が多い野菜を含めたものになっており（表3-5），食品成分表の改訂ごとに見直され，基準を満たしたものが追加されている．

　4）乳　類

　乳類には，クリーム類（乳脂肪，植物性脂肪，乳脂肪・動物性脂肪の3種類がある），アイスクリーム類などに乳製品ではない植物性脂肪を主とする食品がある．これらの植物性脂肪を主とする食品は，乳製品である食品に比べカルシウム量が少ない．

　5）調理加工食品とそう菜

　食品成分表には，素材食品の基本的な調理（ゆでる，煮る，焼くなど）食品が各食品群に収載されている．複数の素材食品を使った複雑な調理食品およびそう菜は，調理済み流通食品類に収載されている．調理加工食品とは，食品の品質保持，有効利用，安定供給などのために，工業的に調理した食品を指す．そう菜は食事の副食（主菜，副菜）として栄養バランスに配慮しながら，家庭で家計の範囲内で家族志向を満たすように提供されてきた料理である．そう菜の収載値は，大手事業者のレシピ（原材料配合割合）をもとに，素材の調理による重量変化および調理による成分変化の情報を加えた栄養価計算を行い，収載している．同じ名称

*海藻ときのこのエネルギー量　食品成分表2020では，食品成分表2015で行っていた海藻ときのこのエネルギー計算方法を変更している．食品成分表2015では，エネルギー産生成分×エネルギー換算係数×1/2としていたが食品成分表2020ではエネルギー産生成分×エネルギー換算係数である．そのため海藻ときのこのエネルギー量は食品成分表2020では食品成分表2015より高い値である．

表3-5　緑黄色野菜

あさつき	（たいさい類）	パセリ
あしたば	つまみな	（ピーマン類）
アスパラガス	たいさい	青ピーマン
いんげんまめ（さやいんげん）	たかな	赤ピーマン
エンダイブ	たらのめ	トマピー
（えんどう類）	チンゲンサイ	ひのな
トウミョウ（茎葉, 芽ばえ）	つくし	ひろしまな
さやえんどう	つるな	ふだんそう
おおさかしろな	つるむらさき	ブロッコリー（花序, 芽ばえ）
おかひじき	とうがらし（葉, 果実）	ほうれんそう
オクラ	（トマト類）	みずかけな
かぶ（葉）	トマト	（みつば類）
（かぼちゃ類）	ミニトマト	切りみつば
日本かぼちゃ	とんぶり	根みつば
西洋かぼちゃ	ながさきはくさい	糸みつば
からしな	なずな	めキャベツ
ぎょうじゃにんにく	（なばな類）	めたで
みずな	和種なばな	モロヘイヤ
キンサイ	洋種なばな	ようさい
クレソン	（にら類）	よめな
ケール	にら	よもぎ
こごみ	花にら	リーキ
こまつな	（にんじん類）	（レタス類）
さんとうさい	葉にんじん	サラダな
ししとう	にんじん	リーフレタス
しそ（葉, 実）	きんとき	サニーレタス
じゅうろくささげ	ミニキャロット	レタス（水耕栽培）
しゅんぎく	茎にんにく	サンチュ
すぐきな（葉）	（ねぎ類）	ルッコラ
せり	葉ねぎ	わけぎ
タアサイ	こねぎ	（たまねぎ類）
（だいこん類）	のざわな	葉たまねぎ
かいわれだいこん	のびる	みぶな
葉だいこん	パクチョイ	
だいこん（葉）	バジル	

＊「日本食品標準成分表2015年版」の取り扱いの留意点の別表

のそう菜でも，レシピが異なれば成分値も異なるため，食品群別留意点に示されているレシピを確認し，レシピが大きく異なる場合には，製品の成分分析を行うか，製品のレシピに基づいて新たに計算する必要がある．栄養価計算の詳細は，食品成分表2015年版（七訂）で解説している．

　一方，収載食品には穀類（おにぎり，焼おにぎり，赤飯，ぶどうパン，フランスパン，ナン，ライ麦パン，クロワッサン，ロールパンなど），いも類（焼きいも，干しいも），豆類（うずら豆＊，うぐいす豆＊，おたふく豆＊，ぶどう豆＊），卵類（だし巻きたまご，厚焼きたまご，たまご豆腐），菓子類には菓子パン（揚げパン，あんパン，薄皮あんパンなど），肉まんなどがある．これらの収載値を適切に栄養価計算に活用することが望ましい．

　食品成分表に収載されていないものは，類似の食品に置き換えたり，その食品を素材に分けて栄養価計算を行ったりすることで代替する．

6）調味料，香辛料

　塩や砂糖は，精製度が高くなると主成分以外の無機質量が少なくなる．そこで

＊うずら豆：いんげん豆の煮豆
＊うぐいす豆：えんどう豆の煮豆
＊おたふく豆：そら豆の煮豆
＊ぶどう豆：黒豆の煮豆

これらの食品の栄養価計算では，実際に使う食品を選択する．通常，用いられる砂糖は上白糖，塩は食塩，みりんは本みりん，酒は普通酒である．なお，食塩相当量を，みりん風調味料は0.2g，調理酒は2.2g含有している．醤油および味噌は，地域や家庭により常用する食品に相違がある．酢は，種類により成分量が異なる．また，調味ソース類（甘酢，すし酢，デミグラスソース，ポン酢しょうゆ，だししょうゆなど），マヨネーズタイプ調味料低カロリータイプ，ふりかけなど利用度の高い調味料が収載されているので，市販品を利用する場合は栄養価計算に活用できる．

　かつお節や昆布などの素材から作っただし*（p.72参照），あるいは，これらの素材を紙袋に入れただしパックは，栄養価計算では成分表の液体のだし類から選択する．材料や作り方は食品成分表の調理方法の概要および重量変化表に記載されている．素材の重量は栄養価計算に使わない．だしパックの中身をそのまま料理に使う場合は，その素材の成分値を用いる．顆粒や固形のだしを使う場合はコンソメか顆粒風味調味料（和風だし）のどちらかを選択する．こしょうなど少量しか用いない香辛料は，栄養価計算に用いない場合もある．

　調味油は，原料によりビタミンE含量，脂肪酸の構成割合および風味に相違があるため目的に応じて選ぶ．

7）嗜好飲料

　お茶，コーヒーなどは素材（葉，豆）と浸出液が収載されている．市販のお茶やコーヒーも，これらの値を用いる．素材は食べないため，栄養価計算は，浸出液で行う．

8）水道水

　成人が1日に摂取する水は，気温，湿度，活動強度などにより変動するものの飲料水として約1.2L，食品中の水分として約1L，栄養素の代謝で生じる水（代謝水）が約0.3Lである．水道水は，水道法で水質が定められ毎年その水質データが公表されている．成分表では，このデータを用い第3章4．水道水中の無機質を，全国，地域別および原水別（表流水，ダム・湖沼水，地下水，受水・湧水等）に無機質量（水道水100gあたり）を収載している（図3-8）．収載値は，中央値，最大値，最小値である．この値を炊飯や汁もの等，調理に用いた水の量に乗じて栄養価計算に使うと無機質量の摂取量をより正確に把握できる．

　なお，さらに正確なデータが必要な場合は，水道水を提供している水道事業体に問い合わせれば，実際に摂取している水道水のデータを入手できる．

6 使用する食品の購入計画と食品成分表

　流通している野菜および魚介類は，すべての部位が食べられるわけではなく，食べられない部分を含んでいる．これを廃棄部という．一方，栄養価計算は可食部のみで行っている．したがって，食品を購入する際は，用いる可食部の量から廃棄部を含む原材料量重量を計算で求める必要がある．発注量（購入量）の計算は，下記の式で行う．

$$廃棄部を含めた原材料重量(g) = 調理前の可食部重量(g) \times \frac{100}{100-廃棄率(\%)}$$

*食品成分表2020のだしは，水に対する食品の使用量が示されているかつおだし，昆布だしおよび煮干しだしは3％である．使用する食品が1％であれば収載値を1/3にした値を用いる．

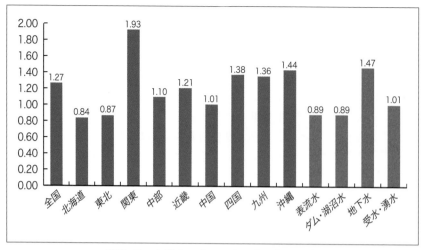

図3-8　水道水のカルシウム（mg/100g）

　食品の廃棄率は，食品の大きさ，廃棄部を除去する方法などにより相違がある．給食施設では，常用する食品については，施設で行っている方法で廃棄した部位の量から，施設独自の廃棄率を計算し，あらかじめ設定しておくことが望ましい．その値を上記の式に用いれば，発注量と献立との相違が少なくなる．

ひじきは鉄の給源食品か　　　　コラム

　国産のひじきは，千葉，長崎，伊勢が主産地である．海で収穫された後，産地で鉄釜またはステンレス釜で加熱し乾燥され製品になる．そこで，食品成分表では2種類の釜の製品とそれぞれの調理後を収載している．
　ステンレス釜で製造したひじきと鉄釜で製造したひじきの成分値の差は，「乾」では100g当たり52mgと大きいが，「ゆで」1食を50gとすると差は，1.2mgで，両者の相違は少ない．しかし，鉄は摂取しにくい栄養素であるためこの相違も重要である．そこで，鉄釜で加熱したひじきのみが，鉄の給源であることが分かる．購入にあたっては事業者に製品の製造方法(釜の種類)を問い合わせること，製造者は，鉄釜で作った乾燥ひじき(製品)は，そのことを商品に記載すること，ステンレス釜で作ったひじきを鉄鍋で調理した食品の鉄の値を成分表に収載することを望みたい．

表A　ひじきの鉄の量（mg）

釜の種類	ステンレス	鉄
乾燥ひじき(/100g)	6.2	58.2
ゆでひじき(/50g)	0.15	1.35

⑦　調理の実際と食品成分表

　食品成分表の調理による重量変化率は，調理後の食品の大きさの増減を示すものでもある．この値は，調理前後の食品を入れる容器の大きさや，盛り付ける食器の大きさを予測することなどに役立つ．
　食品成分表には調理した食品について，調理方法の概要(調理法，下ごしらえ

廃棄部位，重量変化に関する工程，調理後廃棄部位，調理形態，調理に用いた水，油，食塩等の量および用いた衣の素材等）が掲載されている．野菜の「ゆで」は野菜の種類に応じて調理工程が異なる点に注意が必要である．そもそも「ゆで」とは熱湯で煮る操作を指すのみであり，その後の調理操作については決まっていない．しかし実際には野菜ごとに適切な操作を行う必要がある．食品成分表には焼き，塩漬け，ぬかみそ漬け，天ぷら，フライ，油いため，電子レンジ加熱などについて，各食品別に詳細が記載されている．これらは食品別の各調理の調理過程を知る1つの指針として活用することができる．

8 食品成分表2020の取り扱いの留意点

厚生労働省は，成分表が改訂されると，その成分表を活用するための通知を行っている．日本食品標準成分表2020年版（八訂）の取り扱いの留意点はまだ，厚生労働省から通知されていない．そこで，食品成分表2010の取り扱いの留意点（参考資料表16）を参考にし食事設計を行う．

食品成分表の調理方法　コラム

食品成分表の飯は，IH炊飯器で炊いたものである．ゆでは，調理の下処理として行うもので，ゆで汁は廃棄する．水煮は，ゆでよりも少量の水で行う．煮る料理は，本来煮汁も食べるものであるが，成分表では煮汁を除いている．

四訂食品成分表では，魚の「焼き」操作はガスコンロの上に焼き網を乗せて魚を焼く，直接加熱で行っていた．しかし五訂食品成分表では電気ロースターを用いた間接加熱に変更された．このとき，焼き魚の鉄分の量に変化が起きた．四訂食品成分表では，焼き魚の鉄分の量は生の状態と比較して約2倍となっているが，食品成分表2020では，生の状態とほとんど相違のない量になった．これは，焼き網の鉄が焼き操作中に魚に移行したことによると考えられる．このように，調理操作の違いが栄養に影響を与えることがあることに注意が必要である．

B. 食事設計と食品構成

1 食品構成

食品構成とは，1日分のエネルギーおよび栄養素を食品から過不足なく摂取するには，どの食品群（後述）からどの程度食べるとよいか，ということを食事摂取基準に基づいて示したものである（例：表3-6）．エネルギーおよび各栄養素の給与目標量は，日本人の食事摂取基準を基に，給食施設が対象者のために設定する．食品構成は，給食管理や栄養教育などにおいても利用され，各施設で独自のものを作成し，半年～1年ごとに内容の見直しを行う．食品構成は，給食施設により相違がある（地域や対象者の嗜好なども加味する）．対象者の年齢，性別に対応する，食品構成表の各食品群の重量を使って献立を作成すると，栄養価計算しなくても，ほぼ，エネルギーおよび各栄養素の給与目標量を達成できるため，健

表3-6　年齢，性別の食品構成表(例) (g)

年齢	性別	めし	パン類	めん類	いも類	砂糖類	菓子類	油脂類	大豆製品	豆類	みそ類	果実類	野菜類	藻類	魚介類	肉類	卵類	乳類	きのこ類
1~2歳	男	130	10	10	30	5	10	3	40	40	10	200	250	20	50	50	50	230	5
	女	100	10	10	30	5	10	3	40	40	10	200	250	20	50	40	40	200	5
3~5歳	男	230	50	20	40	10	20	8	30	30	10	180	250	20	40	50	50	220	10
	女	200	30	10	30	10	20	5	30	30	10	180	250	20	40	50	50	220	10
6~7歳	男	280	50	20	40	10	25	8	40	30	10	200	350	20	70	70	60	200	15
	女	230	40	10	30	10	20	5	50	30	10	200	350	25	90	60	50	200	20
8~9歳	男	350	50	20	40	10	25	8	40	40	20	200	400	30	90	100	90	200	15
	女	300	60	20	40	10	20	5	50	35	20	200	400	40	110	80	70	200	20
10~11歳	男	400	80	40	50	15	25	10	55	50	25	200	400	30	90	110	90	250	15
	女	360	80	20	50	10	25	5	45	45	25	250	400	40	140	90	90	220	30
12~14歳	男	450	70	70	70	15	20	15	60	55	25	250	450	45	150	140	100	250	15
	女	380	80	20	50	15	25	5	60	60	25	250	400	50	150	100	100	200	30
15~17歳	男	550	70	80	80	15	20	15	55	50	25	250	450	45	150	150	80	250	15
	女	360	75	20	50	15	30	5	50	40	20	250	400	45	140	100	90	200	30
18~29歳	男	550	70	70	80	10	25	15	55	50	20	280	450	40	90	130	80	250	15
	女	350	70	20	50	15	25	5	50	40	20	250	400	45	130	90	80	200	30
30~49歳	男	550	70	70	80	10	25	15	50	50	20	280	450	40	100	120	60	250	15
	女	350	70	20	50	15	25	5	50	40	20	250	400	45	120	90	80	180	30
50~69歳	男	550	60	40	70	10	25	15	50	50	20	250	450	40	80	100	50	200	15
	女	350	50	20	50	15	25	5	50	40	20	250	400	45	120	90	60	180	30
70~歳	男	400	20	20	40	10	20	10	40	30	20	200	450	40	70	100	40	200	15
	女	300	30	20	30	10	20	5	50	30	20	180	380	40	100	60	40	150	20

康な人は，この表を目安に献立作成をすると便利である．また，給食施設では，食品構成の値を目安に献立作成し，その献立で栄養価計算を行い，献立を修正すると献立作成の手間が省ける．

❷　食品構成のための食品群

食品構成では，食品を類似する群に分けて摂取量を示している．表3-6の食品群は，一般的な18食品群である．これは，食品成分表の食品群に類似した分け方であるが，食事の中で主食は通常最も摂取量が多いため，飯，パン，めんの3種類に区分している．

食品群は，食品を，栄養的な特徴によって分類したもののことである．「4つの食品群」，「6つの基礎食品」，「18食品群」などがある．4つの食品群では，乳(製品)や卵を第1群に，魚介・肉類，豆(製品)を第2群に，野菜やいも類，果物などを第3群に，穀類，砂糖，油脂を第4群に分類している．1日の食事を各群にあてはめることで，一部の群の食品が極端に多かったり，あるいは少なかったりといった食事のバランスをチェックすることができる．しかし，4群や6群の区分は，同じ食品群内の食品が多様になって同一食品群内の特徴が希薄になりやすく，献立の栄養評価の精度が低下する．例えば，4つの食品群を用いて，第4群の食品が過剰になっていた場合，具体的には穀物の摂取を減らすべきなの

か，油脂の摂取を減らすべきなのか判断できない，ということである．したがっ
て，給食施設などにおける食品構成では，18食品群または18食品群を対象者
に応じてアレンジしたものを用いるのが一般的である．

　栄養価計算ソフトの普及にともない，栄養価計算作業を省力化できるように
なったため，食品構成の作成は不要との考え方もある．しかし，食品構成を活用
すると，献立作成における食品選択および重量の把握が容易となり，献立の修正
が目安量ではあるが電卓のみで簡単に行えるため，結果的に献立作成の作業量を
減少できる．

❸　食品群別荷重平均成分表

　食品群別荷重平均成分表は，食品構成の重量を計算するための食品成分表であ
る．給食施設では，食品構成の各食品群についてどの食品をどんな割合で摂取し
ている(利用している)かを調査し，各食品群の食品別の摂取量割合(重量比率)を
計算する(例：表3-7)．

　表3-7をみると，めし，パン類，めん類など1グループが1食品のグループ
がある．同じ食品群には，水分量が大きく異なる食品を所属させていない．でき
るだけ摂取形態に近い食品を選ぶなど実摂取量に近い栄養価計算が得られるよう
に工夫している．

a.　食品構成のための食品群別荷重平均成分表のための食品群別の「食品の重量比率」作成手順

　表3-7の食品構成のための食品群別荷重平均成分表のための食品群別の「食品
の重量比率」作成手順と例は下記の通りである．

　1)　1年間の食品使用頻度および使用量調査を行う

　調査した食品の年間摂取量を計算し，食品群別に区分する．食品を食品群に区
分する場合，以下の点に留意する．①穀類に分類される「飯」と「米」は，100g当
たりのエネルギー量で，約2倍の相違がある．摂取状態に近い水分が多い食品を
穀類に区分すると，栄養成分損失を考慮した食品群の成分値を得ることができ
る．また，穀類の中を，飯，パン，ゆでめんに細区分してもよい．②豆類には，
豆腐と納豆のように摂取頻度が高く，摂取形態での水分量が異なる食品がある．
豆類を細区分し，豆腐類，納豆および煮豆のように区分するのも一考である．

　2)　食品群別の食品摂取比率を求める

［計算例］

　1)いも類の主要な摂取源が(さつまいも　さといも　じゃがいも)の場合

　　さつまいも：年間摂取量　　　11 kg

　　さといも：年間摂取量　　　7.5 kg

　　じゃがいも：年間摂取量　　　31.5 kg

　　合計：年間摂取量　　　(11 ＋ 7.5 ＋ 31.5)＝ 50 kg

　2)　食品群別の「食品の重量比率」

　　さつまいも：11÷50×100 ＝ 22%

表3-7　食品構成のための食品群別荷重平均成分表のための
食品群別の「食品の重量比率」

食品群	食品名	割合(%)	食品群	食品名	割合(%)
めし	精白米めし	100	魚介類	まあじ皮つき(水煮・焼き)	2
パン類	食パン	100		まいわし(水煮・焼き)	17
めん類	うどん(ゆで)	100		しらす干し　微乾燥品	1
いも類	さつまいも(蒸し)	22		まがれい(水煮・焼き)	6
	さといも(水煮)	15		さけ・ます類(水煮・焼き)	2
	じゃがいも(水煮)	63		まだい(水煮・焼き)	1
砂糖類	車糖(上白)	100		まだら(焼き)	2
大豆製品	豆腐(木綿)	78		ぶり(焼き)	2
	生揚げ	6		まぐろ類(生)	14
	油揚げ　油抜き　ゆで	7		あさり(生)	3
	納豆(糸引き)	9		かき	2
豆類	あずき(ゆで)	23		バナメイエビ(生・天ぷら)	8
	いんげんまめ(ゆで)	21		するめいか(水煮・焼き)	8
	だいず(ゆで)	56		かまぼこ(蒸し・焼き)	18
野菜類	さやえんどう(ゆで)	1		ししゃも類　生干し(焼き)	14
	西洋かぼちゃ(ゆで)	2	肉類	牛肉(焼き・ゆで)	17
	キャベツ(ゆで)	13		豚肉(焼き・ゆで)	47
	きゅうり	10		鶏肉(焼き・ゆで)	36
	ごぼう(ゆで)	2	卵類	鶏卵(全卵ゆで)	100
	だいこん根(ゆで)	25	乳類	牛乳(普通)	100
	たまねぎ(ゆで)	1	油脂類	大豆油	67
	トマト	9		調合油	17
	なす(ゆで)	6		バター	4
	にんじん根皮むき(ゆで)	6		マヨネーズ	12
	根深ねぎ(ゆで)	3	菓子類	和生菓子・半生菓子類	19
	葉ねぎ	2		せんべい類	14
	はくさい(ゆで)	16		菓子パン・洋生菓子デザート菓子類	23
	ピーマン(油いため)	1		ビスケット類	17
	ほうれんそう(ゆで)	3		スナック菓子類	11
果実類	いちご	3		キャンデー類	8
	甘かき	4		チョコレート類	6
	うんしゅうみかんじょうのう普通	49		チューインガム類	2
	バナナ	9	みそ類	米みそ類	100
	リンゴ	35			
きのこ類	しいたけ(ゆで)	100			
藻類	乾燥わかめ水戻し	100			

さといも：$7.5 \div 50 \times 100 = 15\%$

じゃがいも：$31.5 \div 50 \times 100 = 63\%$

なお，食品群別の「食品の重量比率」は，定期的な見直しが必要である．

b.　食品群別荷重平均成分表の作成手順

　上記の手順で作成した食品群別重量比率(例：表3-7)と食品成分表の値を用い，荷重平均成分表を作成する．計算式と事例により説明する．

　食品群別の各食品の重量比率 × 食品成分表のエネルギーおよび各成分量 ÷100

[計算例]

　①めし：1食品だけ(100 %)なので，めし群の荷重平均成分表の値は「精白米飯の値」をそのまま使う．

②いも類：（上記で算出した食品群別重量比率とする）

食品成分表の「さつまいも蒸しのエネルギーおよび各栄養素量」×22 ÷ 100 = A

食品成分表の「さといも水煮　のエネルギーおよび各栄養素量」×15 ÷ 100 = B

食品成分表の「じゃがいも水煮　のエネルギーおよび各栄養素量」×63 ÷ 100 = C

いも類の荷重平均成分表の値は，エネルギーおよび各栄養素＝ A ＋ B ＋ C

　この手順で作成した食品群別荷重平均成分表の例を表3-8に示した．作成した荷重平均成分表は食品構成を作成する基礎データであり，各食品群の成分含有量の特徴が一覧でわかるため食事設計が容易になる．

　なお，食品構成のための食品群別荷重成分表は，食品群別重量比率の見直しや食品成分表の改訂に合わせて再計算する必要がある．

④ 食品構成の作成

a. 食品構成の作成手順

　食品構成は，喫食者(対象集団)のエネルギーと栄養素の給与目標量にあうように，食品構成表の各食品の値を示したものである．作成した荷重平均成分表を用い，以下の手順で作成する．

表3-8　食品構成のための食品群別荷重成分表（100g当たり）*

	エネルギー	水分	たんぱく質	脂質	炭水化物	食物繊維総量	食塩相当量	カルシウム	鉄	レチノール活性当量	ビタミンD	α-トコフェロール	ビタミンB1	ビタミンB2	ビタミンB6	ビタミンB12	葉酸	ビタミンC
	kcal			g				mg		μg		mg				μg	mg	
めし	168	60.0	2.5	0.3	37.1	0.3	0	3	0.1	(0)	(0)	Tr	0.02	0.01	0.02	(0)	3	(0)
パン類	264	38.0	9.3	4.4	46.7	2.3	1.3	29	0.6	Tr	(0)	1	0.07	0.04	0.03	(Tr)	32	(0)
ゆで麺類	105	75.0	2.6	0.4	21.6	0.8	0.3	6	0.2	(0)	(0)	0	0.02	0.01	0.01	(0)	2	(0)
いも類	84	78.1	1.4	0.1	19.6	1.9	0.0	11	0.4	0	0	0	0.07	0.03	0.19	0.00	27	20
砂糖類	384	0.8	(0)	(0)	99.2	(0)	0	1	Tr	(0)	(0)	(0)	(0)	(0)	(0)	(0)	(0)	(0)
大豆製品類	96	82.7	8.1	5.8	2.4	1.0	0.1	99	1.3	0	0	0	0.07	0.08	0.07	0.00	22	0
豆類	161	65.0	12.1	5.9	15.5	9.2	0.0	64	2.0	0	0	1	0.17	0.08	0.10	0.00	36	0
野菜類	22	93.4	0.9	0.2	4.9	1.9	0.0	31	0.3	77	0	0	0.03	0.03	0.06	0.00	38	13
果実類	54	84.8	0.5	0.1	14.2	1.2	0.0	13	0.2	43	0	0	0.06	0.02	0.08	0.00	17	23
きのこ類	17	91.5	2.5	0.4	5.1	4.4	0	1	0.3	(0)	1	0	0.08	0.11	0.12	(0)	14	0
藻類	17	90.2	2.0	0.3	5.9	5.8	0.7	130	0.5	100	(0)	0	0.05	0.08	0.02	Tr	46	3
魚介類	148	63.1	18.1	5.5	2.1	0.0	0.9	93	1.2	27	5	1	0.06	0.18	0.23	8.38	13	0
肉類	259	50.9	26.9	13.8	0.2	0.0	0.1	6	1.0	10	0	0	0.49	0.22	0.39	0.67	6	1
卵類	151	75.8	12.9	10.0	0.3	(0)	0.3	51	1.8	140	1.8	1.0	0.06	0.40	0.07	0.90	35	0
乳類	67	87.4	3.3	3.8	4.8	(0)	0.1	110	0.02	38	0	0	0.04	0.15	0.03	0.30	5	1
油脂類	884	3.1	0.4	95.9	0.2	0.0	0.4	3	0.1	27	0	10	0.01	0.01	0.00	0.04	0	0
菓子類	379	13.4	5.2	10.4	54.4	1.6	0.5	53	0.7	22	0	1	0.07	0.08	0.05	0.05	14	1
みそ類	198	44.6	11.8	1.8	27.0	4.9	6.2	103	2.6	0	0	0	0.04	0.00	0.09	0.07	44	0

*食品成分表2015の調理した食品の収載値を用いて計算

①喫食者(対象集団)に対応する摂取すべきエネルギー量および栄養素量の基準
　(以下，給与目標量)を食事摂取基準(参考資料参照)を用いて設定する．
②献立は，原則として3食各々を主食，主菜，副菜などで構成する．食品構成の
　摂取目安量は1日分の量であることをふまえ，1食の食品群別の摂取重量を仮
　に決める．
③②の重量と荷重平均成分表を用いて栄養価計算を行い，給与目標量と比較する．
④③が給与目標量に近似するまで，②の修正を行う．栄養素には優先順位がある．
　図3-9に食品構成の評価のポイントを示した．

b.　食品構成の作成事例と活用のポイント

　食品構成は，各食品群の摂取目標量を決め，その値を荷重平均成分表を用いて
栄養価計算を行い，その値が給与目標量に近似しているかを評価する．食品構成
作成上のポイントは以下の通りである．
①主食(穀類)の摂取量を決定する．まず炭水化物エネルギー比率を50〜65%
　と設定する．いも類などの副菜から10%の炭水化物エネルギーが摂取できる
　と仮定し，穀類からの炭水化物エネルギー比率を40〜55%とする．いも類
　を摂取する習慣がない場合は，摂取するように心がけるか，穀類からの炭水化
　物エネルギー比率をそのままとする．菓子類を食べる習慣がある場合は，菓子
　類からの炭水化物エネルギー量にも配慮する．
②炭水化物エネルギー比率が高い砂糖類，菓子類などの食品の摂取目標量を決定
　する．
③主菜となる肉類，魚介類，卵類，大豆製品類の摂取目標量を決定する．動物性
　食品の場合は，脂質エネルギー比率から算出した脂質量と脂肪酸摂取比率を考
　慮して決定する．または，たんぱく質給与目標量から動物性たんぱく質の摂取
　比率を考慮して食品の摂取目標量を算出する．

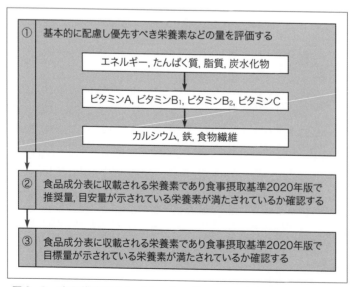

図3-9　食品構成にもとづくエネルギーおよび栄養素摂取量の評価

④副菜(野菜類, 海藻類, きのこ類など)の目標摂取量を決める. 野菜類は, 緑黄色野菜とその他の野菜を1：2の比率で摂取することを目標とする.

⑤油脂類の目標摂取量を主菜から摂取する脂質量を考慮して決定する.

⑥食物アレルギーを有する対象者には, 別途食品構成を作成する.

　作成した食品構成を表3-6に, 食品構成を使って献立を作成する際の要点を表3-9に示した.

5 エネルギー量から考える食品構成

　献立作成の最優先事項は, 適切なエネルギー量の確保である. エネルギー量から考える食品構成には, 糖尿病者用食品交換表(80 kcalを基準とする)を用いる方法と100 kcalを基準とする方法とがある. エネルギーの単位はkcal, エネルギーに関与する脂質, たんぱく質および炭水化物はエネルギー比率(%)で考える.

　糖尿病者のための食品交換表は, 80 kcalを1単位としているため, 理解しにくい. そこで, 100 kcalを単位にした「食品構成のための食品群別エネルギー表(以下, 食品構成エネルギー表, 表3-10)」を示した. 食品構成エネルギー表を作成するための考え方は, ①推定エネルギー必要量の約半分を主食から摂取する, ②残りのエネルギー量(半分)をおかず(主菜, 副菜, 果物, 乳製品, 油脂類)

表3-9　献立作成における食品構成活用の要点

①健康な人であれば1ヵ月の平均値が食品構成と合致すればよい
②推定エネルギー必要量にもとづき, PFCバランスを勘案した上で各食品群の摂取量を決める
③大豆加工品, 豆類, 魚介類および肉類は, たんぱく質量およびアミノ酸スコアなどを考慮し, 食品摂取量を考慮する
④野菜類の重量は緑黄色野菜とその他の野菜を1：2の比率で摂取する
⑤アルコール飲料および清涼飲料は油脂および砂糖と代替する(これら4食品はエネルギー源としての役割のみでその他の栄養素をほとんど含まない)
⑥基準体位より大きい人および生活活動強度が中程度より高い人は, 全食品群の摂取をバランス良く増加させる
⑦基準体位より小さい人および生活活動強度が中程度より低い人は, 摂取量の減少を図るが, 減少させるのは米, パン類, めん類, いも類, 油脂類, 砂糖類, 大豆製品のみとし, ビタミンおよび無機質の不足を防ぐ

表3-10　食品構成のための食品群別エネルギー目安量 (kcal)

| 食事区分 | 主食 | 主菜 | | | | | 副菜 | | | | 油 |
		主菜合計	魚類	肉類	卵類	大豆・大豆製品	緑黄色野菜	その他の野菜	牛乳・乳製品	果実	
1200	600	300	75	75	75	75	40	40	70	80	70
1400	700	350	90	90	85	85	50	50	90	90	70
1600	800	400	100	100	100	100	50	50	100	100	100
1800	900	450	115	115	110	110	60	60	110	110	110
2000	1000	500	125	125	125	125	70	70	120	120	120
2200	1100	550	135	135	140	140	70	70	140	140	130
2400	1200	600	155	155	140	150	80	70	150	150	150
2600	1300	650	180	180	140	150	90	80	160	160	160
2800	1400	700	205	205	140	150	90	90	170	180	170
3000	1500	750	220	220	150	160	100	100	180	190	180

から摂取する，③おかずのエネルギーは，「主菜」と「副菜・果実・乳製品・油脂類」を半分ずつにする，である．

　食品構成のための荷重平均成分表を用い，この食品構成エネルギー表の各食品群に示されたエネルギー量に対応する重量の食品を算出すれば，その値が食品構成表の目安量となる．また，詳細な献立，治療食の場合は，100 kcal 成分表（食品成分表の各食品を 100 kcal 当たりの重量と成分値で示したもの）を用いれば，容易に献立作成ができる．

● 練習問題

1．成分表を食事設計に活用することに関する記述である．誤っているのはどれか．
①栄養価計算の精度を向上させるために，「食品成分表の食品」，「献立の食品」，「用いる食品」を一致させることが重要である．
②可食部 100 g のりんごを食べる場合の栄養価計算の結果は，食品成分表の値と同じエネルギーと栄養価である．
③食品は調理操作にともない，重量が増減することがある．食品成分表ではこれを重量変化率表としている．これは，調理により損失した重量を示している．
④調理した食品の成分値を栄養価計算に用いると，栄養価計算の精度が向上する．
⑤飲料や調味料は，100 g が 100 mL ではないため，栄養価計算では重量に換算する必要がある．

2．栄養評価の精度向上のための記述である．誤っているのはどれか．
①うどん（乾燥めん）やパスタ（乾燥めん）は，ゆでると塩分が増加するため，両者の栄養価計算は，ゆでめんを使う．
②米は，調理後の成分値である飯が摂取形態に近いため，この成分値を使う．
③養殖の魚と天然の魚の脂質の相違，同じ魚種の品種による脂質の相違がある．
④一般に流通している肉類を購入した場合，栄養価計算では，脂身つきの成分値を使う．
⑤茶やコーヒーの成分値は，栄養価計算では浸出液を用いる．

3．調理の実際と食品成分表に関する記述である．誤っているのはどれか．
①重量変化率は，調理前後の食品を入れる容器の大きさや，盛り付ける食器の大きさを予測することなどに役立つ．
②調理方法の概要には，加熱時間の記載がある．
③調理方法の概要に記載されている野菜類の「ゆで」は，種類により方法が異なっている．
④調理方法の概要には，加熱調理で使う水の量（加水量）が記載されている．
⑤調理方法の概要は，調理方法の一指針である．

4．食品構成に関する記述である．誤っているのはどれか．
①食品構成は，食品を栄養成分含有量などの特徴によりいくつかの食品群に分け，各食品群からどれだけの重量を摂取すれば適切かを示したものである．
②食品構成で示す重量は，1食分の献立作成のための目安量である．
③食品構成の作成には，食品群別荷重平均成分表が必要である．
④食品群別荷重平均成分表は，給食施設の食品の使用頻度，地域性，喫食者の特色（口腔状態，嗜好など）を考慮して作成する．
⑤食品構成表は，荷重平均成分表を用いて栄養評価を行うとその値が給与目標量に近似するように作成されている．

食事設計と献立作成

A. 献立作成の条件

1 献　立

　献立（menu）とは，食事の内容（料理の種類，料理を構成する材料や分量，調理方法，供食の順番など）を計画し示すことである．また，食事内容を具体的に示す計画表のことを献立表という．献立表を活用することで，喫食者には適切な食事が提供され，健康の保持増進に役立つ．また調理者にとっては作業能率を向上することができる．

　食事は，日常食，治療食，饗応食・行事食に大きく区分できる．また，1日では，朝食，昼食，夕食に区分される．さらに，食文化から考えると日本料理，西洋料理，中国料理などに区分することもできる．献立は各々，食材の選択，調理方法，調理時間，予算，盛り付けなどが異なる．

　日常食における献立は，一汁一菜（主食，汁物，副食*）または，一汁三菜（主食，汁物，主菜，副菜1，副菜2）で構成される．おかずは，食べる食品の数を増やすという意味で「御数」または「御加数」という字を当てることもある．多種の食材を用いた献立は，栄養，味，彩りなどの面において向上するが，経済的，調理時間的にはマイナスになる場合もある．献立作成における食品の使用重量は，食品構成の重量を利用すると便利である．

> ＊副食　飯などの主食に対する，主菜または副菜のこと．

　献立作成には，食事の目的を理解し，食品，調理，味覚および食文化などの知識を総合的に活用することが求められる．一方，献立は家庭を対象としたものと集団を対象としたものとがある．そこで，調理器具や人員も含めた家庭調理技術と集団調理技術の相違も理解しておく必要がある．

　日常食および治療食の献立は，朝・昼・夕食を1組とし，対象者の食事摂取基準を食品に置き換え作成する．献立作成の条件と内容を表4-1に示した．献立作成は，これらの項目に留意して行う．

2 献立とライフステージ

　献立は，乳児期，成長期（幼児期，学童期，思春期），成人期，高齢期というライフステージごとに変化させる必要がある．たとえば，乳児期や幼児期では口の大きさに合わせた切り方や，消化器官や口腔の発達に応じた食材・調理方法を選択する，高齢期では嚥下障害や誤嚥の可能性を考慮した調理方法を選択する，といったように，ステージごとの特徴を理解して献立を作成する必要がある．

表4-1　献立作成の条件と内容

1．安全性の確保
素材や食品が安全であることを確認する．食事の最優先事項は衛生的安全である．
2．栄養素量の確保
対象者のためのエネルギーと栄養素量の基準（給与目標量）を決定し，それを満たす主食・主菜・副菜が揃い，朝・昼，夕食の配分が適切な献立を作成する．
3．嗜好性への配慮
対象者の望む「おいしさ」を考慮する．嗜好性は地域・民族，社会環境，個人の生活環境，食経験，年齢，身体状況などにより大きく影響される．
4．文化的要素への配慮
食文化を生かした調理，配膳などを行う．食器の選択，盛り付け方法も検討する．
5．経済性への配慮
適切な予算の範囲で行う．食材の選定，加熱器具や熱源の効率的な使い方を工夫する．
6．作業時間の効率化
調理設備・器具・人員などを考慮し作業の効率化を図る．調理時間の短縮は，加工食品や調理済み食品の利用でも可能である．
7．環境への配慮
ゴミを少なくする，調理排水への配慮を行う，過剰に料理を作らないなどの地球環境へ配慮した調理を行う．

食べるタイミング

コラム

　日本人は，通常1日に3回の食事をとる．誰が，なぜ，どこで，いつ，何を，どのくらい食べたらよいかは，各々重要な課題である．いつ食べるかは，食べるタイミングともいわれる．

　近年の時間栄養学の観点から，毎日同じ時刻に食事をすると，食事をする少し前から消化器系の準備が整い食欲がわき，ホルモンの分泌や栄養素の代謝に関与する酵素が活性化すると言われている．このように規則正しい食習慣は，概日リズムを安定させ健康な生活への一助となる．

　朝食は，多くが前日の夕食から10時間以上経過した食事である．朝食摂取は，血糖値を上昇させ脳にエネルギーを与え，睡眠中に下がった体温を上昇させ，午前中の作業効率を高める．昼食摂取タイミングは，朝食後約4.7時間{（24時間−10時間）÷3＝4.7時間}が目安で，朝食摂取により上昇した体温を維持することができる．夕食摂取のタイミングも，昼食後約4.7時間が目安で，睡眠中の体温を維持することが主な目的である．

　幼児は，胃が小さいため3回の食事だけでは十分な量を摂取できない場合が多い．したがって朝食と昼食の間，昼食と夕食の間に間食を与える．幼児の間食は，食事の一部と考えて食物を選択する．成人の間食のタイミングは，仕事やスポーツの後や休憩時間が一般的である．効率よくエネルギーに変換される糖類とともにビタミン類および無機質も含む果実を第1に，ついで和菓子（あんは脂質をほとんど含まず，ビタミン類や食物繊維も多い）を選択するとよい．

❸　献立と食文化

　食文化が献立に与える影響は大きく，献立の作成は食文化をふまえて行う必要

がある．日本人は米を主食とし，本来は米を炊いたものを指す「飯」，「ご飯」という言葉を，食事全体を指す言葉としても用いてきた．米を主食とし，海産物と野菜をあわせて食べてきたのである．このような食生活により脂質の過剰摂取や，食物繊維の不足を防ぐことができていた．

　日本の食文化の代表にだし*があり，日本料理の味（おいしさ）の基本である．日本のだしの材料は，かつお節，昆布，干ししいたけ，煮干しなどが主である．これらは乾物であるため，長期の保存が可能である他，うま味成分が濃縮されているため，少量，短時間の抽出でおいしいだしを作ることができる．これは，西洋料理や中国料理のだしと大きく異なる特徴である．西洋料理や中国料理のおいしさの1つである油を使った料理は，江戸時代以前は一般的ではなかったものである．

＊だし（出汁）　かつお節，昆布などに水を加え，浸積・加熱などを行って作る，うま味のある汁．また，その材料となるかつお節・昆布・煮干しなど．また，これを粉末状にした「だしの素」などの製品もある．

B. 献立作成の実際・・・・・・・・・・・・・・・・・・・・・・・・・・・・・・・・・

　日常食および治療食の献立は，朝食・昼食・夕食を1組とし，対象者の食事摂取基準と食品構成にもとづき，食品の種類と量とを考慮して作成する．献立作成の留意点を表4-1に示した．

❶　対象者の栄養アセスメント

　栄養アセスメントが適切であれば，献立作成をより適切に行うことができるため，対象者（対象集団）の身体状況，食習慣，生活習慣を調査し評価する．

　食事摂取基準にもとづき対象者（対象集団）の推定エネルギー必要量および栄養素量を算出し，その給与目標量にもとづき，適正な献立作成を行う．

❷　3食の配分

　対象者の食事摂取基準が1日単位であるため，給与目標量をそれぞれ3分配することを基本とするが，栄養学的に望ましい配分は，活動に必要なエネルギーと栄養素を補給する意味から，朝食と昼食の配分をやや多く，夕食は軽めの配分にすることである．しかし，家庭であれば家族がそろって食べられる食事で給与される栄養素量をやや多く配分するなど，対象者（集団）の背景に応じて考える．また，献立のエネルギー量および栄養素量は，1週間から1ヵ月の平均値が食事摂取基準（給与目標量）の範囲内であればよく，毎食すべてが対象者の食事摂取基準の3分の1に合致している必要はない．つまり，献立は1食で考えるのではなく，1日におけるバランス，1週間〜1ヵ月におけるバランスを検討して適切なものを作る必要がある．

❸　献立作成の手順

　一般に献立は，主食，主菜，副菜，果実，デザートで構成される．主食，主菜，副菜の栄養成分の特徴は図8-1を参照するとよい．献立は，通常は上記の順で考えるが，対象者や食材の状況により作成の順番は異なる．

　献立作成は，対象者（対象集団）の栄養アセスメントにもとづく給与目標量を，食品，料理を組み合わせ，対象者にとって適切な食事に置き換える作業である．これには食事を構成する食品の成分特性および調理特性を理解していることが必要である．図4-1に献立作成の手順を示し，主食，主菜，副菜および汁物については，下記に詳細を記載した．

　献立作成のための各食品の目安量は参考資料の表17に示した．

a. 主　　食

　主食は飯，めん類，パン類を主に用い，食事の総摂取エネルギー量の50〜65％を主食から摂取する．主食の適切な量の摂取は，脂肪の過剰摂取を防ぐ．パン類は脂質を含むものが多いため，それらを選択した場合は，主菜や副菜から摂取する脂質量を減らすなどの工夫が必要になる．

食品構成表から食材の量を決定	食品群別摂取目標量を食品構成表から選択する．
主食の決定	主食の種類を決める．ただし主食と主菜が一体となるすし，丼，カレーライスなどもある．
主菜の決定	食材と調理方法，付け合わせも決める．
副菜の決定	食材と調理方法，点数を決める．
汁物の決定	汁物を加えるかどうかを決める．加える場合は，汁物の種類，具材，調理方法を決める．
デザート類の決定	デザート類を加えるかどうかを決める．加える場合は，種類などを決める．
食味構成を決める	喫食者の特性や健康状態，文化的背景，季節，食事の区分などを考え，各料理および献立全体の調味バランスを決める．
調理計画を決める	喫食者，調理設備と器具，調理人員，調理時間などを考え，各料理の調理方法を決める．さらに，喫食者に応じた切り方の工夫を行う．また，食べる時間に各料理が仕上がるように調理操作の配分を決める．
購入量を決める	信頼のおける店舗を選び，鮮度が良く経済性の高い食品を，廃棄率を考慮して適正な量を注文する．
盛り付け用の食器を決める	料理との調和，配膳した献立全体の調和を考えて食器を選択する．
供食の方法を決める	盛り付け方，配膳方法，食環境を決める．
後始末の方法を決める	後始末の時間も調理時間に組み込み，衛生面，環境保護に留意した後始末の方法を決める．献立の評価を行う．

図4-1　日常食の食事設計と献立作成の実際

b. 主　　菜

　主菜は，食事を構成する重要な料理であり，肉類，魚類，卵類，大豆・大豆製品を用いる．これらの食品は，たんぱく質を約20%含み，主要なたんぱく質源となる．また，これらの食品は，脂質の供給源でもある．同じ重量であれば，脂質量が多いとエネルギー量が多くなる．

　主菜は献立の主役であることを考慮し，素材の味を生かした調理を心がける．主菜は，茶色の食べ物が多いため，同じ皿に付け合わせ（日本料理では前添え）を盛り付け，彩りを加え，視覚的なおいしさを向上させる．栄養成分特性からみると，乳製品もこの区分に含めて考える．

c. 副　　菜

　副菜は，主菜を補う料理である．ただし，分量は主菜以上（毎食手の平山盛り1杯程度）とする．野菜，海藻，きのこを主に用いる．副菜は食事に彩りを与え，食事全体の視覚的なおいしさを高める．ビタミン，ミネラル，食物繊維の供給源である．副菜は主菜の重量，調理時間，費用なども考慮して決める．また，調理法が主菜と重複しないようにする点も重要である．副菜の料理の形式（和食，洋食，中国料理など）は，主菜の形式に準じる．ただし，日常食は，折衷型の料理でもよい．果実も副菜として用いる．

　副菜を主菜の付け合わせとする場合は主菜の3分の1量程度とし，それ以外の副菜は1つの料理として提供する．

d. 汁　　物

　汁物は，香りと水分で食欲を増進し，食べ物の咀嚼・嚥下を円滑にする効果がある．具に野菜を多く用いると副菜に，肉などを用いると主菜になる．

e. 調味料の設定

　料理に用いる調味料の使用量は，料理に対する調味料の濃度（調味パーセント）を用いて表す．調味パーセントは，濃度という数値を味の基準にすることで料理の味の再現性を高め，栄養管理の精度を上げることができる．好ましい調味パーセント（濃度）を表4-2に示した．

　1）基本概念

　調味パーセントの献立作成における基本概念は以下の通りである．①調理後重量に対する調味料の重量割合で示す，②汁物・たれ・めん類の汁は，液体重量に対する調味料重量割合で示す．したがって，調味料の設定は，調理後重量を調査しておけば，ちょうど良い味つけができる．食品成分表の「調理による重量変化率表」は，調理後重量の1つの指針である．

　2）調味パーセントの計算

　必要な調味料は下記の式で計算できる．

$$\frac{\text{素材食品の合計（g）} \times \text{調味パーセント（\%）}}{100} = \text{必要な調味料の量}$$

表4-2　好ましい調味パーセント（濃度）

塩味	生理的食塩水0.85％が基準． 汁物0.7〜0.8％　出汁を使う，具沢山の場合は，0.5〜0.6％ 主菜・副菜料理は1.0〜1.2％．甘い煮物1.2〜1.5％．
甘味	体液の浸透圧に対し等張液となるしょ糖の濃度で約10％が基本．菓子10％以上．煮物3〜4％．甘煮5〜6％．
酸味	酢として5〜8％． 酸味の嗜好は個人差大きいので，控えめにする．
油	炒め油2〜5％．中華炒め5〜8％．

　なお，乾物食品は，そのままの状態では摂取しないため戻した重量で計算する．

　3）みそ，しょうゆ，ソースの計算

　みそ，しょうゆおよびソースは，含まれる塩分相当量で除して必要な量を算出する．赤色辛みそ（食塩相当量13％）の場合は，下記の式で計算する

$$\frac{素材食品の合計（g）× 調味パーセント（\%）}{100} × \frac{100}{13} = 必要な赤色辛みその量$$

　4）糖分の換算

　みりんは，ブドウ糖やオリゴ糖といった糖類を重量当たり約43％含む．これらの糖は砂糖よりも甘みが少ない糖のため，甘みをしょ糖の8割程度として計算（0.43×0.8 = 0.34）する．するとみりん100 gは，砂糖34 gと同等の甘さとみなすことができる．

・・

みりん

コラム

　みりんは，食品成分表では嗜好飲料類の混成酒類に分類されており，本みりん（アルコール9.5％）と本直し（アルコール17.3％）がある．調味料として用いるみりんは本みりんである．ブドウ糖やうま味成分を多く含み，料理に砂糖では出せないまろやかな甘みとうま味を与え，魚の生臭さなども消す．

　みりん風調味料は，酒類ではないため原料，作り方に制約がなく製品によって相違があるが，いずれもアルコール分をほとんど含まない（1％未満）．みりんと全く同じ効果は期待できないが，安価である．

・・

　5）献立量と摂取量の相違

　献立に併記するレシピに示されているのは，料理を作るための重量であり，摂取する重量ではない．特に調味料（照り焼きのつけ汁，天つゆなど）は，調理器具や皿に残存し，献立量と摂取量の相違が大きくなりやすい．栄養価計算では，このような場合は摂取量を推定して計算する必要があり，提供量の3分の1として計算することが多い．

f. 料理名

　献立に示される料理名により，対象者は料理をイメージする．料理名は，主要な材料，味付け，調理方法を組み合わせたものが多い．例えば，さけの照り焼き，キャベツとにんじんの辛子みそ炒めなどである．一方，親子丼(鶏肉と鶏卵を用いることから)，利休(利休が胡麻を好んだことから胡麻を使う料理に付ける)，南蛮漬け(1度揚げた料理を甘酢につける料理)，オランダ煮(材料を揚げてから煮る料理)，しぐれ煮(しょうがを加えた佃煮)など，伝統的に使っている料理名があり，食文化として継承されてきたものである．これらは料理のイメージを明確に伝えられるため，喫食者の食欲を刺激する効果がある．食文化の継承という意味でも，積極的に利用したい．

　これらのことをふまえ，対象者が食べたい気持ちになる料理名にすること，各料理名を献立に記載したときに全体の調和がとれていることも献立作成の重要なポイントである．表4-3に料理名の例を示す．

4 饗応食・行事食の献立作成の手順

　饗応食・行事食の献立は，日常食と異なり食品構成および栄養給与量を考慮することなく作成される場合もあるが，給与栄養量に留意した献立を作成する必要がある．饗応食・行事食の献立作成手順を図4-2に示した．

　饗応食・行事食(表4-4)は，食事摂取基準に比べたんぱく質，脂質，炭水化物が過剰になって摂取エネルギー量が過多になる一方，ビタミン類や食物繊維が

表4-3　調理・調味方法がついた料理名

煮物	湯煮(ゆで煮)	加熱のみの目的で熱湯のなかでゆでる．
	白煮，青煮	しょうゆを用いる場合は白しょうゆなど，調味料の色が付かないようにゆでる．
	塩煮	塩のみでゆでる．
	しょうゆ煮	しょうゆで味をつけ，食品によってはあわせて砂糖，酒やみりんを用いる．
	砂糖煮	砂糖の甘みを主とした煮物で，砂糖の味を引き立てるために塩やしょうゆをごく少量用いる場合もある．
	酢煮	酸味を主とした煮物で，塩，砂糖を配合する．
	みそ煮	みそ味を主とした煮物で，塩，砂糖を配合する．
	いり煮	調味して加熱しながら，かきまぜて水分を蒸発させる．
	含め煮	食品が十分浸る程度の煮汁のなかで煮る．ある程度やわらかくなったら，火からおろして余熱と調味料の拡散を利用して食品の中まで味を浸透させる．
	煮込み	比較的大切りにした食品に，これが十分浸るくらいのだし汁を入れて調味し弱火でゆっくり煮込む．
焼き物	素焼き	下ごしらえの一つとして味をつけずに焼く．
	塩焼き	塩をふって焼く．
	照り焼き	素焼きした後，たれをかけて乾かす程度に焼く．2～3回繰り返して味を付け，照りを出す．
	つけ焼き	たれのなかに食品を浸してから焼く．
	みそづけ焼き	酒・砂糖をまぜたみそにつけてから焼く

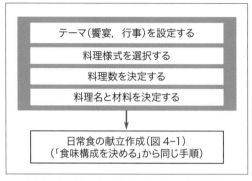

図4-2　饗応食・行事食の献立作成手順

表4-4　年間行事と行事食

行事名	月日	おもな料理
正月	1月1日〜3日	雑煮，屠蘇，数の子，黒豆，田作り，たたきごぼうなど
七草	1月7日	七草がゆ
鏡開き	1月11日	鏡もち入り小豆汁粉
小正月，成人式	1月15日	小豆がゆ，赤飯
節分	2月2,3日	煎り豆，巻きずし，いわし
桃の節句	3月3日	ひしもち，雛あられ，ちらしずし，はまぐりの潮汁，白酒
彼岸	3月18日または，9月20日頃より1週間	おはぎ，彼岸だんご，精進料理
端午の節句	5月5日	ちまき，かしわ餅，たいのかぶと煮
七夕	7月7日	そうめん
盂蘭盆	7月13日〜15日	精進料理（ずいき，高野豆腐，しいたけなどの精進煮）
月見	8月15日と9月13日	月見だんご，さといも（きぬかつぎ），くり，えだまめ
重陽の節句	9月9日	菊酒，くり飯
玄緒	10月亥の日	亥の子もち
新嘗祭	11月23日	新しい穀物でもち，赤飯
冬至	12月22日または，23日	冬至がゆ，ゆず，冬至かぼちゃ
大晦日	12月31日	年越しそば

不足しがちである．このような食事を提供する場合は，その後の数日の食事内容で給与栄養量のバランスおよび量を調整する必要性も提示する．

　日本料理，西洋料理，中国料理の饗応食のための献立様式（後述）を見ると，各料理とも料理数が多いことが分かる．饗応食・行事食の献立には，「お品書き」に代表される資料が添付されることが多い．資料には，テーマ（行事）の解説，献立のネーミング，献立の内容，コンセプト，キャッチコピー，栄養評価，食文化などを選択し表記する．この資料に，饗応食・行事食を摂取した後の対応なども表記し，望ましい食事について周知することが望まれる．今後は健康的な新しい行事食，あるいは従来の行事食の食べ方（残し方）の提案も行うべきである．

⑤　各国の料理の様式とその特徴

　日本で代表的な料理の様式は，日本料理，西洋料理，中国料理である．

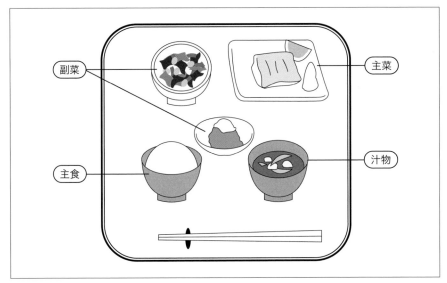

図4-3　日本料理(一汁三菜)の基本および配膳(食卓様式)

表4-5　日本料理(会席料理七品)の献立様式

コース	内　容
前菜	酒の肴，珍味の盛り合わせ
向付 (むこうつけ)	魚介類の生物，酢の物
椀(吸い物) (わん)	すまし仕立の汁
口取 (くちとり)	海山野のものを3品以上奇数盛る
鉢肴 (はちざかな)	焼き物，揚げ物，蒸し物
煮物	野菜，乾物を主とし，肉，魚も用いる
小丼	和え物，浸し物，酢の物
止め椀	みそ仕立てが多く，料理のあと，飯と一緒に出される

*飯と香の物は献立に入らない．献立の品数が多い場合は中皿(焼き物，揚げ物など)，茶碗(蒸し物，寄せ物，あんかけなど)を入れる．

a.　日本料理

　日本料理では，主食は米を中心に，おかずは新鮮な野菜，魚介，大豆，卵，海藻，大豆とこれらの加工食品を素材とする．季節の食材を用い，刺身，酢の物など素材を生かす生もの料理が特徴である．調味料は，砂糖，塩，酢，しょうゆ，みそ(いわゆる「さしすせそ」)，みりん，清酒などを用い，昆布，かつお節，干ししいたけ，煮干しといった乾物でとっただしを用いて，素材の味を生かした薄味の調味とする．油を使う料理は少ない．調理方法は，味，香り，切り方，彩り，盛り付け，包丁さばきが重視される．

　献立様式(図4-3，表4-5)は，一汁三菜，二汁五菜，三汁七菜など，「汁」と「菜」で表現し，基本の献立は，一汁三菜(飯，汁，生物，煮物，焼き物)で構成される．飯と香の物は品数に入れない．それぞれの料理との調和を重視して銘々皿に盛り，目でも楽しむ料理である．日本料理で用いる食器の特徴を表4-6にまとめた．日本料理は本膳料理を基礎として発達したもので，会席料理，懐石料理，

表4-6　日本料理の食器の特徴と種類

特徴	・形, 素材, 色や絵柄が豊富である. ・料理の内容と季節により食器を選ぶ ・多様な食器があるのは, 箸を用いることで片手で食器を持つことができるためである. ・食具(箸)は18〜24cmが一般的である. ・素材は陶磁器, 木, 竹, 漆など多様である.
種類	・皿(大きさにより大皿, 中皿, 小皿. 用途により刺身皿, 煮物皿など) ・鉢(深さにより深鉢, 平鉢, 浅鉢. 大きさにより大鉢, 中鉢, 小鉢. 　用途により煮物鉢など) ・椀(素材により漆器椀, 磁器椀)

精進料理, 普茶料理がある. また配膳の方法には同時平面的配膳と時系列的配膳がある.

b.　西洋料理

ヨーロッパ料理の総称であるが, 主にフランス料理をさす. フランス料理の特徴は, 各種のスパイスとソース, 食事酒および調味料としてのワインである. 主菜は, 肉類, 乳・乳製品を主材料とし, 野菜と果実も用いる. 主食, 副食の体系はない. 味付けは, 塩味を基本に, スパイスやハーブ, ワイン, バターやオリーブ油を用いる. だし(コンソメ, ブイヨンなど)は, 肉, 魚介, 野菜など生の素材からとる. バター, クリームなど脂質のおいしさを生かしたソース(ホワイトソース, ブラウンソースなど)で料理に変化を与える. メインディッシュはオーブン料理, 蒸し焼き料理などの加熱調理が中心である.

フランス料理のルーツはイタリア料理である. イタリア料理はパスタが特徴で, パスタはスパゲッティ, ラビオリ, ラザーニャ, マカロニなど多様である. にんにく, トマト, オリーブ油, チーズ, ワインが味付けに多用される.

献立様式(図4-4, 表4-7)は, 料理を皿ごとに独立させ, ふさわしいワインと合わせることに特徴がある. 器はセットで使い, 料理ごとにナイフとフォークを変える. 用いる食器の特徴は表4-8に示した.

国際的な式典などでは, フランス料理を用いることが多く, 饗応食は正賓(dinner)である. ブッフェ(buffet)はセルフサービスの立食形式をさす.

c.　中国料理

中国料理は, 医食同源, 薬食一如の考え方にもとづき, 動物の肉類, 内臓類, 皮をはじめ山海のあらゆる食材, その乾物など多様な食材をむだなく用いる. 調理方法は, 生食は好まれず, 油脂を巧みに使った高温短時間の加熱調理を基本とし, 下味付けや, 油通しなどを行い, 複雑な味を形成する. また, 少ない調理器具で多種類を作るのも特徴である.

調味は, 甘鹹*酸辛苦の五味を基本として, この五味がよく調和していれば, これによって百の味が生まれるという五味調和百味香という考え方から, 多様な香辛料, 調味料を用いる. だしは, 肉, 魚介, 野菜など生の素材および乾燥貝類

＊鹹　塩味のこと

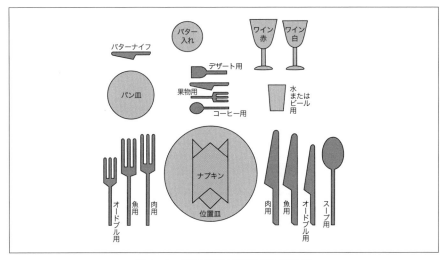

図4-4　西洋料理の配膳（食卓様式）

表4-7　西洋料理（正餐）の献立様式

コース	内　容	酒
前菜 （オードブル）	別室で食前酒とともに出される番外料理．料理の初めに供される 3～5種の小形料理を色彩よく盛り付け，食欲を刺激する	食前酒 シェリー酒 カクテル
スープ	食欲増進の役目をもつ	
魚料理	魚介を使う	白ワイン
アントレ	主に肉の煮込み料理など	赤ワイン
氷酒	2種の肉料理の間に入る，口直しのための酒をきかせたシャーベット	
蒸し焼き料理	かたまり肉などを丸ごとローストしたもの	
野菜料理	おもに肉料理のつけ合せ	
サラダ		
アントルメ	温菓，冷菓，氷菓，果実などが供される ここから，デザートコースとなる	デザートワイン
果物	季節の果物など アントルメに果物が使われている場合は省略される	
コーヒー	デミタス（1/2量）カップに濃く入れたコーヒー	リキュール

表4-8　西洋料理の食器の特徴と種類

特徴	・前菜からデザートまで，同じ絵柄素材の食器セットを使う． ・食具（カトラリー）も，同じ素材や絵柄をセットで使う． ・磁器，ガラス，銀製品などの金属を用いる．
種類	・ディナー皿，ミート皿，スープ皿，デザート皿，パン皿，ティーカップ， ティーソーサーなど ・カテラリーは，ナイフ，フォーク，スプーン ・アルコール用グラス

などからとる．

　献立様式（図4-5，表4-9）は，大きく飯（ファン*，主食），菜（ツァイ，主菜），点心（ディエンシン，軽い食事代わりの間食）に分けられ，さらに菜は前菜と大菜，点心は，鹹点心（シャンディエンシン）と甜点心（ティエンディエンシン，菓

*中国語の読みは，普通話（標準語）に準じてあてている．

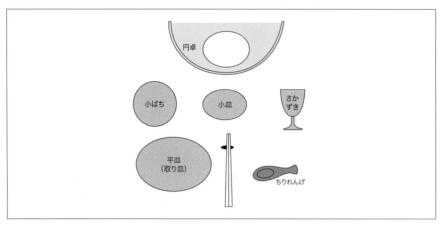

図4-5　中国料理の配膳（食卓様式）

表4-9　中国料理の献立様式

献立の分類		内容
前菜（チェンツァイ）	冷菜（レーンツァイ） 熱菜（ルーツァイ）	酒の肴
大菜（ダァツァイ）	頭菜（大伴） （トウツァイ，ダァバン）	もっとも高級な材料を用いた料理，その宴席の名前ともなる
	炸菜（ジャアツァイ）	揚げ物
	炒猥談穢（ジャアウェイタンホイ）	炒め物
	蒸菜（ジャンツァイ）	蒸し物
	煨菜（ウェイツァイ）	煮物
	溜菜（リゥツァイ）	あんかけ
	烤菜（カオツァイ）	直火焼き
	湯菜（タンツァイ）	スープ
	飯	
	飯菜（ファンツァイ）	漬物など
点心	鹹点心	塩味
	甜点心	甘味

表4-10　中国料理の食器の特徴と種類

特徴	・同じ絵柄素材の食器セットを使う ・素材は陶磁器と銀器が主である
種類	・共有器として菜磐長円盤（ツァイバンチャンユェンバン）などの盛り皿 ・個別器として平碟（ビンディエ）という取り皿（中），碟子（ディエズ）（小皿：取り皿） ・汁椀として湯椀（タンワーン） ・食具は，箸が筷子（クワイズ），ちりれんげが湯匙（タンチー）（ちりれんげ）

子など）に分けられる．料理は冷から温へ，塩味から甘味料理へ，あっさりした味からこってりした味へ組み立てる．陰陽思想にもとづいて料理数は偶数にし，大皿に盛った料理を取り分けて食べる．中国料理の食器の特徴を表4-10に示した．

中国は国土が広く，気候，風土，産物が異なるため，中国料理は以下の４つに大別される．

①北京料理(北方系)は宮廷料理を主体とし，油を多用するのが特徴である．烤鴨子(カオヤーズ，北京ダック)や餃子(ジャオズ)，包子(バオズ)などが代表的である．

②上海料理(東方系)は魚を用いた料理が多い．紅焼魚翅(ホンシャオユウチー，ふかひれを用いたスープ)などがある．

③広東料理(南方系)は新鮮な海産物を用いるのが特徴で，薄味のものが多い．海外との交流が多いことからケチャップ，牛乳，パンなども料理に用いる．八宝菜(バーバオツァイ)，飲茶(インチャ)などが代表的である．

④四川料理(西方系)は，冬の寒さの厳しさから漬物が発達し，麻婆豆腐(マーボートウフ)，棒棒鶏(バンバンジー)など唐辛子を用いる料理が多い．

d. その他

上記の料理様式以外にも，インド料理や韓国料理など，日本には様々な料理が取り入れられ，学校給食として提供されることもある．また，「エスニック料理」と一括りにして，西洋，中国料理以外のすべての国や地域，文化の料理，具体的にはアジア(タイ，ベトナム)料理，メキシコ・その他南米料理，トルコ料理，アラブ料理，アフリカ料理などを指すことも多い．

6 献立の評価

献立の評価は，献立作成者および喫食者の双方がチェックリストを用いて行う．２種のチェックリスト(図4-6)を示した．これらによって評価を得て完成度が高くなった献立は，献立リストにファイルし，サイクルメニューなどに発展させる．各施設や家庭では，献立リストを蓄積し活用する．

対象者にとって望ましい献立作成を行い，適切な食事設計を継続的に実施することは，対象者に望ましい食事を理解してもらうための重要な手法となる．すな

献立作成者チェックリスト	喫食者アンケート(チェックリスト)
1)食品構成をほぼ満たしている 2)朝・昼・夕食のバランスが適切である(1日分の献立の場合) 3)喫食者の嗜好を満たしている 4)食材，味，料理に季節感およびバラエティー感がある 5)予算内に納まっている 6)調理時間および配分が適切である(人員，調理器具，調理過程，配膳時間) 7)盛り付けイメージが適切である(美しさ，分量，器など) 8)調理後のごみ，後かたづけを適切に行うことができる 9)喫食者の感性を考慮した適切な媒体がある	1)盛り付けイメージが適切である(美しさ，分量，器など) 2)食事量は，個々の料理で適量である 3)朝・昼・夕食のバランスが適切である 4)味，料理に季節感およびバラエティー感があり嗜好にあっている 5)料理の硬さ，飲み込みやすさなどテクスチャーが嗜好にあっている 6)喫食時間内に食べ終えることができる 7)廃棄部が除去されていたか，廃棄部の廃棄が容易である 8)媒体は読みやすく，理解しやすいものである

図4-6 献立チェックリスト

わち, 望ましい食事を継続的に食べることは, 喫食者自身が必要な食品の種類と量を知り, 適切な食事を理解することにつながる.

C. 供　　　食··

1 供食とは

　供食とは, 食事環境を整え, 料理を盛り付けて配膳し, 喫食者に提供してもてなすことをいう. 供食では, 食事のもつ, 心の安らぎを与えるといった精神的側面への影響や, 配膳形式などの文化的側面への配慮が重要となる.

　よい供食のための留意点には, ①食事の種類(日常食, 治療食, 饗応食・行事食などの区別)と目的を把握する, ②喫食者のアセスメント(年齢, 嗜好, 趣味, 健康状態など)を行う, ③食事をする季節, 時間を知る, ④料理様式を理解する, ⑤献立(食材, 調理方法, 調味, 食器など)と食卓構成を理解する, ⑥食事の場所(環境)の特徴を理解するといったものがある.

2 盛り付け

　盛り付けは, できあがった料理を器に盛る(装う)ことであり, 調理の最終表現である. 数種類の料理を1つの皿に盛り付けることを盛り合わせという. 料理に適した器に適量を盛り付け, 対象者にとって食べやすくおいしそうに装うことで料理は完成する.

　喫食者は, 料理のおいしさを盛り付けでも判断するため, 器の色, 形, 材質, 料理の盛り付け量との調和を考慮する.

　一般に, 飯や小鉢は, 中高にふんわり盛ると美しくなる. 盛り付けた料理の一番上に載せるあしらい(木の芽, 針しょうが, ゆず, 白髪ねぎ, 白髪だいこんなど), 汁物の吸い口, 刺身のつまは, 料理の香りと味のアクセントになるとともに, 盛り付けを美しくする.

　また, 冷たい料理は冷たく, 温かい料理は温かく提供するために, 器は冷やしたり温めたりして用いる. 表4-11, 図4-7に盛り付けのポイントを示した.

　盛り付けた料理は, いくつかを組み合わせ, 食具をそろえて食事形式に配膳する.

3 テーブルコーディネート

　テーブルコーディネートとは, 喫食者が誰と何をどのような目的で食べるのかといった, 食事に求められる目的を把握し, その主旨にもとづき喫食者が心地よく食事ができるように, 食卓全体を演出することである.

a. テーブル

　食卓は清潔であること, ならびに清潔を保ちやすくすることが必要である. 食卓にはパーソナルスペースとパブリックスペースがある. 食事に必要なテーブル

表4-11　盛り付けのポイント

・器の空間を生かす.
・料理の付け合わせは，和食は料理の手前に，洋食は料理の向こうに置く.
・中高に盛る：煮物や和え物は立体感を出すように盛る．必要に応じて薬味や
　あしらいで立体感を出す.
・彩りよく盛る：複数の食材を混ぜた料理（具入りご飯，サラダなど）はすべて
　の食材の色が見えるように盛る．同系色になりがちな煮物などは，あしらい
　を添える.
・大きめの器に盛る：ゆとりは美しさを生み出す．また食器と料理との色の対
　比も楽しめる.

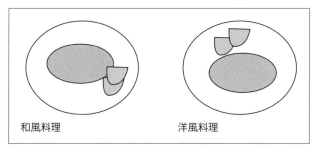

和風料理　　　　　　　　　洋風料理

図4-7　付け合わせの位置

の大きさは，縦80〜100 cm，横60 cm×人数とされている．椅子は，テーブ
ルとの高さの調整が必要であり，座った時に足が床にしっかり届くようにする.
食事をするテーブルおよび椅子は，喫食者に適する大きさ，素材などを考慮して
選択する.

b.　テーブルセッティングとコーディネートアイテム

　テーブルセッティングは，日本料理，西洋料理など各料理のルールを基本にす
る．日本料理の場合は，食卓に膳，折敷盆を置き，箸，飲み物用の盃などを配置
する．西洋料理の場合は，テーブルコーディネートアイテムとして，食器とカト
ラリーなどの食具のほか，テーブルクロス，ナプキンなどのテーブルリネン，食
卓花，キャンドル・キャンドルスタンドなどのセンターピースおよびナプキンホ
ルダー，ネームスタンドなどのフィギュアを配置する．テーブルセッティングの
手順を表4-12に示した.

4　食事環境

　喫食者にとっての食事環境は，食事をサービスする人を含めた食事に関わる空
間すべてである．食事環境は，清潔であることが最重要であり，さらに，五感で
味わう食事のおいしさを妨げないよう，喫食者にとって心地よい環境を整えるこ
とが大切である．前述のテーブルコーディネートも含め，クラシック，シンプル，
モダンなど，全体のスタイルのイメージを統一し，カラーコーディネートにも配
慮する必要がある.
　食堂は，日常食の場合はどんな料理にも対応できるように壁，カーテン，家具，

表4-12　テーブルセッティング手順（洋食）

1. アンダークロスをかける
2. テーブルクロスをかける
3. メイン皿をセットする（テーブルの淵から約3cm）
4. カテラリーを左右あるいは，右にセットする（テーブルの淵から約5cm）
5. センターピースをセットする
6. グラスを右のカテラリーの上の手の届く場所に置く
7. ナプキンをセットする
8. フィギアをセットする
9. キャンドルをセットする（夕方以降）

装飾品などに配慮し，清潔でなごやかでくつろげる雰囲気にする．照明は，料理をおいしく演出するために効果的な照明器具を用いる．消費電力にも配慮できるLED照明は，蛍光灯に比べ料理がおいしそうに見える効果がある．音楽をかける場合は，喫食者の気持ちを穏やかにする音（音楽，川のせせらぎ，波の音など）を選択するのもよい．さらに，食堂に至る玄関からのアプローチも清潔を維持するなど配慮する必要がある．

アドバンス　献立作成

　献立作成は食事設計の基本であり，適切な献立を作成する能力の向上は管理栄養士・栄養士の課題である．献立作成能力向上のためのポイントを以下に示す．

　1. 食材の理解：食品が有する素材の特性（外観，香り，味，保存方法），栄養特性，調理特性を，常用する食品だけでなく，地域，旬の食品，さらには新しい食品についても理解するように努める．
　2. 料理方法・技術の取得：多様な調理方法とそれによる調理変化（味，成分，物性，外観）を理解する．
　3. 味付け：基本の味，組み合わせの味のおいしさ（和風，洋風，中国風）を理解し，再現できるようにする．おいしいと評価される料理を食べ，多様な味を知る．対象者のための味を工夫できるよう努める．
　4. 料理名：おいしさを想起させる料理名，料理内容がわかる料理名など，対象者が食事を楽しむための料理名を工夫できるよう努める．
　5. 精度の高い栄養価計算と評価：参考資料「精度の高い栄養価計算法」参照．
　6. 盛り付け：食器・食具の特徴，食器と料理のバランス，全体の外観・色彩のバランスなど，対象者が食べたいと感じるように整える．博物館や美術館で，美しい美術品を見ることも一考である．
　7. 献立の伝達：作成した献立のおいしさを，対象者に適切に伝えるよう工夫する．

D. 食事設計と予算

　食事設計は，予算内で実施することが求められる．農林水産省では，全国の470店の量販店において，月1回，主要な加工食品の小売価格を調査しその結果

を公表している．総務省の消費者物価指数の動きから小売価格の動きを知ることもできる．さらに，地域の店舗のチラシやインターネット情報からも食品の価格を知ることができる．一方，食品の価格は，天候，店舗，購入量，下処理の有無(加工程度)など，多様な要因により変動する．

　そこで，主要な食品については，購入する数店舗の価格(年間変動など)を把握し，それを考慮して食事設計を行うことが求められる．冷凍食品，調理済み食品などの加工食品は，価格が安定しているため予算を重視した献立では便利な食品であるが，新鮮な食材と栄養価，テクスチャー，香りなどに相違があるものもある．季節により出回り量が異なる食品は，流通量が増加し，価格が下がる旬の時期に組み入れることで予算を有効に活用できる．また，おいしさや栄養的にも旬のものを取り入れることが望ましい．

　長期保存が可能な食品(乾物など)は，特売時にまとめ買いすることも一考である．さらに，調理方法の合理化により光熱費，水道料金，ラップフィルムなどの消耗品の使用量の削減をめざす．

　管理栄養士・栄養士には，対象者にとって望ましい食事設計を実施するために，上記のような予算を最大限活用する能力も求められている．

●練習問題

1. 献立に関する記述である. 誤っているのはどれか.

①献立は, 食事の内容(料理の種類, 料理を構成する材料や分量, 調理方法, 供食の順番など)を計画し示すことである.

②献立表は, 食事内容を具体的に示す計画表であり, これにより喫食者に適切な食事が提供される.

③献立表は, 調理者には役立たない.

④食文化から献立をみると, 地域, 民族により日本料理, 西洋料理, 中国料理などに区分される.

2. 献立に関する記述である. 誤っているのはどれか.

①献立作成の条件は, 安全性の確保, 栄養素量の確保, 嗜好性への配慮, 文化的要素への配慮, 経済性への配慮, 作業時間の能率化, 環境への配慮である.

②多種の食材を用いた献立は, 栄養学的, 美的, 味などで向上し, 欠点はない.

③ライフステージ別の食事設計は, 乳児期, 成長期(幼児期, 学童期, 思春期), 成人, 高齢者を対象とする.

④日常食における献立は, 通常, 一汁一菜(主食, 汁物, 主菜, 副菜)または, 一汁三菜(主食, 汁物, 主菜, 副菜, 副々菜)で構成される.

⑤献立作成を行うためには, 対象者の把握(栄養アセスメント)はもちろんであるが, 食事の目的を理解し, 食品, 調理, 味覚および食文化などの理解や知識も求められる.

3. 献立に関する記述である. 誤っているのはどれか.

①献立作成には, 食品の成分特性, 調理特性を理解していることが望ましい.

②主菜は, 食事のメインである. 肉類, 魚類, 卵類, 大豆・大豆製品を用いる.

③毎食の献立の栄養価計算結果は, 対象者の給与目標量の1/3に合致している必要がある.

4. 調味料の設定に関する記述である. 誤っているのはどれか.

①味の数値化は調味パーセント(濃度)を用いて行う. 調味パーセントは, 料理の再現性を高くし, 栄養管理の精度を上げる.

②調味パーセントの計算式は下記の通りである.
　　素材食品の合計(g) × 調味パーセント(%)＝必要な調味料の量(g)

③みそ, しょうゆ, ソースは, 含まれる塩分相当量で除して必要な量を算出する.

④みりんは, 43.2%の炭水化物を含む.

⑤献立に記載するレシピは, 料理を作るための重量であり, 摂取する重量ではない.

5 食事設計と調理

A. 調理および調理操作の意義

調理とは第1章で述べたとおり食事設計を行う上で重要な要素であり，「献立作成から始まり，食品を選択購入し，種々の調理操作を経て食事を構成し，供食するまでの一連の行程」であると定義される．また調理の目的は，食材の特徴を生かし，対象者にとっておいしく楽しく食べることが可能な料理を，献立にもとづいて提供し，対象者を過食させることなく十分に満足させ，健康増進およびQOLの向上に寄与することである．

一方，狭義には食品に種々の操作を加えて料理にする，調理操作そのものを指す．本章ではこちらの意味で用いる．

食品の多くは，安全性や消化の問題からそのまま摂取することができないが，調理することにより安全性，嗜好性，栄養的価値を高めることができる．

B. 調理と安全性

1 調理による安全確保

調理の目的の中で最も重要なものは安全確保である．食材の選択が適切でない場合や，誤った方法で保存した場合，また調理操作が不十分な場合などに，食品の腐敗や変質などにより，過酸化物などの有害物質が生成または残存し，食中毒が発生する．つまり，不適切な調理は結果的に食品の安全性を損なう．調理において，新鮮な食材，または適切な処理や保存が行われている食材を選択し，保存や加熱などの調理操作を適切に行うことで，安全性を確保できる．また，対象者に提供する際には，手洗いの実施を促すなどの工夫も安全確保のためには重要である．

食中毒予防のポイントを表5-1に示し，代表的な食中毒菌と原因食品，予防上の要点を表5-2に示した．

一方，食品の安全確保のための具体的な調理操作には下処理がある．シュウ酸

表5-1　食中毒を予防するポイント

1. 食品購入時には吟味する（新鮮，消費期限の確認）
2. 適切な方法で保存する（購入品はすぐに冷蔵庫か冷凍庫へ）
3. 調理者は身支度と手指の洗浄を適切に行う
4. 適切な下処理を行う（有害物質，部分の除去）
5. 食材，設備・機器は適切に洗浄する
6. 適切な調理操作を行う（食材別に器具を分けるなど）
7. 有害微生物を殺菌するよう十分に加熱する
8. 調理後はすぐに食べる，あるいは適切に保存する

（厚生労働省：家庭でできる食中毒予防の6つのポイントより作成）

表5-2　主な食中毒の病因物質の特性

種　類		病因物質	主な原因食品・感染源	ヒトへの影響		菌の特性と予防措置
				潜伏期間	症　状	
細菌性	感染型[*1]	サルモネラ属菌	●食肉およびその加工品，鶏卵，複合調理食品	12〜48時間（平均18時間）	悪心，嘔吐に始まり，次いで腹痛，下痢，発熱（38〜40℃）	●10℃以下の食品中ではほとんど増殖できない ●熱に弱い
		カンピロバクター	●鶏肉，その他食肉，飲料水	1〜7日	下痢（水溶性便あるいは粘血便），腹痛．まれに嘔吐，発熱	●少量菌で発症 ●30℃以下で発育不可 ●微好気性で通常の大気中では発育不可
		腸管出血性大腸菌（ベロ毒素産生性大腸菌）	●牛肉，レバー，野菜の浅漬け，サラダ類	7〜10日	激しい腹痛，下痢（新鮮血を伴う水様性便）．重症の場合，溶血性尿毒症症候群	●少量菌で発症 ●熱に弱い ●10℃以下の食品中ではほとんど増殖できない
		腸炎ビブリオ	●海産魚介類，折詰弁当，漬物等	平均12時間	激しい下痢（水様性，粘液便，まれに出血），腹痛，嘔吐，発熱	●室温下（20℃以上）で急増し，10℃以下では発育不可．わずかな時間でも低温管理を徹底 ●熱に弱い
		ウェルシュ菌	●カレー，うどんつけ汁等．食肉や魚介類の加熱調理食品	8〜20時間（平均12時間）	腹部膨満感に始まり，主症状は腹痛，下痢．まれに嘔吐や発熱	●10℃以下では発育不可 ●芽胞は耐熱性で通常の加熱調理では死滅しない ●大量調理における加熱後の急冷不完全による発生事例が多い．加熱後にすぐに喫食しない場合には急冷して低温保存を徹底
		下痢型セレウス菌	●乳，魚介加工品，野菜スープ，プリン等，種々雑多な食品	8〜16時間	腹痛を伴う下痢．ウェルシュ菌食中毒の症状に類似	●芽胞は耐熱性で通常の加熱調理では死滅しない ●加熱後にすぐに喫食しない場合には急冷して低温保存を徹底
	毒素型[*2]	黄色ブドウ球菌	●ヒトや動物の皮膚や粘膜，化膿創 ●おにぎり等の穀類やその加工品，弁当類等	30分〜6時間（平均3時間）	主症状は悪心，嘔吐，腹痛，下痢．通常，無発熱．嘔吐型セレウス菌の症状に類似	●10℃以下の食品中ではほとんど増殖できない ●毒素のエンテロトキシン（A型）は熱に強く，100℃30分の加熱でも失活しない ●食品取扱者の十分な手洗いによる手指からの菌の除去，傷のある手指での作業回避が重要
		ボツリヌス菌	●いずし，辛子れんこん，レトルト食品（密封包装された調理食品）等	12〜36時間（毒素により不定）	悪心，嘔吐，下痢のような消化器症状がみられ，その後，視力障害，発声困難，呼吸困難などの麻痺症状．致死率が高い	●嫌気性菌 ●芽胞は耐熱性で通常の加熱調理では死滅しない ●毒素（ボツリヌス毒素）はきわめて強い毒力を示す．80℃30分，100℃10分で不活化
		嘔吐型セレウス菌	●穀類やその加工品（焼飯，ピラフ，パスタ等）	30分〜5時間（平均3時間）	悪心と嘔吐が主症状．ときどき腹部の痙攣や下痢がある．わが国では下痢型よりも嘔吐型のほうが多い	●芽胞は耐熱性で通常の加熱調理では死滅しない．加熱調理後にすぐに喫食しない場合には急冷して低温保存を徹底
ウイルス性		ノロウイルス	●二枚貝（カキ等） ●調理従事者を介して二次汚染された雑多な非加熱食品	24〜48時間	突然の悪心，嘔吐に始まり，次いで激しい下痢，腹痛	●少量菌で発症．症状改善後も1週間程度（長い場合で1ヵ月程度）ウイルス排出が続く ●85〜90℃ 90秒間以上の加熱で不活化 ●不顕性感染者を前提とした調理従事者への対策の徹底
化学物質		ヒスタミン	●マグロ，カツオ，サバ，イワシ，アジ等の赤身魚やその加工品	30分〜1時間	顔面，とくに口の周りや耳たぶの紅潮，頭痛，じんま疹，発熱など，アレルギー様の症状	●いったん生成されたヒスタミンは調理加熱程度の温度では分解されない．低温管理等により鮮度管理し，ヒスタミンの生成を抑制することが重要
自然毒	動物性	フグ	●フグの内臓，皮に存在するテトロドトキシン	20分〜3時間	知覚麻痺，運動麻痺，発声不能，嚥下困難，呼吸困難，チアノーゼ	●フグの内臓（卵巣，肝臓等），皮に存在する ●致死率が高い
		麻痺性貝毒	●イ貝，ホタテ貝等に蓄積された貝毒	5〜30分	知覚麻痺，運動麻痺，ときに呼吸困難	●二枚貝が有毒プランクトンの摂取により毒化して，中毒を引き起こす
	植物性	毒きのこ	●つきよだけ，いっぽんしめじ，てんぐたけ等	2〜10時間	胃腸障害，コレラ様症状，神経系障害，脳症状等	●きのこの種類によって，毒成分，毒性の強さ，主症状は異なる
		じゃがいも	●じゃがいもの芽などに含まれるソラニン，チャコニン	30分〜3時間	腹痛，嘔吐，虚脱，めまい，呼吸困難等	●毒成分は芽や緑色をした皮に含まれるため，芽の出ているところや病変部を取り除いて皮をむく
寄生虫		アニサキス	●海産の魚類（サバ，アジ，イカ，イワシ，サケ等）の生食	1時間〜36時間（多くは8時間以内）	急激な心窩部痛，悪心，嘔吐	●生きたまま経口摂取されたアニサキス幼虫が，胃壁や腸壁に侵入し発症．幼虫自身は加熱（60℃1分）あるいは低温処理（−20℃以下で数時間）で不活化

[*1] 感染型：食品内で増殖した原因菌を摂取し，腸管内で感染することによって発症する
[*2] 毒素型：食品内で原因菌が産生した毒素を摂取することによって発症する
（縄田敬子：給食経営管理論，第3版，石田裕美ほか編，南江堂，2019より引用）

や硝酸イオンを含む青菜類は，ゆでた後冷水にとり絞る調理操作により，これらを減少させる，ひじきは水で戻して下ゆでする操作によりヒ素や水銀を減少させる，じゃがいもは芽の除去により有毒物質を除去する，などがある．また，油は酸化しやすいため，調味油は金属容器以外の容器に入れ，蓋を閉めて空気を遮断し，冷暗所で保存する．揚げ物などに使用した油はすぐにこして調味油と同様に保存し，料理に適さなくなったら廃棄する．

　さらに調理では，食材の保存場所，器具などを「生で食べる食材用」，「加熱調理して食べる食材用」に区分する，清潔な布巾や台拭きを使うといった衛生に関する配慮が必要である．

❷　食の安全性に関する情報

　食品に関する情報は多様である．特に2011年の東日本大震災にともなう福島第一原子力発電所の事故後，食品の安全情報の重要性が再認識された．食品安全委員会*，農林水産省，厚生労働省，農林水産消費安全技術センターは，食品の安全性について検討，評価し，その情報を公開している．また，国立健康・栄養研究所では健康食品の安全性・有効性情報を公開している．食品の安全情報は，このように国，都道府県，市町村の公的機関から得ることが重要である．これらの情報はインターネットからも入手できる．

*食品安全委員会　内閣府に設置されている．食品安全基本法にもとづいて食品安全行政を行う機関．

　食品の表示は，消費者が食品を購入するとき，正しく食品の内容を理解し，選択したり，適正に使用したりする上で重要な情報源である．食品の表示に関する法律には様々なものがあるが，これらすべての法令に適合するよう表示されている．表示には，消費期限（お弁当や洋生菓子など長くは保存がきかない食品に表示される．開封していない状態で，表示されている保存方法に従って保存したときに，食べても安全な期限を示す）や賞味期限（ハム・ソーセージやスナック菓子，缶詰など冷蔵や常温で保存がきく食品に表示される．開封していない状態で，表示されている保存方法に従って保存したときに，おいしく食べられる期限を示す）がある．賞味期限を過ぎても食べられなくなるとは限らないが，給食施設においては期限内を厳守する．

C. 調理と栄養 ··

　調理の栄養学的意義は，①食品の有害な部位の廃棄，②加熱による微生物の殺滅，③消化率の向上，④食品の組み合わせによる栄養バランスの向上，⑤加熱による香り・味・おいしさの付与，⑥対象者にあった物性の向上，⑦対象者の嗜好にあった盛り付けによるおいしさの付与などである．例えば，高齢者のための調理では，調理操作（切り方，加熱方法など）により，咀嚼*回数，咀嚼しやすさ，飲み込みやすさなどが変わることなどを理解し，対象者にあった調理を行う．一方，洗米，だいこんおろしを絞る，ほうれんそうはゆでた後に絞るなどの調理操作による栄養成分の損失がある．しかし，ほうれんそうを絞ることで，硝酸イオン*やシュウ酸の除去も行っている．

*咀嚼　摂取した食物を歯で噛み，粉砕すること．

*硝酸イオン nitrate ion　植物や細菌が利用する重要な窒素源．NO_3^-．

硝酸イオン

　硝酸イオンは，自然界のどこにでも存在する窒素の化合物である．大気中や水中，土壌中，植物中などに存在して自然界を循環している．土の中の硝酸イオンは肥料として野菜に吸収され，複雑な化学変化を経てアミノ酸が作られる．アミノ酸は野菜の生長などに役立つ．

　ヒトの胃は酸性のため，摂取した硝酸イオンは，通常は硝酸が亜硝酸へ変化することはなく中毒症状も起こらない．乳児や高齢者は，胃液の分泌が少ないため硝酸が亜硝酸へと変化してしまう場合があり，メトヘモグロビン血症が起こることがある．また，いくつかの条件が重なると，発がんの可能性が高まる場合もある．

　硝酸イオンはゆでると約半分に除去できるので，硝酸イオンを含む葉物野菜などはゆでて食べることが望ましい．

D. 調理とおいしさ

❶ 食べ物とおいしさ

　人が食べ物をおいしく感じるには，食べ物そのもののおいしさと，食べる人がそれを分かること，食べる環境がその人にとって好ましい環境であることが必要である．人は，食べ物のおいしさを五感(視覚，嗅覚，触覚，味覚，聴覚)で感じる．食べ物のおいしさと五感との関係と脳内味覚判断経路を図5-1に示した．これらの器官に不具合が生じれば，食べ物のおいしさの評価が下がる．脳内味覚判断経路からわかるように，人は食べ物を外観，香りの順で評価するため，両者はおいしさの判断要因として重要である．

　食べ物のおいしさには，①動物としての生理的要求に合致した時のおいしさ，②人間としての食体験・食文化*に由来するおいしさ，③情報に由来するおいしさがある．

　動物としての生理的要求に合致した時のおいしさとは，疲れると甘味をおいしく感じることなどである．表5-3に味と種類を示した．

*食文化　民族・集団・地域・時代において共有され，一定の様式として習慣化し，伝承されるほどに定着した食物摂取に関する様式．

おいしい食べ物－食の安心感－

　おいしい食べ物は，その食べ物のおいしさを喫食者が理解することが重要である．人は，体調が悪いときには，目新しい味の食べ物より，食べ慣れた味の食べ物，すなわち安心感のある食べ物を好む．治療食においては，喫食者のふるさとの味や食事習慣を確めて，嗜好に合う食事を提供することが治療効果を高めることになる．食事を提供する立場から可能な範囲で一手間かけたいものである．

　おもゆやお粥の味つけ，濃度なども，各家庭で相違がみられ，喫食者にとっての一般的な食べ物を提供することは難しく，正解も1つではない．管理栄養士・栄養士は，科学的根拠にもとづく献立作成を行うことはもちろんであるが，思いやりのある心のこもった食事を提供できるよう常に心がけたい．

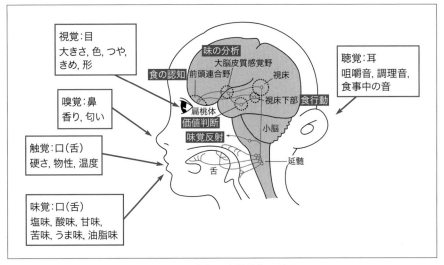

図5-1　脳内の味覚情報の流れ
（山本隆：美味の構造，p.135，講談社，2001を参考に作成）

表5-3　味の種類

味	主な成分
塩味	塩化ナトリウム
甘味	しょ糖，ブドウ糖，果糖など
うま味	グルタミン酸ナトリウムなど
酸味	酢酸など
苦味	カフェインなど
脂肪	脂質

❷　味の検知閾値と認知閾値

閾値（いきち）とは，生体の感覚が刺激の存在を感知できる最小の値をいい，味覚に関する閾値には，検知閾値と認知閾値とがある．

検知閾値は，ある味物質（食塩，砂糖，酢酸，クエン酸，L-グルタミン酸ナトリウムなど）の水溶液が，水と違うと感じられる最少の濃度である．一方認知閾値（味覚閾値）は，ある物質の水溶液が，その味だとわかる最小の濃度で，検知閾値の1.5～2倍程度の濃度である．閾値は，年齢，生理状態などで異なり，また個人差もある．食事設計を行う者は，自分の閾値を知っておくと，味見をする場合に的確な判断ができる．

❸　味の種類

a.　甘　　味

砂糖は，甘味を付与する最も一般的な調味料である．砂糖の主成分はしょ糖*（スクロース）である．ブドウ糖*は，主に加工食品に用いられ，さわやかな甘みをもつ．果実などに含まれる果糖は，しょ糖よりも強い甘み（甘味度）をもち，低温では甘味度*が高くなる．

グルコースは，脳のエネルギー源であるため，エネルギー欠乏は甘味に対する

*しょ糖 sucrose　二糖類の1つ．ブドウ糖と果糖とが脱水縮合したもの．甘味の強い無色の結晶．蔗糖（しょ糖），サッカロースとも言う．砂糖はしょ糖を主成分とする天然甘味料．

*ブドウ糖　単糖類の1つ．D-グルコースのこと．でんぷん・グリコーゲンなどの多糖類の成分．無色の結晶．水によく溶け，還元性を示す．

*甘味度（かんみど）　甘味料の甘さの指標．しょ糖の甘さを基準として比較する．人の味覚を元に測定するため定量的な値ではない．

欲求を引き起こす．ただし，肝臓にはグリコーゲンとしてある程度の糖が蓄えられていること，糖以外の物質から糖の合成が可能であるので，極端に敏感ではない．

b. 塩 味

最も一般的な塩味調味料である食塩(塩化ナトリウム)は，しょうゆやみその味の主体となるものである．塩味は，味付けの基本になる．減塩が推奨されているが，ナトリウムは体の中の貯蔵量が僅少なミネラルのため，不足しないよう適量摂取することも重要である．

c. 酸 味

酢酸は，最も一般的な酸味物質であり食酢に含まれる．穀物酢は4.2g，米酢は4.4gの酢酸を含んでいる．果実酢(フルーツビネガー)の1種であるワイン酢(ぶどう酢)は酢酸を4.8g，りんご酢は4.7g含んでいる．果実はクエン酸などを含み，それぞれ甘みとのバランスによりおいしさを形成している．

d. 苦 味

コーヒーやお茶などに含まれるカフェイン，ココアやチョコレートに含まれるテオブロミンなどが主な苦味物質である．

e. うま味

うま味にはアミノ酸系のうま味物質と核酸系のうま味物質がある．アミノ酸系のうま味物質には，L-グルタミン酸(昆布，チーズ，茶，のりなど)，L-アスパラギン酸(野菜類，みそ，しょうゆなど)などがある．核酸系のうま味物質には，5′-イノシン酸(煮干し，かつお節，肉類，魚類)，5′-グアニル酸(干しいたけ，きのこ類など)などがある．

4 味の相互作用

食べ物には種々の呈味物質が存在しているため，食べた時に相互作用が生じる．相互作用には以下のようなものがある．

a. 相乗効果

相乗効果は，異なるうま味物質が共存すると，うま味の強さが相乗的に強くなる現象である．かつお節と昆布でだしをとる混合だしはこの例である．

b. 対比効果

対比効果は，2種類の呈味物質が同時に存在すると，一方の味刺激が他方を増

コラム

吸い口

吸い口とは吸い物や汁物に香りや彩りを与え，食欲を増す役目を果たすとともに，季節(走り，旬，名残り)を表す食材である．吸い口に用いる食材は，煮物，焼き物など他の料理にも活用され，以下のようなものがある．

春：ふきのとう，木の芽，みょうがなど
夏：木の芽，ゆずの花，しそ，わさび，新しょうがなど
秋：青ゆず，すだち，さんしょう，ひねしょうがなど
冬：黄ゆず，さんしょう，しょうがなど

強する現象である．すいかに塩をかけると甘みを強く感じ，だしに塩味を加える
とうま味が強くなるのはこの例である．

c. 順応効果

　順応効果は，ある濃度の呈味物質を長時間味わっていると閾値が上昇する現象
である．食べ物をよく噛んで口の中を移動させながら食べることは，順応効果を
低下させる．1品献立は，順応効果を生じやすいため濃い味になりがちである
が，主食，主菜，副菜がそろった献立は，薄味で食事設計ができる．

d. 抑制効果

　抑制効果は，2種類の呈味物質が同時に存在すると，一方の味が他方を著しく弱
める現象である．酢のものに砂糖や塩を加えると，酸味が減少するのはこの例である．

e. 変調効果

　変調効果は，前に食べた味の影響で後の味が変化する現象である．濃い塩味の
料理を食べた時に，水が甘く感じるのはこの例である．

⑤ 食べ物のにおい

　におい（匂い，臭い）は，ものから発散されて鼻で感じる刺激であり，香り，臭
気ともいう．香りは快い刺激を指す．一方においは，快い刺激を匂い，不快な刺
激を臭いと記し，ひらがなで記した場合は快/不快を区別せず用いる．

　においの閾値は極めて低い．嗅覚は敏感ではあるが，種類の判断がしにくく疲
労しやすい（順応が早い）感覚である．また，個人差が大きく体調によって感度が
変わる．

　食べ物のにおいには，口に入れる前に感じるアロマ（aroma）と口に入れた後
に感じるフレーバー（flavor）がある．食べ物のにおいは，温度が高いと強くなる
場合がほとんどである．

　また，においには食べ物の味を補強・補完する作用があり，例えば同じ甘みの
お菓子でも，バニラエッセンス*を用いたものはレモンエッセンスを用いたもの
より強い甘みを感じさせ，香味野菜や香辛料を料理に加えるとその香りが食欲を
増進させる．

*バニラエッセンス vanilla essence 中南米産の植物．バニラの実の香りをアルコールを溶媒にして抽出した甘い香りを付与する香料．香りを作るバニリンを化学合成したものが安価で出回っている．洋菓子に用いる．

⑥ 食品のテクスチャー（食感）

　テクスチャー（texture）とは，食べ物を咀嚼した際に口内の粘膜や筋で感じと
られる刺激，具体的には舌ざわり，歯ざわり，噛みごたえ，のどごしなどの感覚
である．食品のテクスチャーを表現する言葉には，かたい，やわらかい，水気が
多い，噛みやすい，油っぽい，粘る，つるつる，クリーム状，こりこり，かりか
り（フレーク状）などがある．詳細は第7章を参照．

⑦ おいしさと外観

　料理・食事は，まず外観で評価される．各料理，食事全体の色彩，空間，造形
を検討し，おいしそうな外観に整えることは，食事設計の重要事項である．その
ための基本事項として，食材別に大きさをそろえて切る，よく研いだ包丁を使っ

て切り口をきれいに切る，料理の盛り付けを丁寧にすることが重要である．

コラム

盛り付け

でき上がった料理を器に盛ることを「盛り付け」といい，料理を数種類1皿に盛ることを「盛り合わせ」という．

料理のおいしさは，まず盛り付けで判断される．盛り過ぎないように注意しよう．種々の食材が混じった料理であれば彩りを考え，器の空間を上手に生かし盛り付ける．

飯や小鉢は，中高にふんわりと盛ると美しくなる．

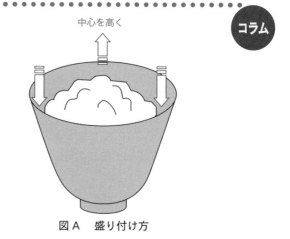

中心を高く

図A　盛り付け方

---

8 おいしさの評価

おいしさの評価は，客観的評価方法と主観的評価方法がある(図5-2)．客観的評価方法には，化学的要因(呈味成分*，香気成分*など)の測定と物理的要因(テクスチャー，色，組織)の測定などがある．測定結果は，対象の食べ物と測定方法が同じであれば，再現性がある．おいしさそのものを測定する機器は無いので，客観的評価方法でおいしさを測定するのには限界がある．

主観的評価は，官能評価(sensory evaluation)と嗜好調査である．官能評価法は，対象者が五感を使って評価する方法で，心理学，生理学，統計学などの手法を総合して対象者にとってのおいしさを明らかにする．嗜好調査には，アンケート法とインタビュー法がある．

*呈味成分　水や唾液に溶けて味を感じさせる成分

*香気成分　食品に含まれる揮発性物質で香りを有するもの

a．官能評価

官能評価のポイントは以下の通りである．

1）官能評価の条件

官能評価する人はパネリスト，パネリストの集団はパネルという．訓練されたパネルが行う官能評価を分析型官能評価といい，5～20人で評価を行う．訓練されていないパネル(一般パネル)が行う官能評価を，嗜好型官能評価といい，パネリストは最低30人必要である．

2）実施する環境

分析型官能評価は，室温，湿度，照度，騒音，臭気などが管理された官能評価室で行う．嗜好型官能評価は，食堂などパネリストがリラックスできる環境で行ってもよい．パネリストがリラックスできる時間設定で行い，空腹あるいは満腹の状態をさける．

3）試　料

試料は，パネリスト全員に同じものを提供する．試料の数は，感覚の疲労など

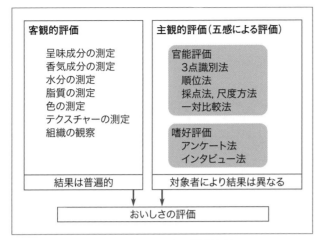

図5-2　おいしさの評価方法

を考慮し3〜4種類程度，質問項目は5〜6項目程度にすると良い．サンプルの名称，順序による影響を避けるため，サンプル名は乱数*で示し，提示順はパネリストごとにランダム（無作為）に配置する．比較する食べ物の味が，次の食べ物に影響しないように，口をすすぐ水（油の多い食べ物の場合は，食パンなど）を用意する．試料を提示する容器，試料の量や温度にも配慮する．

*乱数 random number
1から9までの数字が，それぞれ同じ確率で現れるように並べられた数字の列.

　4）その他

　官能評価を行う時間は，パネリストがリラックスできる時間設定で行い，空腹あるいは満腹の状態をさける．午前10〜11時，午後2〜3時が生理的に適当である．

⑨　おいしさと食文化

　食文化は，その置かれた環境だけではなく，個人の食経験の蓄積によっても形成されてきたと考えられる．個人の食経験はおいしさの記憶，学習による嗜好の成立，嫌悪学習（食中毒や食べすぎによるおう吐や下痢などの消化管の不快な経験によりその食べ物を嫌いになること．これは危険物から身を守る生体防御反応とも考えられる）などに根ざし，これらは脳科学の発達により明らかにされつつある．また，好ましい体験と結びついた味の記憶の積み重ねは嗜好の原因の1つと考えられる．これらの脳内メカニズムの研究も進んでいる．

　例として調味料のしょうゆやみそは，常用する種類に地域性があり（表5-4），それを用いることで食文化や食経験が継承されている．しょうゆやみそは，使用する水や製造過程での環境の影響を受ける．食文化や食経験も，水，環境，地域の食材など影響を大きく受けている．

表5-4　食文化の地域性の例（しょうゆとみそ）

味	産地・主な流通地域
しょうゆ	
濃口しょうゆ	全国，関東
薄口しょうゆ	関西
溜まりしょうゆ	中部地方
再仕込みしょうゆ	山口県，山陰，九州
白しょうゆ	愛知県碧南地方
みそ	
米みそ	東日本，北陸，近畿
白みそ	長野，京都，
赤みそ	津軽，仙台
豆みそ	愛知，三重，岐阜
麦みそ	愛媛，山口，広島，九州

●練習問題

1. おいしさおよび味に関する記述である．誤っているのはどれか．
①おいしさには食べ物そのもののおいしさの他に，食べる人がそれを分かること，好ましい環境であることが必要である．
②人は，食べ物のおいしさを五感（視覚，嗅覚，触覚，味覚，聴覚）で感じる．
③判断閾値は，ある味物質（食塩，砂糖，酢酸，クエン酸，L-グルタミン酸ナトリウムなど）の水溶液が，その味だとわかる最小の濃度である．
④うま味物質には，アミノ酸系の物質と核酸系の物質がある．
⑤酢酸は，最も一般的な酸味物質であり食酢に含まれる．

2. 食べ物のにおい，テクスチャーに関する記述である．誤っているのはどれか．
①においの閾値は極めて低い．
②嗅覚は，敏感であるが，判断性が低く疲労しやすい（順応が早い）．
③テクスチャーは，食べ物を食べた時の舌ざわり，歯ざわり，嚙みごたえ，のどごしなどの感覚である．
④食べ物のにおいには，口に入れる前に感じるにおいであるフレーバーと口に入れた後に感じるにおいであるアロマがある．
⑤テクスチャーを客観的に評価する場合は，測定機器を用いる．

3. 官能評価に関する記述である．正しいのはどれか．
①官能評価を行う人をパネル，パネルの集団はパネリストという．
②訓練された人が行う官能評価は分析型官能評価，訓練されていない人が行う官能評価は，嗜好型官能評価という．
③試料の数は，感覚の疲労などを考慮し7〜8種類程度とする．
④質問項目も，感覚の疲労などを配慮し10項目程度にするとよい．
⑤官能評価は，空腹の状態で行うとよい．

6 調理操作

A. 加熱調理と調理器具

　加熱調理操作の目的は，①食品の安全性を向上させる，②消化吸収率を向上させることにより栄養効率を高める，③嗜好性を高め，食べ物として好ましい状態（色・香り・味・テクスチャーなど）にするなどである．食品は加熱調理によって，水分の増減，でんぷんの糊化，たんぱく質の熱変性，油脂の融解，組織の軟化，酵素の失活などが生じる．食品は多様な加熱調理操作を行うことにより，より安全で美味かつ栄養的に優れた食べ物になる．しかし，加熱中に起こる食品成分の溶出による損失や，加熱しすぎることによる好ましいテクスチャー（食感）の低下などもあるため，食品それぞれに最適な加熱条件を把握したうえで操作することが重要になる．

　加熱調理は，熱源からのエネルギーを食品に与え，食品の温度を上昇させる．熱は，高温側から低温側に伝わる性質があり，その伝わり方には，対流熱，伝導熱および放射熱（輻射熱）の3種がある．実際の加熱調理ではこの3種の伝熱法が組み合わさることによって熱が伝わる．表6-1に加熱調理法別の伝熱法を示した．対流熱とは水，蒸気，油，空気などを媒体として食品へ熱が伝わる伝熱法である．伝導熱とは調理器具の素材の金属などを媒体として熱が伝わる伝熱法である．放射熱とは，熱源から放射される放射熱を食品が受け発熱することで温度上昇が起こる伝熱法である．

　なお，電磁調理器および電子レンジによる加熱調理は上記の伝熱法とは異なる．電磁調理器では，電気エネルギーを磁力線に変換し，その磁力線を鍋底に伝え，鍋底自身に発熱を行わせる電磁誘導加熱という方法で加熱調理が行われる．電子レンジでは，マイクロ波を食品に照射し，そのマイクロ波を吸収した食品自身を発熱させる誘電加熱という方法で加熱調理が行われる．さらに，近年は水蒸気を100℃以上に加熱した過熱水蒸気を用いた調理も行われている．これら3つの加熱方法は調理器具と密接な関係にあるため，調理器具の項で解説する．

　効果的な加熱調理をする際は，それぞれの加熱調理の熱の伝わり方を理解したうえで，調理の目的にあった食品の適切な加熱方法を選択し，適切に対応することが重要である．

1 加熱調理の種類

　加熱調理操作は，湿式加熱，乾式加熱，誘電加熱，誘導加熱，過熱水蒸気に分類される（表6-1）．

　湿式加熱は，水または水蒸気を媒体として，対流で食品に熱を伝える加熱方法であり，最高加熱温度は100℃である．加圧加熱（圧力鍋）では約120℃前後まで加熱できる．湿式加熱には，ゆでる，炊く，煮る，蒸すなどの操作がある．

表6-1　加熱調理法別の伝熱法

加熱調理法		媒体	主な伝熱法	温度	伝熱のイメージ
湿式加熱	ゆでる	水	対流	～100℃	
	煮る	水（煮汁）	対流	～100℃	
	炊く	水	対流	～100℃	
	蒸す	水（蒸気）	対流	～100℃	
	加圧加熱	水（蒸気）	対流	115～125℃	
乾式加熱	焼く　直火焼き	熱源から直接	放射	～300℃	
	焼く　オーブン焼き	熱源，空気，天板	放射，対流，伝導	～300℃	
	焼く　間接焼き	フライパンなどの鍋	伝導	～300℃	
	炒める	フライパンなどの鍋，油	伝導	～300℃	
	煎る	焙烙などの鍋	伝導	～300℃	
	揚げる	油	対流	120～200℃	
電磁誘導加熱	電磁調理器	鍋底自身が発熱	磁力線を鍋底に伝える	―	p.75参照
誘電加熱	電子レンジ	食品自身が発熱	マイクロ波を食品に照射する	水分が多ければ100℃	p.84参照
過熱水蒸気	過熱水蒸気オーブン	100℃以上に加熱した水蒸気	伝導	～300℃	p.87参照

→ 対流熱　➡ 伝導熱　--→ 放射熱

　乾式加熱は，油や空気，調理機器の金属などを媒体として，放射熱，伝導熱，対流熱を利用した高温の加熱方法である．乾式加熱には，焼く，揚げる，炒めるなどの操作がある．

　誘電加熱には，先に述べたとおり食品に直接マイクロ波を照射する電子レンジ調理がある．誘導加熱は電気エネルギーを鍋底に与えて，発熱させる電磁調理器調理がこれにあたる．過熱水蒸気は，常圧で100℃以上に熱した水蒸気を媒体とする加熱方法である．

a．湿式加熱

1）ゆでる

　ゆでる操作は，多量の水を媒体として食品を加熱する操作である．熱は対流によって伝えられ，食品は均一に加熱することができる．塩を加えて加熱することもあるが，調味をすることが目的ではなく，調理の下処理（緑黄色野菜の色を鮮やかにするなど）として行われることが多い．ゆでる操作の特徴は，①不味成分，不快臭の除去（あく抜き），②吸水，③脱水・油抜き，④組織の軟化，⑤色を鮮やかにする，⑥酵素の失活，⑦殺菌，⑧でんぷんの糊化，⑨たんぱく質の凝固などである．表6-2にゆでる操作の種類と対応する食品を示した．ゆでる操作は，根菜類などのように組織が硬く熱が食品の中心部まで通りにくいものや，ゆで卵のように殻割れを起こしやすいものは，原則として水から加熱する．一方，葉菜類のように組織が軟らかく軟化しやすいものや，ポーチドエッグのように早く熱凝固させたいものは，原則として湯から加熱する．

　ゆでる操作は，ゆでる食品と目的によって添加物を加えて加熱することが多い．添加するものには食塩（色を鮮やかにする），食酢（褐変を防ぐ），重曹（炭酸水素ナトリウム，色を鮮やかにする・あくを抜く・組織を軟化させる），ぬか（えぐみを除去する），ミョウバン（組織を軟化させる・煮崩れを防ぐ・色素を安定させる），酒（うま味や香りを付与する）などがある．ゆでる操作は，対流を起こしやすくするために多くの水を使ったほうが効果的である．また水量が多いと沸騰水に食品を入れた時の温度低下も防ぐことができる．ゆでる水の量は通常食品の

表6-2　ゆでる操作の種類

ゆでる種類	水に添加する物質	ゆでる食品の例
水からゆでる	水のみ 1〜2％食塩水 0.5〜3％酢水 ぬか，米のとぎ汁 0.5％ミョウバン水	豆類，根菜類，卵（ゆで卵）など ぬめりのあるいも，冷凍野菜（根菜類）など れんこん，ごぼうなど ふろふきだいこん，たけのこなど さといも，さつまいも，くりなど
湯からゆでる	水のみ 1〜2％食塩水 3〜5％酢水 2％酢水，3％小麦粉 0.2〜0.3％重曹水 0.5〜1％ミョウバン水 水と酒，塩	あくのない野菜，乾めん，冷凍めんなど 緑黄色野菜（葉菜類），冷凍野菜（葉菜類）， 卵（ポーチドエッグ），パスタなど 卵（ポーチドエッグ）など カリフラワーなど 山菜など なすなど 魚介類など

5〜10倍量である．食品標準成分表には，収載されているゆでた食品について加水量が記載されているので参照するとよい．

2）煮　る

煮る操作は調味料の入った煮汁で食品を加熱する操作であり，煮汁が対流することによって食品に熱が伝えられる操作である．煮る操作はゆでる操作と異なり，加熱のみならず調味も目的としている．煮る操作の特徴は，①煮ながら調味することができる，②数種類の食品を同時に煮ることもあるため，それぞれの食品の味が混ざり合うことでおいしさが増す，③煮汁の温度が100℃を超えることがないので，一定の温度での加熱ができる，④調味料が食品中にほぼ均一に拡散して浸透する，などである．

煮る操作の際の煮汁の量は，食品の種類や調理の目的（煮汁を残すのか）などによって異なる．表6-3に煮る操作の際の食品の種類と煮汁量および調味料の割合を示した．煮汁が少ない調理では，食品が煮汁に浸かっている部分が少なくなるため，煮汁に浸かっていない部分に煮汁をかけながら加熱したり，食品の上下を返したりする必要がある．また落とし蓋をすると沸騰した煮汁が蓋にあたって対流し，食品の上に煮汁をかける役割をするので，食品の上部まで調味料が浸透し，食品の上下の味の浸透の差が小さくなる．表6-4に落とし蓋などをした際の効果について示した．

煮る操作で調味料を加える順序は，さしすせそ*が適当であると一般的にいわれている．調味料の浸透は，分子量が小さい調味料ほど拡散係数*が大きく，食品へ浸透しやすい．砂糖の分子量は342.2，食塩の分子量は58.5であるため，調味の際は味が食品へ浸透しにくい砂糖から加える．なお，酢，しょうゆ，みそは風味（揮発性成分）を損なわないよう後で加えると料理の香りがよくなる．

*さしすせそ　砂糖・塩・酢・しょうゆ（せうゆ）・みそ

* p.117 参照

3）蒸　す

蒸す操作は水蒸気中で食品を加熱する操作であり，水蒸気の対流によって食品

表6-3　煮る操作の際の食品の種類と煮汁量および調味料の割合　(%)

食　品	食品の水　分	だし汁または水の量*	調味料*				備　考
			塩	しょうゆ	砂　糖	その他	
魚　類	70〜80	20		8〜12	0〜3	酒5	
葉菜類	92〜97	0〜10	1	3	0〜3		
いも類	70〜80	30〜50	a　0　b 1.5　c　1	8　0　3	0〜0.5		洋風の場合は，こしょうなどを併用する場合もある
根菜類	79〜96	30〜50	a 1.5　b　0　c 1.5	0　8	5〜10　5〜10	酢10	洋風の場合はこしょうやバターなどを併用する場合もある
肉類 軟硬	65〜74	0〜20　30〜50	1.5	8〜12	0〜5	酒5	
豆　類 ─乾─	13〜16	あらかじめ浸漬後 200	0.8	(4)	30〜50		あらかじめ浸漬してから加熱する

*煮汁の量，調味料は材料の重量に対する割合(%)
（山崎清子，島田キミエ他（著）：NEW 調理と理論，p24，同文書院，2016より許諾を得て改変し転載）

表6-4　落とし蓋・紙蓋の効果（落とし蓋・
紙蓋によるじゃがいもの食塩吸収量）

	いもの吸塩量(%)		
	上半(A)	下半(B)	差(B−A)
蓋なし調理	0.57	1.23	0.66
落し蓋	0.60	0.93	0.33
紙蓋(日本紙)	0.66	1.00	0.34
紙蓋(日本紙)加熱後24時間放置	1.38	1.77	0.39
紙蓋(セロファン)	0.59	1.13	0.54
紙蓋(セロファンに小穴をあけたもの)	0.67	1.11	0.44

（松元 文子, 板谷 麗子, 田部井 恵美：調味料の食品への浸透につい
て（第2報）食塩の場合, 家政学雑誌12：391-394, 1961より引用）

表6-5　蒸す操作の種類

蒸し方と温度	火加減	調理例
低温での蒸し加熱(蓋をずらす)85〜90℃	弱火	卵豆腐, 茶碗蒸し, プリンなど
高温での蒸し加熱90〜100℃	中火〜強火	蒸しいも, 蒸しパン, まんじゅう, 魚介の酒蒸しなど
高温での蒸し加熱(途中打ち水あり)100℃	強火	こわ飯など

に熱が伝えられる操作である．蒸し器の水は十分に用意し，水蒸気の量を一定に保つことが重要である．蒸す操作の特徴は，①型崩れがない，②食品成分が溶出しにくい，③液体の食品でも容器に入れて加熱が可能，④材料の味・風味を保ちやすい，⑤加熱温度は100℃以下，⑥長時間加熱が可能（焦げない），⑦不味成分，不快臭の除去がしにくい，⑧調理中の調味がしにくいなどである．蒸す操作の種類を表6-5に示した．茶碗蒸しなどは「す」が立たないよう，蒸し温度を低くして加熱する．蒸しパン，まんじゅうなどは，膨化しすぎて生地が割れないよう中火から強火で加熱する．こわ飯などは，でんぷんの糊化をしっかりと行うために強火で加熱する．こわ飯に打ち水をするのは，水分を補うことで米の硬さを調節するためである．

4）炊く

炊く操作は，米に水を加えて加熱し，米飯にする操作である．地域によっては「煮る」と同義語として使用されることも多いが，一般的には米を米飯にする操作のことを指す．「煮る」操作との違いについては，「炊飯」は加熱中に水を米に吸収させ，水を残さずに加熱する操作であり，水がほとんどなくなった最終的な加熱では「蒸す」，「焼く」の状態になる．加熱初期から中期には水の対流熱により加熱が行われ，最終的には水蒸気による対流熱と鍋から伝わる伝導熱で加熱が行われる（図8-3参照）．

表6-6 だしの材料とそのだしのとり方

様式	だし	材料	主なうま味成分	だしのとり方	食塩相当量(g/100g)
日本料理	かつおだし	かつお節	5′-イノシン酸	水の沸騰後,かつお節を入れ,約1分間加熱した後に加熱をやめて,かつお節が沈めば上澄みをとる.	0.1
	昆布だし	昆布	グルタミン酸ナトリウム	方法①:水に昆布を入れて,30~60分浸す(加熱はしない). 方法②:水から昆布を入れて,加熱を開始し,沸騰直前になったら昆布を取りだす.	0.2
	かつお・昆布だし	かつお節 昆布	5′-イノシン酸 グルタミン酸ナトリウム	方法①:水に昆布を入れて,加熱を開始後沸騰直前に昆布を取りだし,かつお節を入れ,沸騰したら加熱をやめて上澄みをとる. 方法②:水に昆布を入れて,30~60分浸したあと,昆布を取りだして加熱を開始し,沸騰後にかつお節を入れ,再び沸騰すれば加熱をやめ上澄みをとる.	0.1
	しいたけだし	干ししいたけ	5′-グアニル酸	水に干ししいたけを入れて,30分浸したあと,加熱を開始し,60℃で10分あるいは98℃で10分加熱する.	0
	煮干しだし	煮干し	5′-イノシン酸	水に煮干しを入れて,30分浸したあと,加熱を開始し,沸騰後2~3分加熱する.	0.1
中国料理	鶏がらだし	鶏がら ねぎ しょうが	グルタミン酸ナトリウム 5′-イノシン酸 有機塩基	水に鶏がら(前もって熱湯に通して水洗いしておく)を入れて加熱を開始し,沸騰直前に加熱を弱め,1時間加熱し,ねぎとしょうがを加えて2/3量になるまで加熱しこす.	0.1
	中華だし	豚肉 鶏肉 ねぎ しょうが 酒	グルタミン酸ナトリウム 5′-イノシン酸 有機塩基	できあがりの2倍の水に酒以外の材料を入れ加熱を開始し,沸騰直前に加熱を弱め,酒を入れて1~2時間加熱し,浮きあがったあくや脂肪を取り除き,だしの量が半量になったらこす.	0.1
西洋料理	洋風だし	牛すね肉 にんじん たまねぎ セロリ 香草 食塩	グルタミン酸ナトリウム 5′-イノシン酸 有機塩基	できあがりの2倍の水に細かく切った牛すね肉を入れ30分浸したあと,加熱を開始し,沸騰したら加熱を弱め,浮きあがったあくを取り除き,1時間ほど煮たのちにその他の材料を入れて90~95℃で1時間加熱しこす.	0.5

5)加圧加熱

加圧加熱操作は,圧力鍋を用いた高圧条件下で,水の対流により食品に熱を伝える操作である.圧力鍋は,高圧に耐えられるようしっかりと密封できる構造になっている.密封された鍋の中は,加熱によって圧力が上がり,水の沸点は120℃前後になる.沸点が高いため,加熱時間を常圧加熱に比べ1/2から1/3程度に短縮でき,その分の燃料費も節約することができる.しかし,加熱中は鍋の中の様子を見ることができず,加熱の状態を確認できないことや,鍋の取り扱いが不慣れだと危険なことなどの欠点がある.結合組織の多い肉や骨つきの魚,乾燥豆の加熱に適している.

6)だしをとる

だしをとる操作は,かつお節や昆布,煮干し,肉類,野菜などの食品を水に浸漬する,あるいは水中で加熱することによって,その食品中に含まれるうま味成分を「だし(出汁)」として抽出する操作である.表6-6にだしの材料とそのだしのとり方について示した.だしをとる際の食品の種類やとり方については各国の料理様式によって異なっている.だしは,食品中の不味成分の抽出をできるだけ

抑えたうえで，うま味成分だけを適切に抽出する方法を用いてとる．だしのうま味成分には，遊離アミノ酸や核酸関連物質，有機酸，有機塩基などがある．近年，だしをとることの手間を軽減する観点から，だしの材料を粉末化して調味料を合わせるなどしたインスタントだし(顆粒状・粉末状・固形状などの形態がある)が広く利用されている．インスタントだしは，水あるいは湯に加えることで簡単にだしを作ることができ，非常に便利である．しかしながら，インスタントだしには塩分が約50%含まれているため，塩分濃度に注意して使用しなければならない．かつおだしのインスタントだし(風味調味料)は，100 g中40.6 gの食塩を含有し，水または湯300 mLに2 g溶かした場合，100 mL当たりの塩分量は約0.3 gとなる．洋風だしのインスタントだし(固形コンソメ)は100 g中43.2 gが食塩で，水または湯300 mLに5.3 g溶かした場合，100 mL当たりの塩分量は約0.8 gとなる．

b. 乾式加熱

1）焼 く

　焼く操作は，食品を高温で加熱する調理操作である．焼く操作は，熱源を直接食品にあてて加熱する直火焼きと，フライパンや鉄板，オーブンを用いて加熱する間接焼きに大別される．焼く操作の特徴は，①加熱温度が他の加熱操作に比べて高い，②加熱の温度調節が比較的難しい，③食品の表面と内部との温度差が大きい，④加熱によりアミノ・カルボニル反応などが起こり，焦げ色や風味が増す(ただし，加熱しすぎると不味な焦げになる)，⑤食品表面の凝固により，うま味成分の流出を防ぐことができるなどがある．

・直火焼き

　直火焼きは，串や網などを用いて熱源から直接放射熱を受けて焼く調理法である．熱源としてはガス火や炭火などが用いられている．熱源は放射熱の出る面が広い方がよいとされている．炭火で直火焼きした食品は風味がよく美味であるといわれているが，これは焼いた食品(魚や肉)から落ちる油脂によって食品が適度にいぶされ香りが良くなるためである．直火焼きの調理法の種類には，素焼き，塩焼き，照り焼き，つけ焼き，かば焼き，みそづけ焼き，みそ焼きなどがある．それぞれの調理法には，異なった下処理法があり，使用する調味料の割合も異なる．表6-7に直火焼きの種類と方法を示した．

・間接焼き

　間接焼きは，フライパンや鉄板などを媒体として用いて，伝導熱で食品を焼く調理法である．食品の媒体に接している面は加熱されるが，接していない面は加熱されにくいため，基本的には食品をひっくり返して加熱を行うか，蓋をして，蒸し焼きにして加熱を行う．間接焼きは，熱源の種類や媒体の種類，媒体の厚みによって食品への熱の伝わり方が異なるので，調理過程での注意が必要である．間接焼きの調理法の種類には，フライパン焼き，板焼き，包み焼き，石焼き，焙烙焼き(p.78参照)などがある．表6-8に間接焼きの種類と方法を示した．

表6-7　直火焼きの種類と方法

種類	方法		調味料(%)					
			塩	しょうゆ	みりん	酒	砂糖	みそ
串焼き 網焼き グリル	素焼き	主に下処理のひとつとして味をつけずに焼く. これを保存用, 照り焼き, 汁の具, 和え物, 煮物に用いる.						
	塩焼き	塩をふって焼く. 鮮度の良いものは素材の持ち味が生かされる.	1〜1.5					
	照り焼き	魚や鶏肉を素焼きした後, たれをかけて乾かす程度に焼く. 2〜3回繰り返して味をつけ, 照りを出す.		8	8	5	2〜3	
	つけ焼き	たれの中に魚や肉を浸した後に焼く.		8	8	8	2〜3	
	かば焼き	うなぎは素焼きしてからさらに蒸して(蒸さない場合もあり), たれをつけて焼く. さんまやいわしは蒸さない.		10〜12	8	8	2〜3	
	みそづけ焼き	塩をした魚の水気を取り, ガーゼに包んで酒・砂糖を混ぜたみそにつけてから焼く.				10	5〜10	50〜60
	みそ焼き	素焼きした魚に調味したみそをつけて焼く.	(だし)5		3		2	10

(山崎清子, 島田キミエ他(著)：NEW 調理と理論, p34, 同文書院, 2016より許諾を得て改変し転載)

表6-8　間接焼きの種類と方法

種類	方法
フライパン焼き	高温のフライパンに適量の油をひき, 食品を入れて焼く.
板焼き	高温に熱した厚手の鉄板や電気ホットプレートに油をひき, 食品を入れて焼く.
包み焼き	アルミ箔などを食品を包んで網, フライパン, オーブンなどで焼く.
石焼き	高温にした小石に中でいも類や栗などを焼く.
ほうろく焼き	素焼きの平たい土鍋に食品を入れ, 蓋をして蒸し焼きにする.

・オーブン焼き

　オーブン焼きは, 間接焼きの1つであり, オーブン内で熱せられた空気からの対流熱とオーブンの内壁からの放射熱, 天板からの伝導熱によって複合的に食品を加熱する調理法である. オーブンには様々な種類があり, その構造によって加熱能力が異なるため, 庫内の温度および時間設定を同じにしてもオーブンの種類により食品の焼きあがりが異なる. 図6-1にオーブンの種類と熱の伝わり方について示し, 表6-9にオーブンの種類によるケーキの焼き時間と焼き色について示した. 近年では, 熱せられた空気を庫内のファンによって強制的に循環させる強制対流式オーブン(コンベクションオーブン)が主流になっている.

　オーブン焼きは, 食品中の水分が蒸発し, その蒸気により蒸し焼きのような状態で加熱される. 食品のすべての面が同時に加熱されるため, ひっくり返す必要がない. また流動性のあるケーキの生地などを型に入れて焼くこともできる.

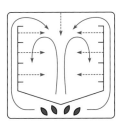 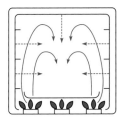 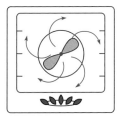 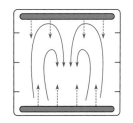

自然対流式オーブンの例　　強制対流式オーブンの例　　電気オーブンの例

（奥の壁面にファンがついている）　（上下にヒーターがついている）

← - - - 放射熱　　←── 対流熱

図6-1　オーブンの種類と熱の伝わり方
（渋川祥子, 杉山久仁子：新訂　調理科学, p30, 同文書院, 2016より許諾を得て転載）

表6-9　オーブンの種類によるケーキの焼き時間と焼き色

機　種	熱伝達率*〔W/(m²·K)〕	放射伝熱の割合〔%〕	焼き時間〔分〕	表面の色L値
強制対流式ガスオーブン	55	25	11.5	51.4
強制対流式電気オーブン	42	40	15.1	57.3
電気オーブン	24	85	16.2	40.9
自然対流式オーブン	19	50	18.2	61.1

*熱伝達率：熱の伝わりやすさを表す. 焼き時間：直径12cmのケーキ型, 生地120g
を焼き, 中心が97℃になるまでの時間. L値：値が低いほど色が濃いことを表す.
（渋川祥子, 杉山久仁子：新訂　調理科学, p30, 同文書院, 2005より許諾を得て転載）

・スチームコンベクションオーブン焼き

　スチームコンベクションオーブンは, 大量調理施設などで広く利用されている
加熱機器である（図6-2）. このオーブンは, 強制対流式のオーブン機能で加熱
するオーブンモードと蒸気によって加熱するスチームモード, さらにスチームと
オーブンを併用したスチームオーブンモードの3種の加熱モードをもつ加熱機器
である. 様々な料理に対応することができ, また一度に多くの食数を調理できる
のが大きな特徴である.

　2）揚げる

　揚げる操作は, 油の対流により食品に熱を伝える調理法である. 揚げる操作の
特徴は, ①高温（120〜200℃）・短時間で加熱できる, ②食品に油脂の風味が
付与され, 食味を向上させる, ③栄養素の損失が少ない, ④油の比熱（水を1と
すると油は0.47）が水に比べ低いため, 油温が変化しやすい（温度調節が難し
い）, ⑤食品中の水分が蒸発する代わりに, 油が吸収され, エネルギー量が増加
する, ⑥操作中は調味できない, ⑦材料の大きさや形, 投入量などに制限がある,
などである.

　揚げ物の種類には, 素揚げ, 衣揚げ（唐揚げ, てんぷら, フライなど）などがあ
る. 表6-10に揚げ物の種類を示した. 吸油率は, 衣の量が多いと高くなる.

　揚げる操作は, 油温の調節次第でできあがった料理の品質が左右される. 揚げ

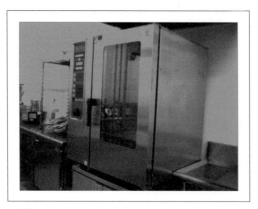

図6-2　スチーム・コンベクションオーブン

表6-10　揚げ物の種類

種類		方法・特徴など	食品の例	吸油率*
素揚げ		・食品をそのまま揚げる ・食品が直接高温の油に接触することにより，食品中の水分が蒸発し，色・テクスチャーが変化する	なす，かぼちゃ，しそ，ピーマン，じゃがいも，じゃがいも（ポテトチップス），魚など	10%
衣揚げ	唐揚げ	・小麦粉や片栗粉などをまぶして揚げる ・衣の水分が少量なので，長時間揚げることには向かない	魚，鶏肉など	10%
	てんぷら	・卵を冷たい水で溶き，そこに小麦粉をかるく混ぜた衣をつけて揚げる ・衣に食品がおおわれるので，食品中の水分蒸発が抑えられ，風味などが保たれる	あらゆる食品が利用されるが，主に魚，えびや野菜など	10% かき揚げは15%
	フライ	・食品に小麦粉をつけ，溶き卵に浸した後，さらにパン粉をつけて揚げる ・パン粉の衣が独特のサクサクとしたテクスチャーとなる	あらゆる食品が利用されるが，主に肉，魚，えびや野菜など	10% 串かつなど厚い衣は15%

*「素材＋衣」100gに対する吸油率（国民健康・栄養調査食品番号表）

る温度は食品によって適温が異なり，表面付近のみを加熱したい場合は，油温を高くして短時間で加熱し，一方食品の中心部分までしっかり加熱する場合は，油温を低くして加熱時間を長くする．表6-11に揚げ物の適温と時間の例を示した．適温になった油に食品を入れると，食品の温度（油温と比べ低温）と食品中の水分の気化熱によって油温は下がるため，油温が再び適温になるまで火力を強める．揚げる操作は，食品の大きさ・形・投入量を考慮しながら火加減の調節により適温に保つことが重要である．油の適温を知る方法には，専用の温度計を使用する方法のほか，図6-3に示したようなてんぷらの衣を1滴油に入れる方法や菜箸を入れて確かめる簡便な方法もある．

　3）炒める

　炒める操作は，高温に熱したフライパンや中華鍋に少量の油を用い（油の量は食品の3〜10%），食品を撹拌しながら加熱する調理法である．食品は，フライ

表6-11　揚げ物の適温と時間の事例

調理の種類	温度	目安の時間	調理の種類	温度	目安の時間
天ぷら（魚介類）	180～190℃	1～2分	コロッケ	190～200℃	1～1.5分
さつまいも　厚さ かぼちゃ　0.7cm れんこん	160～180℃	3分	ドーナツ	160℃	3分
			クルトン	180～190℃	30秒
			フリッター	160～170℃	1～2分
かき揚げ　魚介類 野菜	180～190℃	1～2分	ポテトチップ	130～140℃	8～10分
			こいの唐揚げ	140～150℃ 180℃二度揚げ	5～10分 30秒
フライ	180℃	2～3分			
カツレツ	180℃	3～4分	パセリ	150～160℃	30秒

（山崎清子, 島田キミエ他（著）：NEW 調理と理論, p365, 同文書院, 2016より許諾を得て転載）

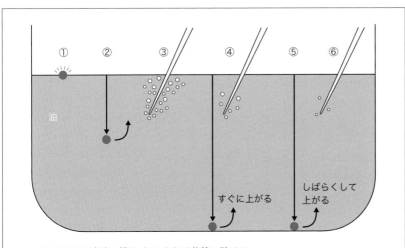

てんぷらの衣を1滴油に投入する, または菜箸で確める.
①200℃付近：沈まずに油の表面で散る
②190℃付近：途中まで沈み, 表面へ上がってくる
③180℃付近：菜箸を入れるとすぐに勢いよく泡が上がる
④170℃付近：鍋底まで沈み, すぐに上がってくる, 菜箸を入れると1～2秒で全体から泡が出る
⑤150℃付近：鍋底まで沈み, しばらくしてから上がってくる
⑥140℃付近：菜箸のまわりに小さい泡がゆっくり出てくる

図6-3　油の適温を知る簡便な方法

パン, 中華鍋などと油を媒体として伝導熱で加熱される. 炒める操作の特徴は, ①高温（〜300℃）・短時間で加熱できる, ②食品に油脂の風味が付与され, 食味を向上させる, ③栄養素の損失が少ない, ④操作中に調味が可能である, ⑤食品中の水分が蒸発する代わりに, 油が吸収され, エネルギー量が増加する（揚げる操作ほどではない）などである.

　炒める操作は, 短時間で操作するため, 食品内部まで熱が伝わりにくい. そのため食品を火の通りやすい大きさに切る必要がある. それでも火の通りにくい食品は, 下ゆでや油通し, 隠し包丁などの処理が必要となる. 食品を炒める順番は, 火の通りにくいものから炒める. 炒める操作はフライパンや鍋がかなり高温となり, これらの鍋に接している食品の部分は焦げやすくなるので, 鍋を撹拌しなが

ら加熱しなければならない．したがって，使用する調理用具は攪拌操作のしやすいものを選択すると熱効率を高め，短時間で調理できる．

　炒め物の種類には，調理の下調理として炒めるものと，炒めて仕上げるものとがあり，さらには炒めたものに汁を入れて煮る炒め煮，それを片栗粉などでとじるくず煮という調理もある．

　　4）煎　る

　煎る操作は，焙烙*などを用いて油をひかずに食品を加熱する調理法である．食品は焙烙などを媒体として伝導熱で加熱される．煎る操作の特徴は，①食品中の水分を蒸発させる，②食品によい焦げ色や香ばしい風味をつけるなどがある．煎る操作は，豆やごま，茶などの乾燥食品に用いられ，空煎りとも呼ばれる．一方，煎る操作は，「いり卵」や「いり豆腐」のように，水分の多い食品の水分を蒸発させながら加熱する調理操作としても用いることがある．この操作の場合は，焦げ付かないよう火加減を調節するか，湯せんを用いて加熱する．できあがりのものは，ぱらっとした状態になるまで加熱する．

*焙烙（ほうろく）　茶葉・豆・ごま・塩などをいるための素焼きの土鍋．ほうらくとも．

② 加熱調理器具

a．加熱調理器具の概要

　加熱調理器具には，熱を供給するための熱源用の器具，熱を受けるために食品を入れる受熱用の器具，熱を供給するとともに食品を入れられる器具がある．用途別に調理器具を分類した表を示した（表6-12）．

　熱源用としては，かまどや七輪といった炭や薪を用いる伝統的な器具とともに，ガスや電気を利用したコンロがある．それぞれ熱効率（表6-13）や加熱特性なども違うため，料理に合わせて適切に選択するとよい．コンロのタイプとしては，卓上型（テーブルタイプ）と組込み型（ビルトインタイプ）があり，ビルトインタイプはグリルだけでなく，オーブンおよび電子レンジと一体になったものも多い．電磁調理器は，安全性とオール電化住宅の後押しもあり，近年飛躍的に普及した．

　また，技術の進歩や消費者のニーズによって，スチームオーブンや家庭用パン焼き器など，様々な新しい調理機器も増えてきている．材質の改良とともに，マイコン制御や機能性の向上で今後もますます開発が進むと思われる．

b．熱　　源

　加熱調理の操作は，熱源がなくては成り立たない．加熱調理の操作の熱源にはガスおよび電気などがある．ガスはガスコンロやガスオーブンなどの加熱機器に，電気は電気コンロ，電磁調理器（IHヒーター），電子レンジ，電気オーブン，炊飯器などの加熱機器に用いられ，加熱調理操作が行われている．表6-14にガスおよび電気の性質・特徴を示した．

　加熱調理操作の熱源は，主に取り扱いやすさからガスおよび電気が広く利用されているが，その他には固体燃料として石炭，木炭，薪などが，液体燃料として石油（灯油など），アルコールなどが利用されている．

表6-12　加熱調理器具の分類

用　途		加熱調理器具名	大量調理用器具名
熱源用		コンロ(木炭・石油・ガス・電熱器)，電磁調理器，かまど，アルコールランプ	
直接加熱用	支持体	焼き網(魚用・餅用など)，串，鉄弓	大型鍋類回転鍋炊飯器オーブン魚焼き器フライヤースチーマー
	熱源・支持体兼用	トースター，ロースター(グリル)，ブロイラー	
間接加熱用	支持体・中間体兼用(受熱用)	鍋(煮物鍋，ソース鍋，シチュー鍋，ミルクパン，中華鍋，揚げ鍋，すき焼き鍋，文化鍋，土鍋，無水鍋，フォンデュ鍋など)，フライパン，卵焼き器，鉄板，ほうろく，天火(コンロ用)，羽釜，蒸し器，せいろ，やかん，ポット，コーヒーサイフォン，圧力鍋，保温鍋	
	熱源・支持体・中間体兼用	オーブン(電気・ガス)，電子レンジ，自動炊飯器，パン焼き器，餅つき器，ホットプレート，グリル鍋，フライヤー，電気ポット，その他各種の電気機器	

(川端晶子他(著)：Nブックス調理学，建帛社，2002　p.171の表を許諾を得て改変し転載)

表6-13　加熱調理器具の熱効率の比較

加熱器具	熱効率(%)	加熱器具	熱効率(%)
薪かまど	15〜20	LPGガスコンロ	40〜50
木炭コンロ	27〜34	LPGカセットコンロ	45〜47
石油コンロ	約40	ニクロム線ヒーター	40〜56
都市ガスコンロ		シーズヒーター	48〜74
(普通バーナー)	30〜52	ハロゲンヒーター	70〜74
(大バーナー)	43〜51	電磁調理器	80〜84

(肥後温子，平野美那世：日本調理科学会誌31：341〜345，1998を参考に作成)

表6-14　都市ガスと液化石油ガスの性状の比較

項　目	都市ガス(東京ガスの13A)	液化石油ガス	電気
発熱量	$4.2〜4.6×10^7$ J/m^3	$1.0×10^8$ J/m^3	$3.6×10^6$ J/kwh
比重(空気＝1に対する重さ)	約0.66	約1.5(プロパンの場合)	－
その他の特徴	・密閉した部屋において，ガス漏れのある場合爆発の恐れあり・密閉した部屋において多量に燃焼すると不完全燃焼で一酸化炭素を発生する	・ガス漏れすると床にたまり，密閉した部屋での使用でなくても爆発しやすい・密閉した部屋において多量に燃焼すると不完全燃焼で一酸化炭素を発生する	・利用しやすい熱源である・燃焼による空気汚染がない・同一発熱量当たりの価格は高価である

１）ガ　ス

　加熱調理操作に利用されるガスは都市ガスと液化石油ガスとに大別される．

・都市ガス

　都市ガスは配管網を通じて供給されるガスのことであり，製造ガスと液化天然ガス(LNG)とに大別され，それぞれどちらかが供給されている．

　製造ガスは石炭や石油から製造されるガスであり，液化天然ガスは，天然ガス

を精製後，冷却液化したものである．液化天然ガスの成分はほとんどがメタンなどである．天然ガスは冷却すると液化するので，産地で液化した後，タンカーで輸送し，消費地で気化して使用する．

製造ガスは環境に悪影響を及ぼす恐れがあるため，液化天然ガスへと転換されてきており，現在の都市ガスは液化天然ガスが主流である．

・液化石油ガス

液化石油ガス(LPG，LP ガス)はプロパンガスとしてガスボンベに詰められて供給されているガスである．液化石油ガスはプロパン，ブタン，プロピレンなどを含有している．液化石油ガスは，通常は気体であるが，圧縮すると液体となり，貯蔵や輸送が容易になる．都市ガスの供給が困難な地域において利用されている．

2）電 気

電気は，加熱調理機器としての熱源の他に，フードカッター，フードプロセッサー，ミキサーなどの動力源としても調理過程で利用される．わが国では一般的に加熱調理機器に利用する電圧は 100 V であるが，近年では，大型機器の利用が増え，200 V 電圧の利用も高まってきている．電気の周波数は静岡県の富士川と新潟県の糸魚川あたりを境として，東側が 50 Hz，西側が 60 Hz であり，それぞれ周波数に対応した調理機器を選定する必要がある(両周波数対応の機器もある)．電気を利用する加熱調理機器は，電気コンロ，電磁調理器(IH ヒーター)，電子レンジ，電気オーブン，炊飯器などがある(それぞれの機器の詳細についてはそれぞれの項目を参照)．

3）その他の熱源

その他の熱源としては，先に述べたとおり固体燃料として石炭，木炭，薪などがあり，液体燃料として石油(灯油など)，アルコールなどがある．

ガス，電気は加熱調理操作の熱源として大変利用しやすい熱源であるが，その他の熱源は，貯蔵の場所，着火の手間，燃焼後の後始末などの観点から不便なことが多い．しかし，災害時のライフライン寸断時に利用できるなどの利点もあるため，給食施設などでは木炭などが災害に備えて貯蔵されている．

4）熱源の選定

加熱調理操作のエネルギー源の選定は，調理を行う給食施設の施設環境や家庭の居住環境に合わせて選定する必要がある．

c. ガスコンロ

ガスコンロは都市ガスやプロパンガスを燃料とするコンロで，ガスの種類により器具が異なるため，ガスに適合したものを選ばなければならない．構造としては，バーナーと五徳で構成されており，ノズルから出るガスに一次空気口から取り込まれた空気が混合され，さらに炎口で空気が取り込まれて完全燃焼する(図6-4)．バーナーには外炎式と内炎式がある．外炎式は，炎が外向きに吹き出す従来のものである．一方内炎式は炎が内向きに吹き出すバーナーで，鍋底全体を素早く加熱できる．またとろ火で立ち消えが起こりにくい．

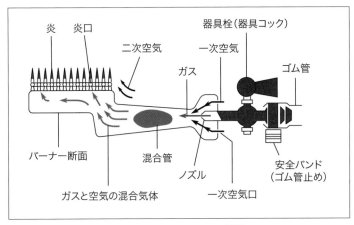

図6-4　ガスコンロの構造
(松元文子(編)：新調理学，p.30，光生館，1996より許諾を得て転載)

　ガスコンロは細かい温度調整が可能で，弱火から強い火力の加熱まで幅広く利用でき，鍋や料理の種類を選ばない．強火力バーナー(ハイカロリーバーナー)は中国料理の炒めものにも適する．鍋は炎からの伝導熱や熱せられた空気の対流熱により加熱されるが，炎からの熱放射は低いため，直火焼の場合は炎で焼き網を熱するか，グリルを利用する．ガスコンロ使用の際はガス漏れや換気に注意が必要であるが，最近は安全のため，立ち消え安全装置や過熱防止機能などが付いている．また手入れのしやすいガラストップタイプも増え，安全面，機能性でも向上している．

d.　電気コンロ

　電気コンロ(クッキングヒーター)は，炎が出ず火災の危険性が低いため，その安全性から高齢者や単身者向けに普及してきた．熱効率は約60%，加熱時の表面温度は500～800℃で，伝導熱および輻射熱により加熱される．温度調節は緩慢で，立ち上がりは遅いが冷めにくく余熱の利用がしやすい．近年200Vを採用した機種も増え，高火力化が進んでいる．

　かつてはコイル状になったニクロム線の電熱式が使用されていたが，ニクロム線を絶縁体で覆いさらに金属パイプで覆ったシーズヒーター式が主流となり，現在では，遠赤外線ヒーター式，ハロゲンヒーター式，ラジエントヒーター式など様々な種類がみられる(表6-15)．ラジエントヒーター式は発熱体のニクロム線に強化ガラスのプレートをかぶせたもので，後述の電磁調理器(IHヒーター)とともに3口のビルトインタイプに組み合わされていることが多い．鍋を置かなくても加熱できるため，のりのあぶりなどのように直火で食品を加熱する場合にも使用できる．

e.　電磁調理器と誘導加熱

　電磁調理器は誘導加熱を利用した調理器具である．

表6-15 電気コンロ（クッキングヒーター）と電磁調理器（IH式）

	シーズヒーター式	ラジエントヒーター式	IH式（電磁調理器）
外観および断面図	絶縁材／ニッケル（金属パイプ）／発熱体（ニクロム線）／シーズヒーター	セラミックプレート／絶縁材／発熱体（ニクロム線）	渦電流／硬質セラミックプレート／磁力発生コイル／磁力線
加熱法	伝導＋輻射	伝導＋輻射	電磁誘導
温度	最高約800℃（ヒーター表面温度）	最高約500℃（プレート表面温度）	最高約300℃（鍋の底面温度）
特徴	渦巻き状のニクロム線を絶縁材で包み，ニッケルで保護　余熱を利用できる	ニクロム線を平らなセラミックプレートで被覆　余熱を利用できる	磁力線の働きで鍋自体が発熱　加熱調節ができる

（松下電器産業（株）：クッキングシステム事業部，2002を参考に作成）

1）誘導加熱の原理

誘導加熱（Induction Heating，IH，電磁調理器加熱）は電磁誘導を利用した加熱である．誘導加熱の原理を図6-5に示す番号に沿って解説する．①東日本は50 Hz，西日本は60 Hzの電力が供給される，②一度直流にし，インバータ回路で20 kHzから100 kHz（家庭用は25 kHz程度）の高周波電流にする，③この電流を磁力発生コイルに流す，④磁力発生コイルに高周波電流が流れると磁場（磁力線）が発生する，⑤磁場の中に鉄鍋などの磁性体を置くと渦電流が発生する，⑥渦電流は電気抵抗により磁性体そのものに熱を発生させる．この，高周波電流をコイルに流して磁力線を発生させ，鍋の底に発生させた渦電流が金属の抵抗で熱を発生する現象を誘導加熱という．

金属の抵抗で熱が発生する仕組みは，電熱線を用いた電熱器，ヘアードライヤーなどと基本的には同じであるが，渦電流は境界に対して発生するのに対し，電熱線は電熱線全体に電流を流し発熱させる点が異なる．このように電流と電気抵抗で発生する熱はジュール熱と呼ばれる．

2）電磁調理器（IH調理器）

電磁調理器（IH調理器，IHクッキングヒーター）は，据え置きタイプと卓上タイプに分けられる．据え置きタイプは200 Vのコンセントが必要になる．磁力発生コイルを硬質セラミック（結晶化ガラス）製のトッププレートで覆い，手前に操作部を配置したフラットな構造となっている．その他，卓上タイプとしてIHクッキングヒーター，IH炊飯器，IHホットプレートなどがある．

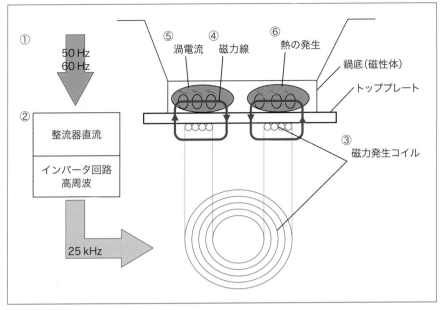

図6-5　誘導加熱の仕組み

　使用できる鍋の材質は，鉄，鉄鋳物，鉄ホーロー，ステンレス（18-0製：クロム18%，ニッケル0%のもの．他のステンレスは火力が弱くなる，あるいは加熱できない場合がある）で，金属により発熱効率の差が生じる．SGマーク*のついたIH用の鍋が推奨されている．トッププレートは耐衝撃性に優れているが，金属たわしやサンドペーパーで傷がつく．IHで使用できる土鍋も販売されているが，同様の理由で設置面がキズつくことがある．ホーロー製品は空焚きや焦げによりガラス質が溶けて，トッププレートが損傷する場合があるので注意が必要である．形状は磁力線の関係から鍋底が平らであることが重要であり，電磁調理器の種類により，底が丸い，反りや足がある場合の使用可能な限界が異なる．また，鍋底の大きさにも制限があり，直径12cm未満のものは使用不可，最大直径は製品によって異なる．なお，グリルはシーズヒーター加熱である．シーズヒーターとは，ジュール熱を発生させる電熱線を金属製のさや管で覆い，絶縁物を充填したものである．

　3）電磁調理器加熱の特徴と注意点

　メリットは，電気を使用するため，調理による湯気，油のにおいなどの換気は必要であるものの，燃焼による空気の汚染が無いこと，ガスや電熱器とは異なり，鍋そのものが発熱するため周辺への輻射熱が少ないこと，これらの理由から冷暖房の効率を高めることができる点である．また，とろ火から高火力まで安定した制御ができる点である．特にとろ火は立ち消えの心配が無い．

　電磁波が発生するため，医療用ペースメーカー使用者が利用する際には医師に相談する必要がある．鍋の発熱によりトッププレートが熱くなるので使用後も火傷に注意が必要である．また，電化製品なので水をかけることは禁忌である．

* SGマーク　消費生活安全法にもとづき一般財団法人製品安全協会（通産省の特別許可法人として設立された団体）が保証する製品につけられているマーク

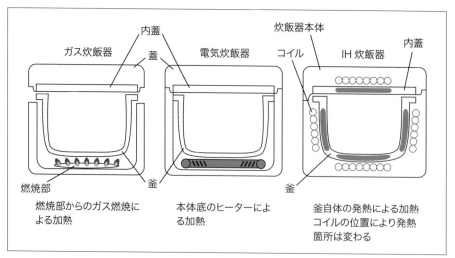

図6-6　炊飯器の種類と加熱方法

f.　炊 飯 器

　炊飯器の熱源はガスと電気に分けられ，電気はさらにヒーターとIHに分けられる．各々の加熱面を図6-6に示す．

　ガス炊飯器の基本構成は，燃焼部，外筒，内釜，蓋で，バーナーにより内釜下部を加熱する．ガス燃焼のため換気が必要である．感熱部に燃焼制御センサーがあるため，定期的に清掃する必要がある．

　電気炊飯器(ヒーター)はマイコン炊飯器または電子炊飯器と呼ばれる．本体と内釜に分けられる．本体底のシーズヒーターにより内釜下部を加熱する．シーズヒーターと釜との接触のため他と比べ伝熱効率が劣る．また，接触面が汚れていると故障の原因になるので，釜底はしっかりとふいて設置する必要がある．

　電気炊飯器(IH)はIH炊飯器と呼ばれる．本体に磁力発生コイルがあり，内釜を発熱させる．コイルは底部だけでなく，側面などにも設置できるので，強い火力と様々な炊飯制御が可能となる．

　電気を熱源とする炊飯器は，近年は内釜の材質および形状，スチームの利用，減圧や加圧など様々な工夫がなされている．内釜はさびを防ぐ目的で，フッ素皮膜でコーティングされているものがほとんどである．フッ素皮膜は傷がつくとはがれやすくなるため，洗米はボールなど別の容器で行う．

　なお，保温用ヒーターを有しているものをジャーあるいは電子ジャーと呼ぶ．

g.　電子レンジと誘電加熱

　電子レンジは，誘電加熱を利用した調理器具である．

　1）誘電加熱の原理

　誘電加熱は電磁波加熱とも呼ばれる．電磁波は磁界と電界が波を形成して伝わっていくものである．この電磁波によりつくられた電界の中に極性分子(水など，分子の中に電気的に＋と－のわずかな偏りがあるもの)を含む被加熱物を置くと極性分子が振動し，摩擦熱で被加熱物自体が発熱する．これが誘電加熱の原

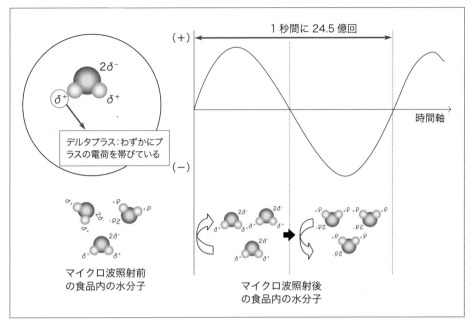

図6-7　電界と水分子の動き

理である. 食品の加熱の場合は，水を極性分子として利用している. 磁界と水分子の動きを図6-7に示す.

2）電子レンジ

電子レンジは，食品に含まれる水を極性分子とし，前述の誘電加熱を利用する. 電磁波を食品に照射することにより，食品内部の水が共振し，発生する摩擦熱で加熱される. 電子レンジではマイクロ波という電磁波を利用している. 電子レンジのマイクロ波は2.45 GHz（ギガヘルツ）であり，これは1秒間に2.45×10^9回(24.5億回)波が往復することを意味する. なお，マイクロ波が外に漏れないのは，金属が反射させているからであり，また，電子レンジの扉の金属製の網目は波長よりも十分に小さな穴になっており，マイクロ派を遮蔽している.

3）電子レンジ加熱の特徴と注意点

調理上の特徴として，食品内部の水分子によって加熱するため，効率よく加熱される，また，ゆでる操作などのように水を使わないので，ビタミン，ミネラル類の損失がない. 一方，食品内の水を加熱するので，食品内部で水蒸気が発生し，破裂や突沸が起こる恐れがある. また食品の位置や水分量などにより加熱ムラが生じることがある. 加熱ムラの原因は，おもに以下の3点が考えられる. ①マイクロ波は庫内で攪拌，あるいは金属の庫壁で反射されるため，食品に対して完全に均一な照射にはならない，②食品の外側は，庫内の空気温度が上昇しないため，食品の内部よりも加熱されにくい，③料理に含まれる素材によってマイクロ波の透過性が異なる.

マイクロ波を照射すると，食品はこれを吸収して発熱するが，金属は反射し，紙，陶磁器，プラスチックなどは透過する. したがって電子レンジ調理では，食

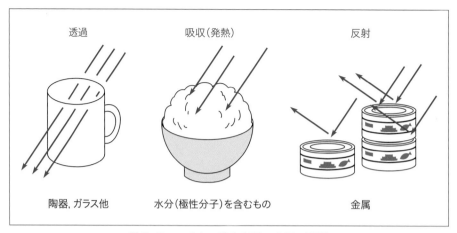

透過　　　　　　　吸収(発熱)　　　　　　反射

陶器, ガラス他　　　水分(極性分子)を含むもの　　　金属

図6-8　マイクロ波と容器, 食品の関係

品を紙, 陶磁器に入れる, ラップで包むなどして加熱する必要がある. 容器は, 透過性および耐熱性のある, 陶器, 磁器, 耐熱性ガラス, 耐熱性プラスチック, ラップなどが使用可能である. 耐熱プラスチックとラップは, 耐熱温度が140℃以上で「電子レンジ使用可」の表示があるものが使用できるが, 食材に砂糖や油分の多いものは, 加熱により140℃以上の高温になるので使用できない. 一方, 金属はマイクロ波を反射させるが金属内部では電子が加速され, 金属の装飾の入った食器, 金属の容器は火花を出すことがあるため, 使用しない. 透過性と素材の関係を図6-8に示す.

　なお, 2.45 GHzは国際電気通信連合が工業などに割り当てた周波数帯である. テレビ, ラジオ, 無線LANなどと干渉する恐れがあるので, 取扱説明書に従って設置する必要がある.

　庫内の汚れは火花, 煙, 錆, 腐食, ドアの割れなどの原因になるため, 定期的に清掃する. 通常はよく絞ったやわらかい布でふき, 汚れがひどいときは, 家庭用中性洗剤を使い, 仕上げによく絞った布で洗剤をふき取る. クレンザーや金属たわし, アルカリ性や酸性の洗剤などは傷, さびなどの原因になるので使用は禁忌である.

h. オーブン

　庫内の温度を一定に保ち調理できるものがオーブンと呼ばれている. 熱源によりガスオーブンと電気オーブンがある. また, ファンにより熱風を庫内に強制対流させるものをコンベクションオーブン, 電子レンジ機能を有するものをオーブンレンジ, 水蒸気を発生できる機能を有するものをスチームレンジという. したがって, スチームコンベクションオーブンとはスチーム機能があり, 熱風を強制対流できるオーブンを意味する. なお, スチームとは水蒸気が液体となって霧状になったもので100℃以下である.

　オーブンは焼き物, 煮物, 蒸し物の他に食材に油を塗り, 衣をつけることにより衣焼きも可能である.

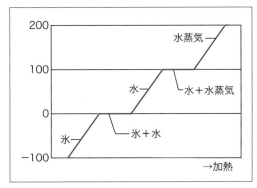

図6-9　水と加熱による状態変化

　ガスオーブンはガスの燃焼により，短時間で強い加熱を得ることができるが，ガス燃焼のためガス管の設置，換気が必要である．

　電気オーブンはジュール熱を利用した電気ヒーターで加熱するものである．ガスオーブンよりも火力が弱いとされてきたが，コンベクション機能を有しているものはガス並みの火力になってきた．水蒸気を発生できるものは，蒸し物やレトルト食品の温めができる．清掃方法は電子レンジと基本的に同様である．

　電気オーブンは最初に使用する前に空焚きを必要とする機種があるので，設置後は取扱説明書に従い実施しなければならない．

i.　過熱水蒸気オーブンと過熱水蒸気

　過熱水蒸気オーブンは，過熱水蒸気を利用した調理器具である．

1）過熱水蒸気加熱の原理

　過熱水蒸気加熱とは，常圧で100℃以上に熱した水蒸気を調理に使用する方法である．水は加熱を続けると図6-9のように100℃で沸騰し，液体の水と気体の水蒸気が共存している状態になる．さらに加熱を続けると気体のみとなり温度も100℃を超える．この100℃を超えた水蒸気を過熱水蒸気という．それを食品に吹き付けることで加熱する（図6-10）．

　単純に気体の対流伝熱（対流する気体などから被加熱物に熱が伝わる仕組み）のみを比較すると，水蒸気の比熱は0.48 kcal/g/℃，空気の比熱は0.24 kcal/g/℃であることから，同じ質量，同じ温度であれば空気に比べ倍のエネルギーを与えることができる．また，水蒸気が食品に接触すると凝集（水滴化）し，0.54 kcal/gの凝集熱を与える．これにより温度上昇はより速くなる．凝集した水滴は食品の温度上昇により，蒸発する．

2）過熱水蒸気オーブン

　100℃以上の過熱水蒸気を利用できるオーブンであり，家庭用のものでも最高温度が300℃以上になるため，加熱によりメイラード反応（アミノカルボニル反応）も起き焼き色をつけることができる．

　過熱水蒸気オーブンは，給水カセットに水を入れ，水蒸気発生装置で水蒸気を作り，その水蒸気を過熱水蒸気発生装置で加熱し，庫内を過熱水蒸気で満たす．

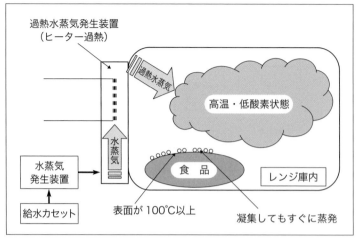

図6-10　過熱水蒸気の発生と調理の仕組み

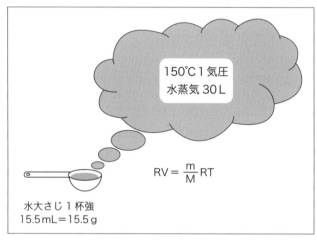

図6-11　水と水蒸気の体積変化

　なお，使用する水の量は図6-11の通り，理想気体の状態方程式から求めることができる．すなわち150℃加熱であれば大さじ1杯強の水で30Lのオーブン庫内を満たすことができる．水蒸気は食品に付着し凝集するが，100℃以上であればすぐに蒸発する．調理後，水は水受けにたまる．

　比較的高額であるが，熱源を過熱水蒸気，スチーム，電気ヒーターによる輻射熱(赤外線や遠赤外線)，マイクロ波加熱から選択でき，電子レンジ機能，オーブン機能も有するものもある．また重量センサー，温度センサー，湿度センサーなどにより多種多様な調理，調理時間の短縮，同時に複数調理ができるものがある．

　3）過熱水蒸気加熱調理の特徴と注意点

　水蒸気が食品に付着した際の凝集による効果は，以下の3つが検証されている．①温度が低い部分で凝集が優先的に起こるため，加熱ムラを抑制する効果，

②食品の速やかな温度上昇により，油の粘度低下が起こることによる脱油効果，③凝集水に塩分が移動することによる減塩効果，である．なお，減塩効果は，水蒸気が滴り落ちる加熱初期に生じる．

その他に，過熱水蒸気をレンジ庫内に満たすことにより，庫内を低酸素状態にできるため，油脂の酸化や，酸化による栄養素の損失を抑制できる．また，内部の水分を保持しながら，食品表面にパリッとしたテクスチャーを与えることができる．この効果は，凝集が多い加熱初期には見られないが，食品が十分に高温になって乾燥が進むと表れる．加えて熱量が大きいので，冷凍食品の解凍，レトルト食品の温めも短時間で可能である．

一方，300℃近くの高温になるため，電子レンジ用のラップやプラスチック容器は使用できない．また，陶磁器類もグラタン皿などの耐熱性のあるものを除いて使用できない．

調理以外に，過熱水蒸気を用いた食器や調理道具の殺菌も可能である．また，庫内にスチームが発生しているので，内部のふき取りは簡単であるが，水の処理があるので取扱説明書に従って清掃する必要がある．

j. 鍋

加熱調理では，用途に応じて材質や形状の異なる鍋を使用する．

1) 鍋の材質

鍋に使用される材質については，耐熱性があること，熱の伝わりが早いこと，食品の成分に対して安定であること，形が加工しやすいことなどの条件が挙げられる．鍋素材の特徴と扱い方を示す．

・アルミニウム

アルミニウムは熱伝導がよく，さびにくいが，酸，アルカリ，塩，高温加熱に弱い．アルマイトはアルミニウムの表面に酸化アルミニウムの被膜を作ることで耐食性を高めている．欠点として，液中の微量成分と反応して鍋が黒変することがある．洗浄の際には，洗剤とスポンジで洗い，焦がした時には，湯を沸騰させ焦げを浮かした後，こすり取るとよい．

・銅

銅は熱伝導がよく，鍋全体に平均的に熱を伝えることができる点で優れている．そのため卵焼き器などで使用される．表面に傷がつくと緑青*が生じるので，鍋の内側にスズメッキを施している．そのため洗浄の際は洗剤とスポンジで洗い，傷がつくのを防ぐ．銅には過剰症が存在するので，傷のついた銅で酸性の食品を調理するのは避ける．

・鉄

鉄は熱伝導がよいが，重く，さびやすい．そのため洗浄の際は，洗剤は使わずたわしで洗い，完全に水気を取る．洗剤を使う場合は，研磨材の入っていないものを選び，スポンジやたわしで洗う．また，鍋の外側には炭化物が付きやすいので使用後は十分に洗浄する．新しい鍋を使用する時は煙が立つまで空焚きし，水洗い後，弱火で乾燥させてから油とともに野菜くずなどを炒めて油をなじませ

＊緑青（ろくしょう）銅が酸化してできる緑色のさび．古くは毒性があると言われていたが，1984年厚生省から無害に等しいと発表された．

る．油がなじみ，使い込むと焦げ付きはなくなる．鉄は融点が 1,500℃以上と高く，耐熱性があるため，高温調理に適している．主に中華鍋(両手鍋の広東鍋，片手鍋の北京鍋)，フライパンに使用される．鉄鍋の鉄は，加熱調理により食品に移行する．そのため，鉄鍋に食品を入れて長時間放置すると，鉄分により食材が黒く変色することがある．長時間使わない場合は，洗剤でよく洗って十分に水分をとった後薄く油をぬり，古新聞などに包んで湿度の低いところに収納する．再度使用する際は洗剤でよく洗う．

・ステンレス

ステンレスは鉄にクロムやニッケルを添加し，耐食性，耐熱性，強度を高めたものである．グレードはクロムやニッケルの添加量で変わり，クロム 18％，ニッケル 8％を含む「18-8 ステンレス」やクロム 13％を含む「13 クロムステンレス」などがあり，ニッケルの含有量が少ないとさびやすい．ステンレス鍋は熱伝導が悪く，焦げやすい．洗浄の際は，洗剤と柔らかいスポンジを使用し，クレンザー，漂白剤は使用しない．

・ホーロー

鉄などの金属にうわぐすりをかけて高温で焼いたもの．保温性が高く，酸，塩，アルカリに強いが，空焚きや焦げつきには弱い．衝撃に弱く傷つきやすいため，洗浄には洗剤と柔らかいスポンジを使用する．ほうろうがはげて下地の金属がでるとさびや穴が開くので注意する．

・耐熱ガラス

酸，アルカリに強い．急激な温度変化にも耐えられるように作られているため，電子レンジやオーブンにも使用できる．衝撃にも強く，割れにくい．熱伝導性が低く焦げ付きやすいため，強火で加熱しない．

・陶磁器

熱伝導性は低いが保温性は高い．衝撃に弱く欠けやすい．急激な温度変化に弱いため，よく冷ましてから洗う．洗浄後は十分乾燥させカビが生えないようにする．鍋物や粥炊きに適しており，微細なひび割れは粥を炊くと埋まる．

・フッ素樹脂加工

フッ素樹脂をアルミ製品などに塗布し，焼き付けたもの．油なしあるいは少量の油で調理ができ，焦げ付きにくいので手入れが簡単である．耐熱使用温度は 180〜260℃と低いので，強火，空焚きは避ける．金属へらやたわし，クレンザーなどで傷をつけないように注意する．

2）鍋の種類 (図 6-12)

・煮物鍋

ゆで物，汁物に適する．材質の種類や大きさは多様であるが，大量調理で使用される材質は軽いこと，安価であることからアルミニウムが多い．

・寸胴鍋

だしを取る，ゆで物などに適している．材質はアルミニウム製が多く，厚めの両手鍋として使用される．

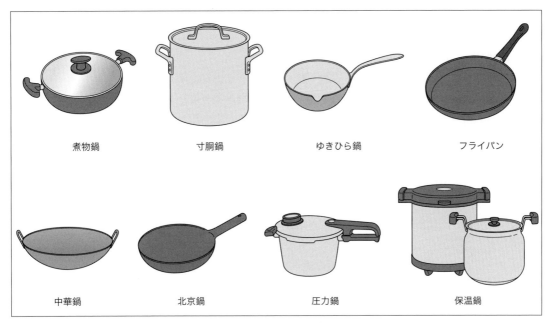

煮物鍋　　　寸胴鍋　　　ゆきひら鍋　　　フライパン

中華鍋　　　北京鍋　　　圧力鍋　　　保温鍋

図6-12　鍋の種類

・浅　鍋

　ゆきひら鍋はこれに該当する．口径が広い浅い鍋で，魚のような加熱調理後に，取り出す際に崩れやすいものは落し蓋とともにこの鍋を用いると崩れにくい．

・フライパン

　浅型の片手鍋で，焼き物，炒め物，揚げ物など油料理に適している．鉄製，銅製，アルミ製で，表面をフッ素樹脂加工したものも多い．厚手の物は熱容量が大きく仕上がりも均一となる．

・中華鍋(広東鍋，北京鍋)

　中華鍋は両手，北京鍋は片手の鉄製の鍋である．丸底なので鍋全体に炎が回り，熱が伝わりやすい．高温で短時間加熱が可能である．焼き物，炒め物，揚げ物など使用用途が広い．

・圧力鍋

　鍋に蓋を密閉し蒸気を逃がさないようにすることで，内部の圧力を1気圧以上にする．鍋の種類により異なるが，沸点が約110〜120℃まで上がり，豆など硬いものも短い時間で煮上がる．

・保温鍋

　調理用の鍋とそれを保温する容器の2つからなる．火にかける必要がないため，時間と燃料の節約ができる．煮崩れ，焦げ付き，ふきこぼれがない．

・電磁調理器用鍋

　通常は鉄，鉄ホーロー，クロム系ステンレスなど強磁性体の鍋に限られ，アルミ，銅，土器，耐熱ガラスは磁力線を発生しないので使用できない．また，底の直径が12 cm 以下で，中華鍋のように底の丸い物なども使用できない．ただし，近年では非磁性ステンレス鍋でも使用できるオールメタル対応のIH調理器も開

発されている.

k.　その他（炭，カートリッジコンロ）

調理用の熱源は主にガスと電気であるが，震災など様々な影響により通常利用されている熱源が利用できない状態が起こる．その際には炭やカセットコンロといった熱源も利用することが考えられる.

1）炭

炭*は木材を高温で蒸し焼きした燃料であるが，木材の種類や処理条件により特性が異なる．木炭には白炭と黒炭の2種類がある.

白炭とはウバメガシ，アラカシ，ナラなどの樹木を1000℃以上の高温で焼いた硬質の炭である．代表的なものにウバメガシを原料とする備長炭があり，叩くと金属のような音がする．着火温度は高く，火つきは悪いが火持ちがよい．一方黒炭はクヌギ，コナラ，カシなどナラ類の樹木を400〜700℃で炭化させたものである．一般に黒炭は，白炭にくらべて炭質が柔らかで，火つきがよく，立ち消えも少ない.

炭火は炎が出ず，赤くなった炭の表面は500〜800℃に達する．炭は焼き物料理に適しているとされるが，それは炎から放射される赤外線の放射率が高く，全伝導量のうち放射熱伝熱の割合が高いためである．また，他の熱源に比べて表面に焼き色が付きやすい．炭は，ガスコンロなどと同様に，燃焼時に酸素が不足すると一酸化炭素を発生するので，換気に気を付けなければならない．屋内で使用する場合は，換気扇を作動させた方がよい.

炭を着火するのは難しく，燃焼中の着火剤投入などで事故も起きているため注意が必要である．木炭で調理が行えるようになるまでには着火後10〜20分，場合によっては1時間ほど必要である．したがって，それを見越したスケジュールを組むのが望ましい.

2）カートリッジガスコンロ

卓上用カートリッジガスコンロはガスホースがなく持ち運ぶことができる機器である．カセットコンロの名称がカートリッジガスコンロに変更され，関係省庁の公示文書では「カートリッジガスコンロ」が使用されている．カートリッジガスコンロはLPガスを充填したボンベをセットして使うもので，ボンベを交換することで約72分間継続して使用できる．五徳が通常のガスコンロよりも短いため，小さい鍋を利用する場合は焼き網を使う.

災害時などでも広く活用されており，1995年に発生した阪神・淡路大震災を教訓にそれ以前に複数規定されていたカートリッジボンベの形状が1998年に1種類に統一された.

カートリッジガスコンロは使用が手軽であるため間違った使用による爆発・火災などの事故も多く，注意が必要である．ボンベの内部の燃料は気相，液相に分かれており，L字型のパイプによって気体状態のガスのみを取り出すように作られている．内部のガスは高温になると圧力が上昇し，缶の破裂の原因となるので注意する.

*炭　燃料として使用する他に浄水，脱臭，調湿などの効果がある．炭には細孔（小さい穴）があり，これが，臭いのもととなる分子や湿気を吸着する.

B. 非加熱調理と調理器具・・・・・・・・・・・・・・・・・・・・・・・・・・・

1 非加熱調理の種類

加熱調理は，材料に加熱という物理的処理を加える調理であるのに対して，非加熱調理は加熱以外の，物理的調理操作を指す．

非加熱調理には，計量，洗浄，浸漬，切削，攪拌，粉砕，摩砕，圧搾，濾過，成形，冷蔵，冷凍，解凍などがある．非加熱調理のための器具には，包丁，まな板，計量器具，攪拌器具，粉砕器具，冷却機器などがある．

a. 計　量

調理の再現性，均一性，経済性，料理の情報の共有などが求められる場合は，食材量の正しい秤量が重要となる．食材量を計量する場合，重量または体積で測る．液体や粉体のものは，体積で測ることが多いので，体積と重量の関係を理解していることが必要である．調味料類および常用する乾物等の体積と重量の関係を表 6-16 に示した．また，飲料 100 mL 当たりの重量を表 6-17 に示した．体積(容量)で測る場合は，計量する器具の形(深さ)，すり切り方法で変化するため一定にならない．原則として，液体は，すきまなくつめ，表面張力を利用する．粉体は，ふるいにかけ，かたまりのない状態にし，山盛りにすくい，詰め込まず，すり切る．

計量する器具として，5 mL スプーン(小さじ)，15 mL スプーン(大さじ)，200 mL カップが一般的である．米や酒などは，尺貫法が体積の単位として現在でも使用されることが多い．「合(1 合＝180 mL)」や「升(1 升＝1.8 L)」が使われているため，計量のときには確認が必要である(p.105 参照)．

b. 洗　浄

調理の第一段階で行われる基本操作の 1 つである．洗浄の目的は，食品に付着している塵埃，土壌，食物残渣，農薬，有害微生物などを除去して衛生上安全な状態にすること，食品の色や外観を向上させること，食品の不味成分を除去して嗜好上好ましい状態にすることである．

洗浄方法の基本は，水洗いである．調理の目的によっては，塩水，酢水を用いる．集団給食では，生野菜などの消毒のために次亜塩素酸ナトリウムや電解水を用いることもある．洗い方は，流水，ふり洗い(ざるに入れてふりながら洗う，貝類のむき身など)，攪拌洗い，こすり洗い(たわしなどでこすり取る)，もみ洗い，研ぎ洗いなどがある．

洗浄するときは，食品の種類，シンクの大きさ，水の量や循環に気を付ける．生で食べる食品ではこの操作の次の盛り付けが最終段階となる場合がある．洗浄場所が汚染されていると，洗浄中に別の有害微生物などに汚染される可能性があるので，洗浄場所や洗浄の順番，器具の衛生状態も考慮する(表 6-23 参照)．

表6-16 調味料類および常用する乾物等の容量・重量変換表*

(g)

●調味料

食品名	小さじ g/5 mL	大さじ g/15 mL	計量カップ g/200 mL
水	5	15	200
砂糖・甘味料			
上白糖	3.3	10	130
グラニュー糖	4.5	14	180
白ざら糖	5.0	15	200
粉糖	1.9	6	78
はちみつ	7.0	21	280
ジャム(あんず, いちご, ぶどう, ブルーベリー, りんご)	6.3	18.8	250
マーマレード	6.8	20	270
塩分調味料			
食塩, 精製塩	6.0	18	240
並塩	4.5	14	180
しょうゆ(濃口, 薄口)	5.9	18	236
しょうゆ(たまり, 再仕込み, しろ)	6.1	18	242
みそ(米みそ, 豆みそ)	5.8	17	230
液体調味料			
ウスターソース	6.0	18	239
ソース(中濃, お好み焼き)	5.8	17	232
酢(穀物, 米, ぶどう, りんご)	5.0	15	200
トマトケチャップ	5.8	17	230
フレンチドレッシング	5.7	17	227
マヨネーズ(全卵型, 卵黄型)	4.8	14	190
酒 普通酒	5.0	15	200
本みりん	5.9	18	234
油			
植物油(オリーブ, ごま, サフラワー, とうもろこし, 大豆, なたね, ひまわり, 綿実)	4.6	13.7	182
ラード	4.3	13	170
ショートニング	4.0	12	160

●常用する食品

食品名	小さじ g/5 mL	大さじ g/15 mL	計量カップ g/200 mL
常用する乾物：粉体			
こむぎ(薄力粉, 中力粉, 強力粉, 全粒)	2.8	8	110
プレミックス粉(お好み焼き, ホットケーキ, から揚げ, てんぷら)	2.8	8.3	110
パン粉, 生	0.8	2	32
パン粉, 乾燥	1.0	3	40
上新粉	3.3	10	130
米粉	3.0	9	118
道明寺粉	4.0	12	160
片栗粉	3.3	10	130
コーンスターチ	2.5	8	100
きなこ	1.7	5	68
ごま, いり	3.3	10	130
カレー粉	2.0	6	80
ベーキングパウダー	3.8	11	150
ゼラチン	3.3	10	130
粉乳(全粉乳, 脱脂粉乳, 乳児用粉乳)	2.3	7	90
顆粒和風だし	3.2	10	129
抹茶	2.8	8	110
ココア, ピュアココア	2.3	7	90
昆布茶	2.5	8	101
常用する乾物：粒体			
こめ(うるち米：玄米, 半つき米, 七分つき米, 胚芽, 精白米, 精白(もち, インディカ), 発芽玄米)	4.2	12.5	166.6
あずき, 全粒, 乾	4.1	12	165
だいず, 全粒, 乾	3.2	10	129

(*日本食品標準成分表2015年版(七訂)追補2018年 第5部 資料より作成)

表6-17　飲料の100mL当たりの重量*

（g）

嗜好飲料		ワイン（白，赤，ロゼ）	100
トマトジュース，ニンジンジュース	103	ビール，淡色	101
果実ストレートジュース（みかん，	103	ビール，黒	101
りんご，パイン，ぶどう，など）		ビール，スタウト	102
コーヒー飲料，乳成分入り，加糖	102	発泡酒	101
甘酒	104	連続式蒸留しょうちゅう	96
スポーツドリンク	101	単式蒸留しょうちゅう	97
コーラ，サイダー	103	ウイスキー，ブランデー	95
乳製品		ウオッカ	95
牛乳（普通，加工，脱脂）	103	ジン	94
練乳	128	ラム	95
クリーム，乳脂肪	105	マオタイ酒	93
クリーム，植物性脂肪	99	梅酒	104
ヨーグルト，ドリンクタイプ，加糖	108	缶チューハイ，レモン風味	100
乳酸菌飲料，乳製品（ヤクルト）	108	薬味酒	109
乳酸菌飲料，殺菌乳製品（カルピス）	124	キュラソー	105
乳酸菌飲料，非乳製品（マミー）	104	スイートワイン	104
人乳	102	ペパーミント	112
酒類		ベルモット，甘口タイプ	105
清酒（普通酒，純米，本醸造，吟醸，純米吟醸）	100	ベルモット，辛口タイプ	100

（*日本食品標準成分表2015年版（七訂）追補2018年 第5部資料より作成）

・・・・・・・・・・・・・・・・・・・・・・・・・・・・・・・・・・・・・・

尺貫法

コラム

　尺貫法は，日本古来の度量衡法で，長さ・面積などの単位の1つ．長さの単位を尺（しゃく），容積の単位を升（ます），質量の単位を貫（かん）とする．明治以降，メートル法と併用されてきたが，1959年に原則として廃止され，1966年以後，メートル法に統一された．

・・・・・・・・・・・・・・・・・・・・・・・・・・・・・・・・・・・・・・

c. 浸　漬

　浸漬は，食品を水（湯）や酢水，食塩水などの溶液（浸漬液）につける調理操作である．浸漬の目的は，食品の吸水，軟化，膨潤化，うま味成分の浸出，うま味強化，色留め，色抜き，貯蔵，不味成分の除去などで，物性の向上を図ることである．食品を浸漬液に漬けるとすぐに，食品組織中の成分と浸漬液の成分との交換が始まる．この現象は温度が高いほど活発に行われるため，材料の種類と調理目的によって，浸漬の方法を適宜調節しなければならない．

　浸漬した水には，食品の成分が浸出するため，昆布の水出しや，本来含まれている不味成分や過剰な塩分の除去ができる．また酸化酵素活性化による褐変は浸漬により防止できる．さらに浸漬は，あく抜き，酢漬け，冷水につけて水分を含ませ，歯ごたえをよくする，塩水につけて食品中の水分を浸出させる，といったことを目的として行う．

　食品中に含まれる不味成分には不溶性と水溶性があり，浸漬により水溶性の不味成分をある程度除去できる．個々の食品に適した方法を用いることが重要である．不味成分の除去に用いた水は，すべて廃棄するのが一般的である．ただし，

表6-18　乾物の戻し率

名　称	もどし率(倍)	名　称	もどし率(倍)
かんぴょう	5.3	ひじき	8.5
切り干し大根	4	干ししいたけ(香信)	4
はるさめ(いもでんぷん)	4.1	干ししいたけ(どんこ)	4.5
はるさめ(緑豆りょくとう)	4.4	きくらげ	7
凍り豆腐	6	そば	2.6
焼き麩(車麩)	6	うどん	2.4
焼き麩(小町麩)	13	スパゲッティ	2.2
干しわかめ	5.9	豆類	2-2.5
塩蔵わかめ	1.5		

(松本仲子(監):調理のためのベーシックデータ,第5版,女子栄養大学出版部,2018より許諾を得て転載)

これにより不味成分とともに水溶性の栄養成分が溶出し,無機質やビタミン類などの損失が生じる.

　乾物は,水分が20%以下の食品であるため,あらかじめ水に浸漬し,組織に十分に吸水させる(もどす)ことにより,次の加熱調理がムラなくでき,食味が向上する.ただし乾物をもどすと,重量や容量が増すので,どのくらい増加するかを把握しておく必要がある(表6-18).特に大量調理では,重量および容積の増加に注意する必要がある.

d. 切　削
　切削とは,食品を切る操作を指す.切削の目的は,①不可食部分(廃棄部)を除く,②食品を小さくすることで加熱あるいは冷却時の熱を伝えやすくする,③食べやすい大きさにする,④外観を美しくするなどである.切るときには,仕上がりの寸法,形,あるいは重量の標準とする形状を明確に想定しておく.切ることによって材料の表面積を広げることで,加熱した時の調味料のしみ込みやすさ,食品内部の温度上昇速度が変化し,食味も変わってくる.また消化吸収をよくし,栄養効率を高める.しかし形を小さく切ると,空気と接触する面積や細胞の破裂が増加するために,酵素作用による変色が増す.さらに,煮物やゆで物では食品成分が煮汁やゆで汁中に溶け出しやすくなる.煮崩れを防ぐためには,面取りやシャトー切りが行われる.

　視覚的なおいしさを高める方法としては,大きさや形をそろえたり,飾り切りにしたりして外観を美しく整えるなどの方法がある.素材の物理的特徴を生かした切り方を用いると食べやすさが向上する.切削には視覚と味覚の両面からのおいしさを高める効果がある.切り方は,材料の特性を理解し,それに合った適切な方法を選ぶことが大切である.また,対象者のライフステージや身体状況に応じた配慮も必要である.調理にかかる時間も切り方によって異なってくるので,大量調理においては,材料の大きさと加熱の所要時間は重要なポイントである.

e. 攪拌，粉砕，摩砕

　攪拌とは，食材を均一化する，または物性を変化させるために行う，かき混ぜる操作を指す．食品素材の均一化とは，複数の食材を混ぜ合わせて食材の分布を均一化すること，加熱時や冷却時に温度分布を均一化すること，調味料を加えた際の味の分布を均一化することなどを指す．また，攪拌による物性の変化には，溶解，乳化，泡立て，こねることによる粘性の増強などがあり，攪拌の方法を変えることで，同じ材料であっても仕上がりの物性を変化させることができる．大量調理では機械を使用して行うことが多い．

　粉砕・摩砕は，組織を砕いて粉末あるいはペースト状にする操作であり，表面積の増加，組織の細分化，香りや粘りの増強などを目的としている．目的によって粉砕の程度は異なり，細かく粉砕・磨砕した方が口触りが滑らかになる．この操作は，食品加工においてよく用いられる．魚のすり身やだいこんおろしのように食品の繊維や組織をばらばらにする，または，すり鉢などを使って組織や細胞そのものをすりつぶし，均一な状態にする．粉砕・摩砕によって，食品は消化吸収されやすくなり，風味が向上するが，酸化による褐変などのマイナスの変化も起こる．

f. 濾過，圧搾

　濾過は，こし器やふるい，ガーゼ，ざる，ふきんなどを加圧せずに通して，液汁を分離する操作である．濾過により果汁，だし，茶などは不要な部分を除き，卵液などを均一でなめらかにする．圧搾は，食品に圧力を加えて水分とそれ以外に分ける操作である．圧搾により果物や野菜などの液汁をしぼる操作の他，きゅうりの塩もみやほうれんそうのおひたしなどを作る過程でも水気をしぼる．

g. 成　形

　成形は，手または道具(型，すだれなど)を用いて食品の外観を整え，食品を食べやすくおいしくするために行う操作である．調理の目的に応じて成形する．成形の方法と食品の例を表6-19に示す．

表6-19　成形の例

	方法	食品の例
手だけで成形するもの	丸める	あん，だんご，ハンバーグなど
	包む	餃子，焼売，まんじゅうなど
	結ぶ	結びきす，結びみつばなど
	握る	握り飯，握りずし
	巻く	ロールキャベツ，昆布巻きなど
成形器具(めん棒や型)を用いるもの	巻く	巻きずし，伊達巻きなど
	串をうつ	魚など
	型に入れる	ケーキ，ゼリーなど
	生地をのばす	小麦粉ドウなど
	型抜きをする	押しずし，おにぎりなど
	模様をつける	ケーキ，和菓子など

h.　冷　　蔵

　冷蔵とは, 食品が凍らない程度の低温に冷却して保存することである. 冷却は, 加熱反応を素早く止めることで, 変色や栄養成分の損失を防ぐことができる. また, 冷却することで食品を固めたり(ゼラチンゼリーなど), 料理の温度を下げて食感を変化させたりする. たとえば生野菜はシャキシャキとした食感が増し, 果糖は甘味が増す.

　冷蔵は, JAS法では10℃以下での保存と定められており, −15℃以下は冷凍という. 生鮮食品の品質低下をもたらす外部からの物理的・化学的な作用, 食品自体にある酵素作用, 微生物の増殖(食中毒菌の繁殖しやすい温度10～60℃)を抑え, 品質保持期間を延長させる. 野菜類は5～10℃, 肉・魚類は0～5℃での保存が最も適した温度である. ただし, カビは0℃以下でも増殖し, 酵母は5℃程度でも発育する. 細菌類は, 好高温細菌は25℃以下では増殖しないが, 好低温細菌は0℃でも生育する. チフス菌, コレラ菌は−100℃で1週間生存する. したがって, 冷蔵においても注意が必要である. 食品中に含まれる酵素は, 低温で活性が低下する.

・チルド, 氷温, パーシャル

　冷蔵庫には, 通常の冷蔵に加えてチルド, パーシャル, 氷温がある. 日本工業規格(JIS)では, チルドを2～0℃, パーシャルを−3℃, 氷温を−1℃付近の温度帯としている. チルドは鮮度を保つための保存に用い, 新調理システムの1つクックチルでは, 加熱調理済食品をチルドに入れ保存する(3～4日間保存可能). パーシャルはすぐには食べないがすぐ調理できる状態にしたい肉や魚の保存に, 氷温は−1℃でも凍らない肉, 魚, 刺身などの保存に適している.

・ブラストチラー, タンブルチラー

　また, 加熱調理の済んだ食品の温度を下げる方法として, ブラストチラー, タンブルチラーがある. ブラストチラーは素早く冷風を当て安全な冷蔵温度(90分以内に中心温度を3℃以下)までに下げる方法である. 冷風を当て食品を冷やす為, 食品の水分, 栄養素, 見た目を損なわず急速冷却でき, 最大5日間の保存が可能となる. タンブルチラーは氷温の冷却水を入れたタンク内に, 調理が済み真空調理密封した食品を入れ急速冷却(60分以内に中心温度を3℃以下)する方法で, 最大45日間の保存が可能である.

・・・

T・T管理 ⬤コラム

　T・T管理とは, 食品の安全性と品質管理を行うために調理のマニュアル化に必要な熱調理の加減を温度(temperature)と時間(time)に分けてデータ化し, 管理する方法である. 細菌が増える条件は①栄養分と水分, ②時間, ③温度であり, これに対抗するためには3つの条件を管理することが重要である. 加熱調理された食品の急速冷却を行い, 微生物の活動を制御する工程は細菌を増やさない為のT・T管理の1つである.

・・・

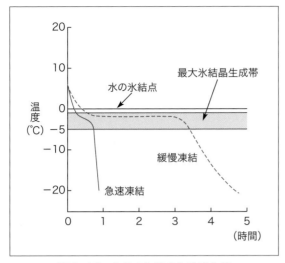

図6-13　食品の氷結点と冷凍曲線
（小川正，的場輝佳（編）：新しい食品加工学，南江堂，2011より引用）

表6-20　冷凍保存の適・不適

そのまま冷凍	肉類，魚介類，納豆，卵白，バター，おから，ごはん，パン，もち，うどん，スポンジケーキ，小麦粉，のり，茶葉，コーヒー豆，スパイス類，昆布，きのこ類（生），ごぼう，ししとう，いちご，バナナ，ホイップクリーム，和菓子，惣菜類など
すりおろして冷凍	やまのいも，わさび，しょうがなど
きざんで冷凍	ながねぎ，パセリなど
加熱後に冷凍	青菜，ブロッコリー，グリーンアスパラなど
冷凍に不適	水分の多い食品（こんにゃく，豆腐，生卵，ゆで卵など），水分の多い野菜（たけのこ，レタス，みつば，きゅうり，キャベツなど），エマルションやコロイド（牛乳，チーズ，生クリーム，マヨネーズなど）

i.　冷　凍（図6-13）

　冷凍は，食品の温度が低下して水分が凍結した状態で，−15℃以下に保つことをいう．冷凍では，冷蔵よりもさらに微生物が増殖しにくくなり，酵素反応も抑えられるため，大幅に保存期間を延ばすことができる．生鮮食品は加熱してから冷凍すると微生物や酵素による悪影響を低減できる．なお，食品のすべてが冷凍保存に向くわけではなく，食品によっては大きく物性が変化するものもある（表6-20）．

・最大氷結晶生成帯

　冷凍を開始すると，食品の温度は急速に低下するが，ある温度に達すると低下速度が非常に緩やかになる．この現象は氷結晶より潜熱が放出されたために生じ，食品中で水分の氷結が始まったことを示す．食品中の大部分（80％以上）の水が凍結すると再び食品の温度は急速に低下する．食品中の大部分の水が凍結し始め，ほぼ完全に凍結する食品の温度はおよそ−1〜−5℃であり，この温度範囲を最大氷結晶生成帯という．すなわち，生鮮食品の氷結点は1℃，−5℃で氷結率（食品中の全水量に対し，氷結した水量の占める割合（重量比））は約80％に

達し，硬度が増し，物理的に凍結した状態となる．

・急速凍結と緩慢凍結

　冷凍は，急速凍結と緩慢凍結がある．急速凍結は，特殊な機器を用いて最大氷結結成帯を 15 ～ 30 分で通過させる凍結法で，最大氷結晶生成帯を通過する時間が短いため，氷結晶は小さくなり細胞組織を傷めにくい．一方緩慢凍結は，一般家庭の冷蔵庫で行われる冷凍で，時間をかけて最大氷結晶生成帯を通過して凍結させる方法である．緩慢凍結では氷結晶は大きくなり，細胞・組織に損傷を与える．品質保持の観点から急速凍結が好ましいが，家庭では難しい．

・冷凍焼け

　冷凍した食品は冷凍保存中に様々な変化が起こり品質が低下する．たとえば冷凍下における食品は，徐々に水分が昇華し乾燥する．乾燥が組織内部まで進むと食品は多孔質となって空気に触れる面積が増加し，種々の成分の酸化が生じる．これを冷凍焼けという．

j. 解　凍

　解凍とは，凍結状態の食品に熱(水分子 1 g 当たり，80 cal の融解熱)を加え，氷結した水分子を固体から液体へ相変化させ，凍結食品中の氷結晶を融解し，食品を元の状態に戻す過程をいう．

　解凍の過程で食品の表面と中心部との間で温度上昇にずれが生じるが，なるべく食品全体が均一に昇温し，組織の変性が起こりやすい最大氷結晶生成帯を短時間で通過し，解凍終温(解凍が終わった時の温度)をできるかぎり低温にすることが品質を保つことにつながる．

　解凍方法は緩慢解凍と急速解凍に大別され，冷凍食品の種類，形状によって適する方法が異なる．冷凍食品は使用直前に解凍し，解凍時に分離流出する液汁(ドリップ)を最小限にすることで品質の劣化を防ぐことができる．ただし，解凍した食品は生鮮物と比較し品質劣化が早く進むため，取扱いに注意を払わなければならない．

❷ 非加熱調理器具

　非加熱調理は，計量，煮る，焼く，炒めるなどの加熱調理に至る前の下ごしらえに当たるものが主である．さらに，調理の仕上げとして行う成形や盛り付けも非加熱調理であり，この操作は加熱調理終了後に行われることが多い．

　非加熱調理の下ごしらえや仕上げを丁寧に行うことは，料理のできばえに大きく影響し，対象者の喫食意欲を高める．丁寧な非加熱調理は，調理時間，味の調和，料理の外観(色，形)はもちろんのこと，物性(硬さ，軟らかさ)，食感(舌触り)など目に見えないところにも影響する．

a. 包　丁

　包丁は，食材を切るために使う道具である．食品の特徴や切り方に適した種類の包丁を選ぶ．軽いと感じる包丁は，板厚が薄く欠けやすい場合があり，余計な

表6-21　包丁の種類と構造

洋包丁 両刃 刃金を地金で挟み込んで刃付けしてある．全体が刃金でできているものもある． （図：地金・刃金）地金／地金／刃金	牛刀	肉以外にも野菜，魚など幅広く使える．長く刀身の面が広いので切りやすい．和包丁に比べ，切れ味は多少落ちるが丈夫である．家庭用の包丁はこれが主である．	（牛刀の図）
	ペティナイフ	小型の牛刀．果物，野菜の皮むきでは刃の根元を握り，また，鉛筆持ちすることにより細かい細工が可能である．	（ペティナイフの図）
和包丁 片刃 鋼を芯材とし軟鉄をのせて重ね合わせ鍛造してある （図：軟鉄（地金）・鋼（刃金））	薄刃包丁	主に野菜を切るときに使う．大根の桂むきや野菜の皮むきに適する．	（薄刃包丁の図）
	出刃包丁	魚をおろしたり骨を切るときに用いる．板厚で重みがあり硬いものも切りやすい．	（出刃包丁の図）
	柳刃包丁	刺身用．細身で刃渡りが長く，刃先から切っ先まで一息に引き切りすることで，薄くきれいに切ることが可能．出刃包丁とは峰，刃の厚さが違う．	（柳刃包丁の図）
中華包丁 両刃		菜刀ともいう．刃巾が非常に広く，重い．細工物から大きい肉塊まで切ることができる．	（中華包丁の図）

特殊な用途の包丁 片刃	パン切り包丁	（パン切り包丁の図）	サーモンスライサー （サーモンナイフ）　（図）
	冷凍包丁	（冷凍包丁の図）	骨スキ包丁　（図）

力が入り疲れやすい．逆に重すぎたり大きすぎる（長すぎる）包丁も疲れやすく，作業効率は低下する．

1）種類と構造

包丁は，刃の付け方，用途により分類することができる．刃には片刃と両刃があり，和包丁は片刃，洋包丁は両刃である（表6-21）．

2）材　質

刃金は，鋼（鉄と炭素からできている合金）が使われている．炭素のみを含む炭素鋼は硬くて切れ味も鋭いが，さびやすく脆く刃が欠けやすい欠点がある．その欠点を補うために，クロムやニッケルを添加したステンレス鋼を使用した，鋼の切れ味に劣らない製品が開発されている．

ステンレス鋼はさびにくく，また酸や塩分に強く，あくの強い野菜でも黒ずみや金臭さが出ないという長所はあるが，切れ味は鋼に劣る．そこで，硬さ，切れ味，粘りを出すために，コバルトやモリブデン，タングステンなどの元素を添加

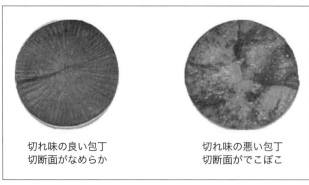

切れ味の良い包丁
切断面がなめらか

切れ味の悪い包丁
切断面がでこぼこ

図6-14　包丁の切れ味と切断面のちがい
（文部科学省：調理場における衛生管理＆調理技術マニュアルより引用）

した合金鋼が開発されている．特に洋包丁では，刃金には合金鋼，地金にはステンレス鋼を使ったものが増えてきた．洋包丁では刃金，地金の区別なしで，単一素材（モリブデンバナジウム鋼など）を用いた全鋼型やセラミック製の製品も製造されている．

3）包丁の手入れ

包丁は鋼が硬いほどよく切れる．顕微鏡で観察すると，研いだ直後のよく切れる状態の鋼はギザギザである．このギザギザの刃が使用するにつれて摩耗してなくなると，刃がすべり“切れなくなった”と感じる．切れない包丁で切ると，過剰に細胞を傷つけ（図6-14），細胞液が浸出しやすくなって呈味成分や微量栄養素の損失が多くなる．また酸化酵素が作用しやすくなり，酸化が進行し，仕上がりの美しさや作業効率が低下する．したがって包丁を研ぐことは重要である．

包丁で最も傷みやすく不衛生になりやすいところは柄と口金の部分である．木製の柄では，柄そのものが汚染されやすいだけでなく，内部に差し込んである金属部分の腐食も起こりやすい．この部分を丁寧に洗い乾かす必要がある．また，柄の材質を樹脂にしたり，口金と柄をステンレスとし，刃身と一体化した構造の包丁が製造され，デザイン性や衛生面の評価が高い．

鉄，鋼系の包丁およびステンレス系の包丁でも，使用後の水分の拭き取りが不十分であったり，酸，塩分を含んだ汚れが付着していたり，また，湿気の多い場所で保管するとさびが出やすい．さびを出さないために，①使用後はすぐに水洗いし，乾いた布でよく水分を拭きとっておく，②毎日の使用後に消しゴム状のさび落としで汚れは落としておく，といった管理が必要である．

アドバンス　包丁の研ぎ方

1．砥石の準備

使用する 30 分くらい前に砥石を水に漬け十分水を吸わせる．砥石自身にへこみがある場合，コンクリートブロックなどにこすりつけて修正する(この作業を「面直し」という．砥石には以下の 3 つがある．

荒砥：欠け刃を修正する際に用いる．研削力が強い．

中砥：切れ味が落ちたときに用いる一般的な砥石である．

仕上げ砥：研ぎの仕上げに使う．なめらかに仕上げたり光沢を付けたり，また切れ味を長く保つためには必要である．

2．砥石で研ぐ 図 A，B 参照．

①ぬらして固く絞った台ふきんを敷いて砥石を置く．

②砥石に対して 45°の角度で包丁を置き片刃の包丁は刃表から研ぐ．

③刃を手前に向けて置く．しのぎから刃先までをしっかり砥石に当てる．

・両刃の包丁は，背側を 10 円玉が 1 枚入るくらい起こし，刃側は砥石にしっかり当てる．

・右利きの場合，右手で包丁の刃元(あご)を親指で，背の部分を人差し指でしっかり押さえ，左手で研ぎたい場所を押さえる．

④包丁を砥石に押しつけ，力を入れて前へ押し出す．戻すときは力を抜いて戻す．砥石の全面(端から端)を使って研ぐ．

・研ぎ続けると砥石表面にクリーム状のもの(とくそ)が出てくるため，ときどき水を少量かけて，とくそをのばすようにして研ぐ．

・刃先から研ぎ，少しずつ押さえる位置をずらして刃元まで研ぐ．

・刃元のときは，大きく動かしにくいので，前後に動かしてもよい．

・片刃のときは，「返り刃」といって刃先が少し刃裏へ反りかえる．刃先に指先をあててみてひっかかりがあるか確認する．刃裏を砥石にあて 2〜3 回軽く研ぐと「返り刃」が取れる．両刃のときは表も裏も同じ回数研ぐ．

3．よく水洗いし，とくそを落とす．

・乾いたふきんで水分をしっかり取り除く．すぐ使わないときは刃物油をごく薄く塗る．

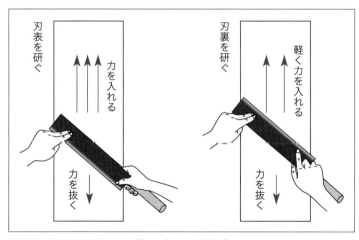

図 A　包丁の研ぎ方

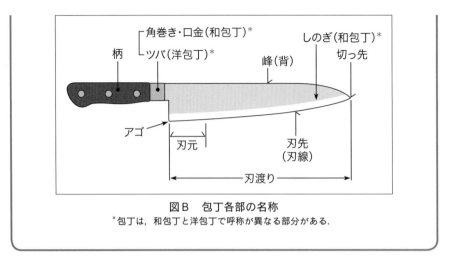

図B 包丁各部の名称
*包丁は，和包丁と洋包丁で呼称が異なる部分がある．

表6-22 まな板の材質と特徴

木製まな板	・包丁の刃当たりが柔らかく，しっかり刃が入り切れている感覚がある．みじん切りや，刺身全般など，滑らずよく切れる． ・刃が当たり，傷が付くので細菌が繁殖しやすい．薄いと包丁の音が響いて使いづらい．
合成樹脂製まな板	・木製まな板に比べ傷が付きにくく吸水性も低く汚れが付きにくい． ・細菌の侵入，繁殖が起こりにくい． ・木製まな板より比重が大きく重い．さらに傷が付きにくく削り直す必要がないので，全般的に厚さは薄く作られている． ・硬く弾力性がないのでまな板自身は減りにくいが，刃当たりが硬く包丁を傷めやすい．また，食材も包丁も滑りやすい．

b. まな板

　まな板は，食材をのせて包丁で刻むための板，もしくは台である．一般には長方形であるが中国料理では円形で切り株状のまな板を使うことが多い．

　1）材質と特徴

　表6-22に材質と特徴を示す．まな板の大きさは小さすぎれば切ったものがはみ出し，大きすぎれば重く扱いにくくなり洗浄も不十分となり不衛生となるが，硬い食品を力を入れて切るためには厚い方が安定して切りやすく，好ましい．

　2）手入れ

　まな板の手入れのポイントは，以下の通りである．

①使用後は，たわし・スポンジと洗剤で使用した面の汚れをしっかりこすり落とす．側面や裏面もよく洗う．

②水洗いし，洗剤を落とした後，立てて水気をよく切り，しっかり乾燥させる．

③熱湯をかけると殺菌効果も上がり乾きも速い．

④使用後に台所用漂白剤や消毒用アルコールの噴霧を併用し，日光に当てて消毒することも衛生面では効果的である．

⑤刃が当たる部分の減り方が大きくなると，食品を完全に切り離せない部分が残り作業効率が落ちるため，削って平らにしておく．

c．計量器具

料理の味付けの再現性などのためには，材料および調味料を正確に計量することが大切である．大量調理においては重量測定が基本であるが，家庭料理など一般の調理では計量カップや計量スプーンを用い，容量で計量されることが多い．特に液体は容量での計量が一般的である．しかし，容量は重量と同じ数値ではないため，食品および調味料の容量から重量への変換が必要である．

1）秤

秤は食品の重量測定で用いる．家庭用の秤はキッチンスケールと呼ばれ，上皿自動秤とデジタル秤がある．水や油に強い材質のものが便利である．通常は1g単位で測定できれば良いが，塩や香辛料は0.1g単位で測定できると便利である．

2）計量カップおよび計量スプーン

材質カップおよび計量スプーンの材質は，ステンレス，樹脂製など様々であるが，耐熱性素材で煮沸できるものが望ましい．これらの計量器具は，実験器具と異なり検定を受けているわけではないので目安としての値である．計量カップは平らな台に置き目線と水平な位置で目盛りを読む．計量スプーンは上部が広がっているので，深さの2/3まで入れると容量の約1/2となる．

計量カップには2種類あり，カップの上縁（上端）まで食品を入れて一定容量を示すもの（図6-15a）と，容量以上にカップの高さが取ってあるもの（図6-15b）とがある．

3）温度計

通常は，100℃まで測定できるアルコール温度計を使う．揚げものは200℃まで測定できる温度計を使う．水銀温度計など破損すると危険な温度計は使わない．給食現場では，食品の中心温度が測定できる食品用デジタル芯温計を使い，食品の温度管理を行う．

4）キッチンタイマー

キッチンタイマーは，調理時間を管理するために用いる．調理の再現性，合理化などに役立つ．

＊メモ　米の1合と1カップ
米1合＝180mL，1カップ＝200mLである．特に米は，1カップ＝1合と混同することがあり，注意が必要である．精白米1カップ＝200mLでは，170gである．精白米1合　180mL＝150gである．

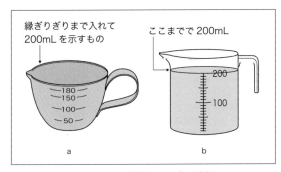

図6-15　計量カップの種類

d. その他の非加熱調理器具

その他の非加熱調理器具として調理操作別に①洗う・浸漬，②切削，③攪拌・混合，④摩砕・たたく・潰す，⑤こす・裏ごす，⑥圧搾・成形に分類し，表6-23に示す．調理操作の目的に応じ最適な調理器具を選択し，適切に使い，使用後の洗浄や保管，定期点検を行うことが，調理の効率化や料理のできあがりに影響する．

表6-23　非加熱調理器具

① 洗う・浸漬操作に使う器具		
種類	材質，大きさ，用途など特徴	図
ボール・バット	ステンレス（金網タイプ，パンチングタイプ），銅，アルマイト，シュウ酸アルマイト，ホーロー，耐熱ガラス，プラスティック製があり，食材と用途により使い分ける．一般に金属は酸，アルカリ，塩分には弱いのでホーロー，ガラス，プラスティック製があったほうがよい．	
ざる	ステンレス，竹（竹製は熱や塩分に強い），プラスチック製がある．	
盆ざる	金属製は線が細く水切れが非常によいが，食材が引っかかりやすい．平らで表面積が広いので魚，野菜の水切りやゆでたものを冷ますのによい．	
目ざる	ふつうのざるよりも目が粗いもの．振り洗いなどには比較的目が粗い方がよい．	
ふきん	食品表面の余分な水分をふきとる．丈夫で何度でも使えるが，洗浄，漂白，乾燥など衛生的な取り扱いが重要である．食器用と分けて使用するのが望ましい．	
洗い桶	ステンレス，プラスチック，シリコン製がある．	
スポンジ・たわし	いも類や根菜類の泥を落としたり，硬い野菜の表面はスポンジよりたわしのほうが洗いやすい．	
スクレーパー	熊手状の汚れ落としのことである．おろし金や，すり鉢用洗浄器具で，目につまった食品（カス）を取り除く．	
キッチンペーパー	食品表面の余分な水分をふき取るときにも使うが，少量の薬味（ねぎ，玉ねぎなど）の水さらしなどにも便利である．	
②切削に使う器具		
種類	用途・その他	図
皮ひき（ピーラー）	刃が動くので，野菜やじゃがいもなどのでこぼこした面の皮もむくことができる．	
調理バサミ（キッチンバサミ）	硬いもの，例えば木の実の殻を割る，カニの殻や脚，エビの殻や尾を切るには包丁より使い勝手がよい．セパレート式のものは洗浄しやすく煮沸消毒にも耐えられる．	
パイカッター	パイ生地の裁断用．軟らかく粘性があり包丁ではつぶれてしまう．また手に持ったりさわったりすると体温でバターが溶けてしまうので，ルーレット式のカッターがあると便利である．	
スケッパー	特にパイ，パン作りに使う．バターを刻んだり，生地を切り分ける．	

②切削に使う器具

種類	用途・その他	図
フードプロセッサー	家庭用ミキサーと同様の外観であるが，ブレードの形状によりこねる，混ぜる，切るが一台でこなせる多機能調理器で，高速で大量調理が可能である．刃を取り替えることでみじん切り，細切り，薄切りなど様々な切り方ができる．	
スライサー	おろし金状の板の中央に刃がはめ込まれている．一方の手でカッターを固定し，もう一方の手で食材を持ち，カッターの上から滑らせるように動かすと一定の厚さにスライスされる．刃の形状により，千切りやみじん切りもできる．切る食材は野菜が一般的であるが，パンやハム用のものもあり，包丁より均一に薄切りすることができる．	

③攪拌・混合に使う器具

種類	用途・その他	図
泡立て器	茶筅型が一般的であるが，フラット型，スパイラル型などもある．	
しゃもじ	飯をすくうへら状のもの．竹などの木製，プラスチック製があるが，表面に凹凸加工してあるものは飯がこびりつきにくい．	
木べら（スパテラ）	しゃもじの先端の丸みを切り落として直線にしたような形状の，鍋の中のものをかき混ぜる器具．	
ゴムべら，カード	ヘラ部分にシリコンなど軟らかく弾力性ある材質を用いているためボールや鍋と密着し中の材料を残すことなく取り出すことができる．	
フライ返し（ターナー），トング	フッ素樹脂加工してあるものは食材がくっつきにくい．箸よりも大きなもの，重いものを安定して持つことができる．また一度に大量つかむことができる．	
菜箸	竹製，金属製（揚げ物用）の調理用の箸．食事用より長くて太いため，熱くならず，深い鍋でも攪拌などの操作がしやすい．太いことは攪拌操作でも効率がよい．	
玉しゃくし（レードル）	スープなどの液体を注ぐ．片側の先がとがったものは注ぎやすい．	
ボール	洗浄用と共通であるがボールは様々な用途に用いるため，大きさも大中小の数種類，形も深型，浅型があった方がよい．	
飯台	すし飯を作るための浅型の桶．「盤台」「飯切り」ともいう．	

④摩砕・たたく・潰す操作に使う器具

種類	用途・その他	図
すり鉢	当たり鉢ともいう．「する」という言葉は「損をする」という意味から忌み言葉とされる．ごまなどの種実類，豆腐，みそ，魚肉（すり身），ひき肉，やまのいもを「する」「捏ねる」「おろす」のに使い，また和え物ではその中で混ぜ合わせるためボールの役目も持っている．ミキサー使用よりも，なめらかで粘りのある仕上がりとなる．	

（つづき）

④摩砕・たたく・潰す操作に使う器具

種類	用途・その他	図
すりこ木棒	すり鉢で食物をすりつぶすときに用いる木の棒. 食品に当たる部分は太く, 持ち手側は少し細い. 堅い材質の木が用いられる. さんしょうの木は堅く, 香りも良いので好まれるが, あまり太いものは得られない. すり鉢同様, 「する」という言葉が忌み嫌われるので,「当たる」という言葉が使われ, 当たり棒ともいう.	
おろし器（グレーター）	竹製, 鮫皮製, プラスチック製, セラミック製, アルミ製, ステンレス製, 銅製などがあり, 金属製のものはおろし金とも呼ばれる. 目の粗さに特徴があるものがあり, だいこんおろしは竹製の目の粗い鬼おろし, わさびは目の細かい鮫皮を貼ったおろし板を使うというように, 食品によって使い分ける.	
めん棒	木製, 金属製, 金属棒にシリコンコーティングしたものがある. そば, うどんなどのめん用は長く, パン生地, ぎょうざ, しゅうまい, ピザ, 製菓用は比較的短い.	

⑤こす・裏ごす操作に使う器具

種類	用途・その他	図
裏ごし器	馬毛, ナイロン, ステンレス製がある. 網の目を通すことで, 粒子が細かく均一になり, なめらかな舌触りになる. 逆さにして寒天液, だしや卵液をこすときも使われる. 使用法は図6-16参照.	
万能こし器（ストレーナー）	水切り, だしや卵液をこす, 粉ふるいなど多方面に使える. 爪が2本付いているのでボールや鍋の縁に引っかけて使うことができる.	
茶こし	お茶をいれる際に茶葉をこすのに用いる. また, 粉糖, ココア, 抹茶などの粉体を振りかける際, ふるい代わりに用いることもできる.	
さらしふきん	たまねぎのみじん切りをさらしたり, だしなど目こぼれしやすいものをこしたり, 同時にもみ洗いしたいときに使う. また, 豆腐の水切りや魚の水気など, ただ放置しただけでは水分を除きにくいものは, さらしふきんに包むとさらしふきんが水気を吸い, 除きやすくなる.	

⑥圧搾・成形に使う器具

種類	用途・その他	図
型	〈抜き型〉 野菜やクッキー生地, 寒天ゼリーなどを種々の形に抜き取る主に金属製の枠. 植物や菱形, ハート形など様々な形がある. 底があるプリン型やゼリー型も含まれる. 〈押し型, 物惣型〉 おにぎりや押し寿司など飯をかたどるときに用いる枠や型. 木製, プラスチック製, 金属製などがあるが, いずれの材質の場合も使用直前に水でぬらしておくと, 飯が張り付くことなくきれいに抜ける. 〈焼き型〉 ケーキやパイなどの洋菓子を焼くときに用いる型. ケーキ型, パウンド型, 蛇の目型, マフィン型, パイ皿などがある.	
たこ糸	ハム, ローストビーフや焼き豚など主に肉塊を巻き縛るのに用いる調理用の糸.	
すだれ（巻きす）	竹の太さによって巻きずしの太巻き用, 細巻き用, 伊達巻き用などがある. 竹の皮側を上にして使う.	

（つづき）

⑥圧搾・成形に使う器具		
種類	用途・その他	図
絞り出し袋と口金	ケーキにデコレーションを施す際に，生クリームやバタークリームを入れ，袋の先から絞り出して各種の飾り付けを行うための三角形の袋. 口金の刻みにより，いろいろな模様ができる. シュークリームの生地やマッシュポテトなどの絞り出しにも用いる. 袋は布，プラスチック，紙，これらにプラスチックコーティングしたものなどがある.	

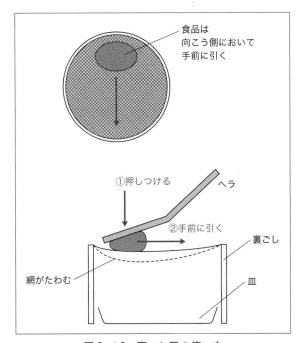

図6-16　裏ごし器の使い方

ぬれ布巾を敷いた上に皿やボールを置き，その上に伏せるように置く. 網目は正面から見て斜め格子になるように置く. 材料は網の向こう側へ置き，木杓子（木べら）で押しつぶすようにしてから手前に引く. 網の材質は金網より馬毛の方がわずかにたわむので，引く動作に余分な力を入れずに済み，作業しやすく，疲れにくい. また，軟らかい素材の場合は，木べらを使わず手で直接こしてもよい. そのときは網の手前に材料を置き，向こう側へ押し出すようにするとよい.

e．冷却器

　冷却器とは冷却機能を有する機器の総称である. 冷蔵庫，冷凍庫などの冷蔵または冷凍保管する機器，急速冷却する機器などが含まれる.

1）冷蔵庫（図6-17）

　冷蔵庫は気化する際に作られる冷媒*の気化熱を利用した低温保存用機器である. 冷却にはガス圧縮式とガス吸引式があり，冷媒物質としては従来フロンガスが利用されていたが，オゾン層破壊などの地球規模での環境破壊が問題とされ，イソブタンなどの代替物質に切り換えられている. 冷却方式には自然循環式と強制循環式があり，自然循環式は冷蔵室と冷凍室に専用の2つの冷却器を持ち，ヨーロッパの冷蔵庫はこの型が主である. 一方，強制循環式は1つの冷却器で冷

*冷媒　液化と気化を繰り返しながら冷却する熱を奪い，外界に運ぶ役目をする物質である.

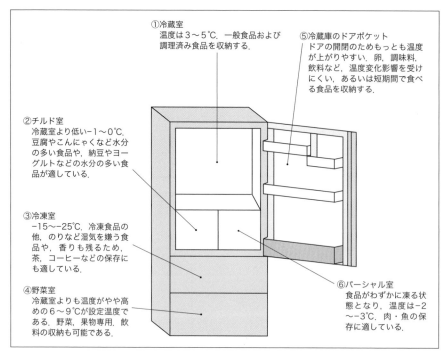

①冷蔵室
温度は3〜5℃. 一般食品および調理済み食品を収納する.

②チルド室
冷蔵室より低い-1〜0℃. 豆腐やこんにゃくなど水分の多い食品や, 納豆やヨーグルトなどの水分の多い食品が適している.

③冷凍室
-15〜-25℃. 冷凍食品の他, のりなど湿気を嫌う食品や, 香りも残るため, 茶, コーヒーなどの保存にも適している.

④野菜室
冷蔵室よりも温度がやや高めの6〜9℃が設定温度である. 野菜, 果物専用. 飲料の収納も可能である.

⑤冷蔵庫のドアポケット
ドアの開閉のためもっとも温度が上がりやすい. 卵, 調味料, 飲料など, 温度変化影響を受けにくい, あるいは短期間で食べる食品を収納する.

⑥パーシャル室
食品がわずかに凍る状態となり, 温度は-2〜-3℃. 肉・魚の保存に適している.

図6-17 家庭用冷蔵庫の構造と各部の温度と用途

却された冷気をファンによって冷蔵室, 冷凍室に吹き出す方式で, 米国やわが国ではこの型が多い. 食品を庫内に隙間がない状態に詰め込んで使用すると, 冷却能力は低下する. 適度な空間を作り, 冷気の流れが良い状態にすることで冷却能力は上がり, 省エネにもつながる. また, 扉の開閉頻度が高く, 開放時間も長いと庫内温度が上昇するため注意する. 冷蔵は冷凍の場合と比べて食品の組織破壊が少ないので, 短時間の貯蔵であれば品質保持に最適である.

2) 冷凍庫

食品を長期間保存する目的で冷凍する. 冷凍方法ではヒートポンプの冷凍機を用い, 冷媒の気化熱を利用して食品を冷凍するのが一般的である. 0℃以下に冷やされると食品の組織内の水分は凍りはじめ, -5℃になると氷になり, 凍結する.

3) 冷凍冷蔵庫

一般的には冷蔵庫と冷凍庫が一体になっているものが多い. 家庭用冷凍冷蔵庫では食品の種類によって温度が管理され, 冷蔵室, 野菜室, チルド室, パーシャル室, 冷凍室などに分けられる.

4) 冷却温度と食品

家庭用冷凍冷蔵庫の庫内の使い分けを図に示す.

5) 急速冷凍装置

料理・惣菜を熱いまま衛生的に急速冷却する機器である. 調理後すぐに食べないと蒸発, 乾燥, うま味の流出, 油の酸化など熱による味や見た目の劣化が進むが, 熱いまま, 瞬間的に冷却することでおいしさを維持することができる. また,

急速に冷却することにより，おいしさだけでなく，安全性，品質の維持も可能となる．中でも，ブラストチラー*は用途，目的別に設定が可能であり，調理性に富んでいる．使用と用途を示す．

①粗熱取り：惣菜・弁当・仕出し・オードブルなど
②冷製メニュー：サラダ・和え物・デザートなど
③クックチル*：煮物・焼き物など

　6）製氷機

　水を冷凍機で冷却して氷を作る機器である．冷凍機の蒸発機で冷却したブライン*を循環させ，原水を結氷させる機構を内蔵している．原水が一度結氷しはじめると，熱伝導の効率が劣化するため，できた氷を砕く．それが砕氷製造機である．最近の家庭用冷蔵庫には，自動製氷機が標準装備されている．

> *ブラストチラー　加熱調理後の食品を安全な冷蔵温度までできるだけ早く冷却するための冷風吹きつけタイプの急速冷却機．
>
> *クックチル cook chill 加熱調理の直後に急速冷却（加熱調理後90分以内に中心温度3℃以下）して冷蔵保管した後，提供直前に再加熱する調理・提供方法．
>
> *ブライン brine　塩化ナトリウムの飽和水溶液．

C. 新調理システム

　大量調理では，加工食品と同様に，一定の品質(安全，味，栄養価)の料理を安全に提供することが重要である．そのために，調理作業の標準化や合理化を目的とした新調理システムが用いられている．新調理システムとは，真空調理・クックチル・クックフリーズシステム，外部加工調理品の活用を組み合わせた集中調理方式である．

1　大量調理の特徴

　大量調理とは，特定給食施設や外食産業で行う調理である．家庭で行う調理とは異なり大量であるため，①作業に時間がかかる，②加熱や調味を均一にするのが難しい，③加熱中の蒸発量が少ない，④食材の重さで煮崩れしやすい，⑤余熱が大きく余熱を配慮した加熱条件が必要になる，などの特徴がある．これらのことから，家庭料理と同じ方法の調理では，朝食を作るためには早朝からの作業になるなど，家庭調理と同様のおいしさの食事を作るだけでも課題が多い．

　そこで，事前に均一な料理を作って低温で保存しておき，提供する時に加熱する，新調理システムが開発された．このシステムは，大量調理の合理化，標準化に大きく寄与している．また加工食品を購入して提供する場合もある．

2　クックチルシステム

　クックチルシステムには，ブラストチラー方式とタンブルチラー方式がある．

a．ブラストチラー方式

　ブラストチラー方式とは，従来の方法で加熱調理した料理(クックサーブ方式)をホテルパンなどに入れた上でブラストチラー (冷却装置)に入れ，冷風(−4℃以下)を料理に吹き付け0〜3℃に急冷し，0〜3℃で保存する方法である．保存期間は，調理・提供日を含め5日以内とする．提供時には再加熱する．調理方法は従来と同様であるため，調理過程で味の修正などが可能である．

b. タンブルチラー方式

　タンブルチラー方式とは，シチューなどの液状料理を，加熱調理後85℃以上でパックに充填し，水冷装置で60分以内に約4.5℃に急冷し，−1℃で保管する方法，または固形料理の場合は，下処理してパッキングし，低温長時間加熱した後急冷し，0〜−1℃で保存する方法である．保存期間は20〜45日である．タンブルチラー方式は，設備投資が大きいが，衛生管理が徹底しやすく保存期間が長い．提供時には，再加熱する．固形料理は，調理過程での味の修正はできない．

3 真空調理

　真空調理は，食材を生のまま，あるいは表面に焼き色をつけるなどの下処理をした上で真空包装し，スチームコンベクションオーブンなどを用いて，低温（50〜95℃）で加熱する調理である．加熱温度は，食品により異なる．でんぷんやペクチンを含む植物性食品は高温，肉魚などは，68℃以上でドリップがでるため，67℃以下の低温で加熱する．

　真空調理の保存は，急速冷却後，チルド保存あるいは冷凍保存し，提供時に再加熱する．クックチルシステムとは異なり保存方法ではなく，調理方法の1つである．チルド保存での保存期間は6日以内とする．素材の風味やうま味が生かせるが，好ましくない風味や成分も閉じ込める，調理過程で味の修正ができない，パッケージコストがかかるといったデメリットがある．

HACCP　　　　　　　　　　　　　　　　　　　　　　　コラム

　HACCP（Hazard Analysis and Critical Control Point，ハサップ）は，危害分析重要管理点の略称である．食品を製造する際に工程上の安全と衛生に関すす危害を起こす要因（ハザード，Hazard）を事前に分析し，それを最も効率よく管理できる部分（CCP，必須管理点）を連続的に管理して安全を確保する管理システムである．大量調理では，この概念にもとづき，食中毒発生を未然に防止するために策定された「大量調理施設衛生管理マニュアル」に従い，衛生管理が実施されている．

D. 食　　　　器

1 食　　　器

　食事のための器具は，食べ物を盛る食器，食べ物を取り分け口に運ぶための食具，それらを入れる盆（トレー）に分けられる．これらは，いずれも料理の外観や食べやすさに大きく影響する．

　食事のための器具は，料理様式により，形，材料，色彩に特色があるが，選択の基準は共通しており，①料理と調和している，②手，口などに触れた感触がよい，③衛生的で安全，④熱伝導性が低い，⑤食べる人にとって食べやすい，⑥壊

表6-24　素材別食器の種類

種類	性質
陶磁器	陶器：器壁が厚く，粗い 磁器：器壁が薄く，緻密
漆器	木材に漆を塗って作る．耐熱性と防腐性に優れている．
金属器	ステンレスが主．強度があり安価である．
ガラス器	透明感と清涼感が好まれる．壊れやすい，温度変化に弱い．
木器・竹器	水分を吸うため，あらかじめ水で湿らせて使う．風情がある．
プラスチック製食器	熱硬化性のメラミンなどと，熱可塑性のポリプロピレンなどを原料にしたものに大別される．主に集団給食で用いられる．

れにくい，などがある．

a. 食器の材質

素材別の食器の種類を表6-24に示す．

b. 食器の種類

食器の種類は，わが国では主に和食器，洋食器，中国食器に区分される．

1）和食器

形，素材，色や柄が豊富で，料理の内容や季節により選択し組み合わせる．和食器の多彩さは，食具が片手だけを使い自由な操作ができる箸であるため，器を盛ったり，深い器にも対応できるためである．和食器の種類は，皿，鉢，椀に大別できる．日本料理の食器の選択は，形，素材，色が重複しないように組み合わせ全体のバランスをとる．和皿のサイズは，大皿は，一尺（30 cm）以上あるもの，中皿は，5～8寸（約15～24 cm），小皿は，3～4寸（約9～12 cm）以下である．

2）洋食器

前菜からデザートまで，同じ素材や絵柄を合わせる．洋食器は陶磁器製が多く，種類は，ディナー皿，スープ皿，デザート皿，ティーカップ・ソーサーがある．食具（カトラリー）は金属製で，ナイフ，フォーク，スプーンがある．

3）中国食器

共有器と個別用食器がある．個別食器には，中皿，小皿，汁椀，れんげなどがある．

4）家庭用食器

家庭では，上記の食器から適切なものを選択し利用する．白い陶磁器の食器（大皿，中皿，小皿，丼，椀）や，黒い漆器の椀，赤の漆器の椿皿は，多様な料理に対応させやすい．

なお集団給食では，提供する料理の種類に応じた，軽く，丈夫で，衛生的，保温性に優れたものが要求される．

●練習問題

以下の問題について，正しいものには○，誤っているものには×をつけなさい.

1. 近年の都市ガスは，製造ガスが主流である.
2. 日本における電気の周波数は，50 Hz および 60 Hz の2種類があり，それぞれに対応した調理機器を選定しなければならない.
3. 対流熱は，ゆでる，煮る，揚げる，蒸す調理で利用されている.
4. 伝導熱は，焼く，炒める，煎る調理で利用されている.
5. 放射熱は，電磁誘導加熱調理で利用されている.
6. ゆでる操作は，水の量を多くして調理する方がよい.
7. 煮る操作の際の煮汁の量は，食品の種類や調理の目的などにより異なる.
8. 蒸し物は，煮物にくらべて型崩れしやすい.
9. 圧力鍋を用いた加熱調理は，加熱温度が200℃前後になる.
10. インスタントだしは，塩分が含まれているため，塩分濃度に注意しながら使用する.
11. 自然対流式オーブンでは，対流による伝熱の割合が多い.
12. 食品を油中に投入した時の温度低下は，食品自体の温度の低さによるものである.
13. 油の中で食品を加熱すると，熱は放射伝熱で食品へ移動する.
14. 炒める操作は，食品を高温で長時間加熱する調理法である.
15. ガスコンロは細かい温度調節が可能で，鍋の種類を選ばない.
16. 電気コンロはガスコンロより熱効率が低く，立ち上がりが遅いものの冷めにくく，余熱の利用がしやすい.
17. ラジエント式電気コンロは，発熱体のニクロム線に強化ガラス製のプレートをかぶせたものであり，のりのあぶりなど直火で食品を加熱することはできない.
18. 電子レンジはマイクロ波を利用した加熱である.
19. マイクロ波は輻射熱を利用し，食品を温める.
20. 電磁調理器は誘導加熱を利用した調理器具である.
21. 誘導加熱は鍋などの調理器具そのものが発熱する.
22. 誘導加熱は高周波をコイルに流し，コイルで発生した熱で加熱する.
23. 過熱水蒸気は1気圧を超える加圧された状態で100℃以上に熱せられた水蒸気である.
24. 過熱水蒸気を使用すると高温により酸化が進む.
25. 電磁調理器は金属の種類により，加熱効率が変わる.
26. 電磁調理器は鍋が熱くなるだけで，トッププレートは熱くならない.
27. IH を利用した炊飯器はヒーター式に比べ強い火力を得られる.
28. 電子レンジは耐熱温度が140℃以上のラップなどが使用できる.
29. ファンにより熱風を庫内に対流させるオーブンをコンベクションオーブンという.
30. ガスオーブンは必ず換気が必要である.
31. 加熱水蒸気による調理で焼き物はできない.
32. 加熱水蒸気による調理時に耐熱温度が140度以上のラップを使用できる.
33. ステンレスは鉄よりも熱伝導率が高い.
34. ほうろう鍋は電磁調理器では使用できない.
35. 浸漬において，食品組織中の成分と浸漬液との間の交換が始まるが，温度が高いほど活発に行われる.
36. 食品を切ることによって，加熱時の温度上昇が変わるが，食味には変化がない.
37. 計量は，液体や粉体では重量ではなく体積で測ることも多いが，体積と重量は同一のためどちらを使用してもかまわない.
38. 計量する器具は，小さじ（5 mL），大さじ（15 mL），1 カップ（180 mL）が一般的に用いられている.
39. 洗浄の目的は，汚れを取り除いて衛生上安全な状態にする，食品の色や外観を向上

させることである.

40. 洗浄は調理の第一段階に行う基本操作の1つであるが,この操作からすぐに盛り付けを行い,調理の最終段階となることもある.

41. パーシャルフリージングは0～－1℃で保存する方法である.

42. 冷凍焼けとは乾燥が組織内部まで進み,種々の成分の酸化が生じることである.

43. 緩慢凍結は,解凍後に風味の変化がみられる.

44. 液体食品を計量スプーンで計量する場合,表面張力を働かせた正しい測り方をすれば,大さじ1杯の重量は酒としょうゆでは同じになる.

45. 米1カップの重量を測定する場合,精白米のほうがもち米よりも重くなる.

46. ニッケルやクロムが含まれる鋼をステンレス鋼,コバルト,モリブデン,タングステンが含まれる鉄を合金鋼という.

47. 片刃の柳刃包丁は引き切りに,両刃の牛刀は押し切りに適した構造を持つ.

48. 斜めでは網の目が歪み傷みが早くなるため,裏ごし器は網の目を正に向けて使う.

49. 大根おろしは細かい目の下ろし金でおろしたほうが,ミロシナーゼが作用し辛味が増加してよい.

50. 急速凍結は氷結晶が大きくなり,食品の組織や細胞を傷める.

7 調理操作による食品の変化

A. 調理操作による食品の変化・・・・・・・・・・・・・・・・・・・・・・・・

◼ 加熱操作

　加熱操作には，伝導，対流，放射(輻射)による熱移動を用いた方法と，マイクロ波による方法とがある．熱移動による方法では，伝導，対流，放射が複合的に作用して加熱され，湿式加熱と乾式加熱に分けられる(第6章参照)．

a. 湿式加熱

　ゆでる，煮る，蒸す，炊くなどの操作がある．

　ゆでる操作では，組織の軟化，たんぱく質の熱凝固，でんぷんの糊化，不味成分の除去，酵素の失活，油抜きなどの効果がある．

　煮る操作では，調味と加熱を目的とする．細胞膜は生の状態では半透性があるが，加熱すると半透性が消失する．煮物では砂糖や塩などの溶質が動物性食品や植物性食品の細胞内部へ入り込むことで，味が付けられる．これを拡散という．

　溶質の拡散速度は溶質の濃度勾配[*]に比例する．濃度差が大きいほど濃度変化が速く，濃度差が小さくなると濃度変化が遅くなる．たとえば煮物に調味料を加えると，最初は速い速度で拡散して味がしみ込むが，濃度差が小さくなると味のしみ込む速度は低下する．塩化ナトリウムやしょ糖などの拡散係数[*]を表7-1に示す．拡散係数は物質の種類，温度，溶媒の粘度などによって変化する．食塩の主成分である塩化ナトリウムとしょ糖を比較すると，塩化ナトリウムはしょ糖の約4倍の速度で拡散する．砂糖を食塩やしょうゆと同時に加えると，食塩が先に煮物の中で拡散することで食材の細胞内外の溶液の濃度差が小さくなるため，砂糖の拡散が困難となる．砂糖を加えた後に食塩やしょうゆを加えると，調味料がバランスよく拡散する．

　蒸す操作では，茶碗蒸しなど流動性の高いものを容器に入れたまま加熱凝固することが可能である．他に炊く操作としては炊飯があり，でんぷんの糊化が行われる．

[*]濃度勾配　1つの系の中で場所によって物質の濃度が異なる場合の濃度の差のこと．角砂糖を入れた紅茶や，煮物に調味料を入れた際のだしと食材の間には濃度勾配がある．

[*]拡散係数　一定容器内である物質に濃度差がある時，物質は濃度が一定になるように移動する．この時の移動のしやすさの程度を表す値を拡散係数という．拡散係数の値が大きいほど，移動しやすいことを示す．

表7-1　拡散係数

物質	溶媒	温度(℃)	拡散係数(cm^{2}sec^{-1})	比拡散[*]
塩化ナトリウム	水	25	1.09×10^{-5}	0.425
しょ糖	水	25	2.94×10^{-6}	0.115
卵アルブミン	水(pH 4.76)	10	1.38×10^{-7}	0.0054
ミオシン	水(pH 6.8)	20	1.05×10^{-7}	0.0041

[*]比拡散＝拡散係数/塩酸の拡散係数
(中浜信子：調理の科学, p.6, 三共出版, 1999より引用)

b. 乾式加熱

乾式加熱とは，水を加熱の媒体とはせず，油や金属板などを媒体として加熱したり，放射熱によって直接加熱する方法をいう．この加熱方法には，焼く，炒める，揚げるなどの操作がある．

畜肉，魚肉などのたんぱく質食品では，食品表面のたんぱく質を熱変性により凝固させ，内部のうま味成分の流失を抑えた後，内部のたんぱく質の熱変性を行う方法をとる．パンやケーキなどの小麦粉食品のオーブンによる加熱では，でん粉の糊化やたんぱく質の熱変性が進行するとともに，アミノカルボニル反応*が促進され，表面に好ましい焼き色を付け，さらに，アミノカルボニル反応から分かれたストレッカー分解*により嗜好性の高い香りが生成される．

*アミノカルボニル反応 メイラード反応，マイヤー反応，メイラード褐変ともいう．食品中の糖とたんぱく質が高温加熱により反応して褐変する現象．

*ストレッカー分解 アミノカルボニル反応の副反応として生じる．α-アミノ酸などの酸化的分解で，アルデヒドやピラジンなどの香気成分を発生する．

2 非加熱操作

a. 浸漬操作

1）吸水と脱水（図 7-1）

線状に切ったキャベツやだいこんを水に浸漬すると吸水して張りがでる．この現象は細胞外の水が細胞内へ移動するために細胞が膨張することによる．一方，高濃度の食塩水に浸漬すると脱水し，張りを失いしんなりとするのは，高濃度の食塩水中では，細胞内の水が細胞外へ出て細胞が収縮することによる．

植物の細胞膜（原形質膜）は半透膜である．半透膜に接する濃度の異なる溶液は，濃度の低い溶液の水が濃度の高い溶液へと移動する．基準溶液に対して，浸透圧が等しい溶液を等張液，浸透圧が高い溶液を高張液，低い溶液を低張液という．細胞内溶液と浸透圧が等しい食塩水を生理的食塩水といい，ヒトや野菜類の

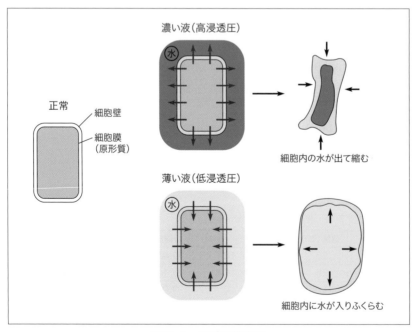

図 7-1 浸透の模式図

細胞液では 0.85% 程度である．すまし汁やみそ汁でおいしいと感じられる味付けは，生理的食塩水の濃度に近く，体液と等張液程度とされる．コーヒーやジュースなどでは，砂糖の濃度は 10% 程度が好まれるが，体液と等張であることと関係している．

　2）成分の溶出

　昆布，干ししいたけなどを水に浸漬すると，うま味成分が溶出する．この操作を水出しという．また，不要成分であるアルカロイドやポリフェノールなどを除去するためにも浸漬の操作は行われる．なすやごぼうを水にさらすなどがその例である．

b. 攪拌操作

　水と油のように混じり合わない2種類の液体を攪拌すると，エマルションと呼ばれる状態に変化する（図7-2）．エマルションには，水を連続相として油滴が分散している水中油滴型（O/W型）エマルションと，油相を連続相として水滴が分散している油中水滴型（W/O型）エマルションがある．水中油滴型エマルションとしてはマヨネーズ，牛乳，生クリームなどがあり，油中水滴型エマルションとしてはバター，マーガリンなどがある．

　調理操作によって安定したエマルションを形成するためには，①連続相と分散相の比重を同じにする，②分散相の粒子を小さくする，③連続相の粘度を高くする，などが効果的である．

　エマルションでは，乳化剤を用いることで界面張力が小さくなり，粒子の表面を被膜で覆うなどの効果が加わる．乳化剤には親水基と親油基（疎水基）があり，両親媒性の化学構造をもつ．乳化剤はエマルションの分散相と連続相の界面部分に吸着し，親水基を水相側へ，親油基を油相側へ向けて保護膜を形成する．乳化剤には，レシチン，コレステロール，モノグリセリド，ジグリセリド，カゼイン，アルブミンなどがある．たとえばマヨネーズでは卵黄のレシチンやレシトプロテ

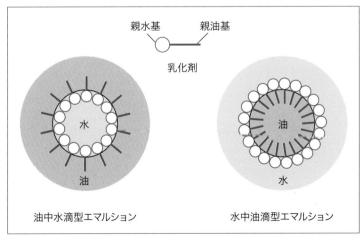

図7-2　乳化剤とエマルション

インが乳化剤として作用する．

3 冷却操作

　冷却操作は，寒天，ゼラチンのゲル化，食品の保存性向上，色，味，香りの保持向上，成分や性状変化の抑制などを目的に行われる．

a．ゲル化（図7-3）

　寒天やゼラチンは加熱後冷却することによってゲル化する．寒天やゼラチンは加熱すると，分子は水を吸水して膨潤し，ランダムコイルへと変化してゾルとなる．このゾルを冷却すると，分子はヘリックスコイルを形成し，分子同士が凝集して網目構造を形成する．寒天を利用したものに，あんを原料とする水羊羹，やまのいもで作る養老豆腐などがある．

　液体を分散媒とし固体を分散相とする分散系の中で，流動するものをゾル，流動しないものをゲルという．寒天ゲルは加熱するとゾルへと変化する．温度変化によりゾルからゲルあるいはゲルからゾルへと相が変化するゲルを熱可逆性ゲルという．一方，卵のように，ゲルへと1度変化した後は再びゾルへは戻らないゲルもある．これを熱不可逆性ゲルという．卵を利用したカスタードプディングや卵豆腐などは熱不可逆性ゲルの例である．

　寒天ゲルでは，放置しておくとゲルから水が染み出る現象がみられる．この現象を離漿（シネレシス）という．これは，ゲルの三次元網目構造が放置中に収縮して，ゲル内部の水が押し出されることによる現象である．離漿は水と親和性の高い砂糖を添加したり，網目構造を形成する寒天の濃度を高めることにより，抑制することができる．

b．凍　　結

　食品を凍結点以下にする方法である．冷凍された食品中の自由水は氷となり，残る水も濃縮された状態となる．このような環境下では，微生物の発育阻止，酵素活性や自己消化の抑制，成分間の化学反応の抑制などの効果が期待できる．

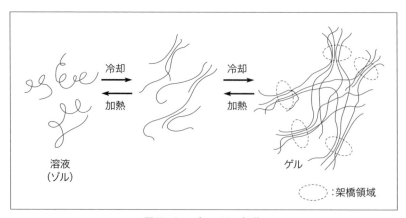

図7-3　ゾル-ゲル転移

水1gを1℃低下するのに放出されるエネルギーは4.19Jであるが，1gの水を凍らせるのに放出されるエネルギーは334J（凍結潜熱*）である．水を凍結させるためには多量のエネルギーを放出する必要がある．このため，最大氷結晶生成帯（−1〜−5℃）では，温度低下が緩慢になったり，停滞したりする（p.99参照）．

氷結晶が大きくなると細胞は破壊あるいは圧縮され，細胞内の溶液は解凍時に流失し，栄養価が低下する．また，組織が破壊されるために，テクスチャーも損なわれる．冷凍する場合には，氷結晶が微細であればあるほど，品質は保たれる．氷結晶が生成される最大氷結晶生成帯を短時間で通過する（急速凍結*）と，氷結晶核は同時に多数生成されて微細となる．通過時間が長くなる（緩慢凍結*）と，氷結晶は成長し，大きくなる．

ホームフリージングでは冷凍庫の温度が高いために緩慢凍結となる．そのため，解凍時にドリップの少ない食品（パンやもち），無定形で組織破壊のない食品（ブイヨン）などが向いている（表6-20参照）．冷凍する場合には，できるだけ薄型にして金属板などに密着させると良い．また，凍結食品は脂質の酸化，乾燥，臭い成分の吸収などが生じるため，包装して防ぐことが必要である．

1）解凍方法

冷凍食品では多くのものが解凍して使用される．緩慢解凍は凍結品を生鮮状態に戻す場合に使われ，低温解凍，自然解凍，液体中解凍，砕氷中解凍などがあり，魚肉，畜肉や果実などの冷凍食品に用いられる．急速解凍には電子レンジ解凍，オーブン解凍，スチーム解凍，ボイル解凍，油ちょう解凍，熱板解凍などがあり，解凍と調理が同時に行われる．解凍後の状態は，凍結方法によって大きく左右される．

*潜熱　温度の変化を示さず，物質の状態だけが変化するのに要する熱のこと．液体から気体への変化には気化熱，気体から液体への変化には凝縮熱，液体から個体への変化には凝固熱，個体から液体への変化には融解熱と呼ばれる潜熱が必要である．

*急速凍結　氷結晶が小さいために解凍時のドリップが少なく，食品の栄養的損失あるいは物理的変化が小さいために，品質の良い食品に戻りやすい．

*緩慢凍結　大きな氷結晶が細胞内あるいは細胞間隙に生じ，食品の組織を損なわせる．解凍時には，ドリップが多くなって複合的に品質は低下し，解凍後には解凍前とは大きく異なった状態となる．

B. 食品の物性と咀嚼・嚥下・・・・・・・・・・・・・・・・・・・・・・・・・・・

食品のおいしさは，味や香りとともに物性も深くかかわっている．食品の物性は，咀嚼過程においては咀嚼しやすさやまとまりやすさに影響を及ぼし，嚥下過程においては食塊が安全に食道へと移動するために重要である．食品の物性は，高齢社会において安全に食するために大切な性質となっている．

1 テクスチャー

テクスチャーとは，食品の物理的性質による口ざわり，舌ざわり，噛みごたえ，粒状感などをいい，主として口腔内の触覚や圧覚によって知覚される感覚のことである．指で触ったり，スプーンや箸でかき回したり，押したときの感触，さらに視覚でとらえられる組織構造までも含まれる．味や香りのように化学的な刺激によるおいしさに対して，物理的なおいしさともいわれる．

米飯，パンやうどんなどの，分子量の大きい成分から構成され，多量に食べられる食品において，おいしさに占めるテクスチャーの割合は高い．

テクスチャー特性の分類には，ツェスニアク（Szczesniak）やシャーマン

表7-2 ツェスニアクのテクスチャー・プロフィル

	一次特性	二次特性
機械的特性	硬さ 凝集性 粘性 弾性 付着性	もろさ 咀嚼性 ガム性
幾何学的特性	粒子径と形 粒子形と方向性	
その他の特性	水分含量 脂肪含量	油状 グリース状

(Szczesniak, A. S.: J. Food Sci. 28：385, 1963より引用)

（Sherman）が行った分類がある（表7-2）．ツェスニアクは食品の特性を機械的特性，幾何学的特性，その他の特性に分類している．

a. 機械的特性

　機械的特性は力学的な性質を示し，硬さ，凝集性，粘性，弾性，付着性がある．さらに，これらの性質を組み合わせて説明されるもろさ，咀嚼性，ガム性もある．感覚的には食べている間，主に舌や歯（歯根膜）や口腔粘膜で感知されるものである．

b. 幾何学的特性

　幾何学的特性は組織的な特性であり，粒子の形と大きさに関する性質（粉状，砂状，塊状）と，形と方向性に関するもので，視覚によっても推察されるものである．

c. その他の特性

　水分と油脂の含量に関する特性である．

　一方，シャーマンは食べる動作のなかで展開するテクスチャー特性を時間軸に沿って分類している．食べる前の印象，口に入れたときの第一印象，咀嚼中に感じられる特性，咀嚼後に口腔内に残る印象の4段階にテクスチャー特性を分類している．

　テクスチュロメーターは，ヒトの咀嚼運動を模したもので，プランジャーで食品を圧縮したときの力学的応答から客観的にテクスチャー特性が得られる測定機器である．テクスチュロメーターでは連続した2回の圧縮で得られるテクスチャー曲線から硬さ，付着性，凝集性などが測定される（図7-4）．これらの特性はヒトの咀嚼時の官能特性とも高い相関を示し，厚生労働省が定めた嚥下困難者用食品の許可基準としても用いられている．

❷ 咀　　嚼

a. 咀嚼過程

　口腔に入れられた食べ物は，舌によって切歯の裏側にある切歯乳頭部に運ば

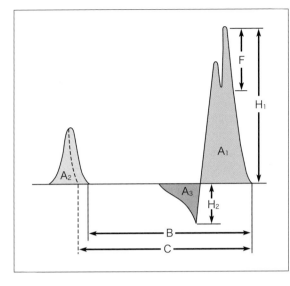

図7-4 テクスチュロメーターによる記録曲線の模式図と解析方法

硬　さ：H_1
凝集性：A_2/A_1
弾力性：C−B（C：弾力性のない粘土のような標準物質の距離）
付着性：A_3
粘　り：$-H_2$
もろさ：F
咀嚼性：硬さ×凝集性×弾力性（固形食品）
ガム性：硬さ×凝集性（半固形食品）

（川端晶子：食品物性学, p.206, 建帛社, 1989より許諾を得て改変し転載）

れ，舌によって切歯乳頭部に押しつけられて硬さが認知される．食べ物が硬い場合には歯列へ送られ，歯根膜の感覚受容器を介して硬さなどが感知される．歯で咀嚼する必要の無いほどやわらかい食品では，舌と硬口蓋により破砕される．香気成分は咀嚼中に食べ物から放出され，また味成分も口腔内の味蕾に運ばれる．この過程で食べ物は唾液と混合されて，やわらかく飲み込みやすい食塊となり，嚥下される．

b. 液状食品の知覚

　はちみつやトマトケチャップなどのゾル状食品あるいは液状食品について，ヒトは口腔内で図7-5で示したL字型曲線に挟まれた範囲のずり応力*とずり速度*で知覚することが知られている．ピーナッツバターのように流れにくい食品では，口腔内でゆっくりと動かされて感知される．水のように流れやすいものでは，速い速度で動かされて賞味される．液状食品やゾル状食品では物性が異なると，口腔内での食品の動きを変えて知覚される．

c. テクスチャーと味の強さ

　同一の呈味物質を添加したゲルの味の強さは，ゲルの種類およびテクスチャーによって異なる．ゲルの味の強さが等しく感じられる水溶液の濃度をゲル中の呈味物質の濃度で除して得られる値を呈味効率という．呈味効率とは，呈味物質が食品から味蕾までの到達しやすさを表す指標といえる．呈味効率は甘味や塩味などを発現する呈味物質の濃度が一定でも，食品の組織が緻密になると小さくなる．

　ゲル状食品においては，ゲルの破断エネルギーが高くなると呈味強度（味の強さの度合い）が抑制されるが，抑制の程度はゲル化剤の種類によっても，呈味物質の種類によっても異なる（図7-6）．大きな破断エネルギー領域では，寒天ゲ

*ずり応力とずり速度　液状の食べ物を撹拌するとき，手に感じる力をずり応力Sという．撹拌する速度をずり応速度$\dot{\gamma}$という．$S = \eta\dot{\gamma}$の関係が成り立つとき，比例定数ηを粘度という．この式をニュートンの粘性法則という．この式が成り立つ流体をニュートン流体という．

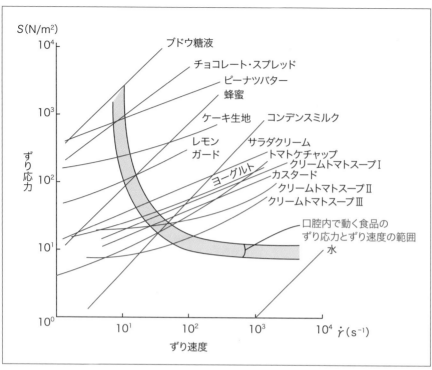

図7-5　ゾルおよび液状食品の口腔内評価でのずり応力とずり速度の関係
（Sharma and Sherman: J. Texture Studio, 4, 1973 より引用）

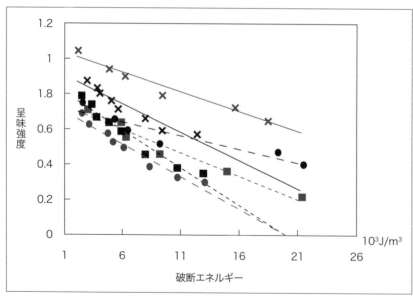

図7-6　寒天ゲルとゼラチンゲルの呈味効率と破断エネルギー
寒天ゲル：●アスパルテーム，✕塩化ナトリウム，■カフェイン
ゼラチンゲル：●アスパルテーム，✕塩化ナトリウム，■カフェイン
（Moritaka and Naito: J. Texture Studio, 33, 2002 より引用）

ルと比較してゼラチンゲルでは呈味強度の抑制が弱い．図7-6において，アスパルテームでは，ゼラチンの呈味強度の抑制は，寒天ゲルと比べて弱い．このように，ゲルの破壊のされやすさによっても味の強さは異なる．

3 嚥 下 (図7-7)

　嚥下過程は，口腔期，咽頭期，食道期の3期に分けられるが，摂食嚥下過程は，食物を取り込む前段階の先行期(認知期)や準備期を加えた5期に分類される．口腔期，咽頭期，食道期の3期に分類する場合，第1期の口腔期は，食塊が口腔から咽頭部まで到達する過程をいう．食塊が咽頭から食道入口部まで移動する過程を咽頭期と呼ぶ．咽頭期は食塊が咽頭から食道へ運ばれる時期であるが，咽頭期の前期と後期ではその過程が異なる．第3期の食道期は食道口から噴門までの食塊の移動時期である．

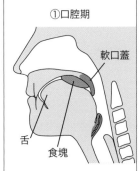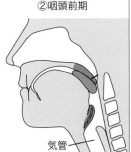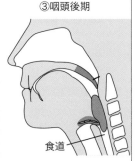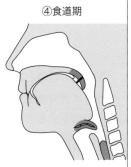

①口腔期	②咽頭前期	③咽頭後期	④食道期
三叉神経と副神経による随意運動によって行われる．口腔内では，舌の先端は口蓋に押し付けられ，食塊は嚥下誘発部位である口蓋弓，咽頭後壁や奥舌に接する部位にまで到達する．	軟口蓋は咽頭後壁と接触して鼻咽腔を閉鎖し，鼻腔からの呼吸は停止され，食塊の鼻咽腔への進入も阻止される．この時期舌と軟口蓋は離れ，食塊はその間隙を通って咽頭に移送される．喉頭は前上方に挙上し，喉頭蓋によって気管口が塞がれる．喉頭が前上方へ挙上すると，咽頭部が拡張されるために陰圧が生じて，口腔から咽頭への食塊の吸引力が生じる．嚥下過程において，この過程が秩序だって行われると，食塊は気管に入ることなく，咽頭から食道へと安全に移送される．	食塊は舌と軟口蓋と咽頭後壁によって食道へ移送される．不随意反射で行われるため，随意的なコントロールは不可能であり，不随意相とも呼ばれる．咽頭期の過程が秩序だって行われなくなると，食塊は食道ではなく，気管へと移動し，肺へと流入する．このような経路で食塊が移動することを誤嚥と呼ぶ．誤嚥が原因となる肺炎を誤嚥性肺炎と呼び，その死亡率はきわめて高い．	咽頭での陽圧により移送された食塊の尾部が食道内に入ると，食道入口は閉鎖され，食道は蠕動運動と重力により胃へと送り込まれる．食道入り口が閉鎖されると，舌骨，喉頭および喉頭蓋は安静時の状態へと戻る．

図7-7　食塊の嚥下時の移動
(森高初惠：日本調理科学会誌，44，2011より引用)

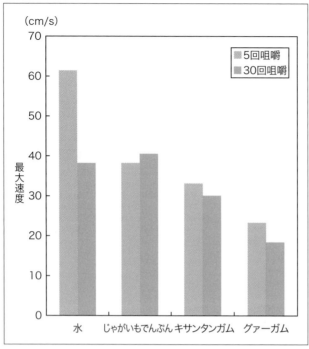

図7-8　咽頭部における5回，30回咀嚼の食塊の最大速度
（佐川敦子他：日本食品科学工学会誌55，2008を参考に作成）

a. 高齢者の咀嚼と嚥下

　高齢者は義歯を装着したり，歯が欠損したり，噛み合わせが悪かったりして咀嚼機能が低下することが多い．また，舌の動きや唾液の分泌が悪いなどの食塊の形成能力も低下することが多い．高齢者では繊維の多い食品や硬い食品は噛み切りにくく，咀嚼速度が低下する．高齢者が飲み込みにくい食物としては，酢の物，ゆで卵の卵黄，さつまいもなどがあげられる．酢の物は酢の揮発成分によりむせやすくなることが原因である．さつまいもやゆで卵の卵黄は水分が少ないために，唾液の分泌が少なくなった高齢者には飲み込みにくい．このような食品では，飲み物などの水分の多い食品を一緒に食べさせることが必要となる．食べさせ方の工夫だけではなく，調理上の工夫も必要である．例えば，やわらかく煮込んで噛み切りやすくしたり，細かく刻んだり，切り目を入れたりするなどである．また，食塊をまとまりやすくするために，トロミをつけたりすることで咀嚼機能の低下をカバーできる．

　嚥下機能が低下して誤嚥すると，肺炎を発症する．誤嚥を防ぐためには，咽頭部での食塊の移動速度を遅くすることが必要となる．水は咽頭部での食塊の移動速度が速いため，誤嚥しやすい飲み物の代表である．図7-8は水およびトロミ剤として使用されているでんぷん，キサンタンガムおよびグァーガムの5回および30回咀嚼したときの，咽頭部での食塊の最大速度を示している．水よりもトロミ剤を添加した場合には最大速度は遅くなる．しかし，でんぷんは唾液アミラーゼにより分解されるために，咀嚼するとかえって液状化するので，注意が必要

である．5回咀嚼と30回咀嚼を比較すると，5回咀嚼よりも30回咀嚼では唾液の混合により，咽頭部の食塊の最大速度は低下する．よく咀嚼して，唾液の量を多くし，食塊の粒度を細かくして，やわらかく，まとまりのある食塊とすることが大切である．高齢者用食品のテクスチャーは，咀嚼できる硬さ，まとまりやすさ，飲み込みやすさを備えていることが必要といえる．

厚生労働省が定めた嚥下困難者用食品許可基準を示す（表7-3）．嚥下困難者用食品としてはこれらの条件を満たすことが求められている．また，日本介護食協会では，咀嚼・嚥下困難者が食品を選択する際の目安となるように，ユニバーサルデザインフーズとして，硬さおよび粘度に応じて4段階に分けた自主規格を設定している（表7-4）．

表7-3 嚥下困難者用食品許可基準

規格	許可基準Ⅰ	許可基準Ⅱ	許可基準Ⅲ
硬さ（N/m²） （一定速度で圧縮したときの抵抗）	$2.5 \times 10^3 \sim$ 1×10^4	$1 \times 10^3 \sim$ 1.5×10^4	$3 \times 10^2 \sim$ 2×10^4
付着性（J/m³）	4×10^2以下	1×10^3以下	1.5×10^3以下
凝集性	0.2〜0.6	0.2〜0.9	—
常温および喫食の目安となる温度のいずれの条件であっても規格基準の範囲内であること．	均質なもの（たとえば，ゼリー状の食品）	均質なもの（たとえば，ゼリー状またはムース状などの食品）．ただし，許可基準Ⅰを満たすものを除く．	不均質なものも含む（たとえば，まとまりのよいお粥，やわらかいペースト状またはゼリー寄せなどの食品）．ただし，許可基準ⅠまたはⅡを満たすものを除く．

（厚生労働省：特別用途食品の表示許可等について，食安発第0212001号，2009）

表7-4 ユニバーサルデザインフードの区分と物性規格

区分数値など		1	2	3	4	とろみ調整食品
区分形状		容易に噛める	歯ぐきでつぶせる	舌でつぶせる	噛まなくてよい	
かむ力の目安		硬いものや大きいものはやや食べづらい	硬いものや大きいものは食べづらい	細かくて軟かければ食べられる	固形物は小さくても食べづらい	
飲み込み力の目安		普通に飲み込める	ものによっては飲み込みづらいことがある	水やお茶が飲み込みづらいことがある	水やお茶が飲み込みづらい	食物に添加することにより，あるいは溶解水量によって，区分1〜4に該当する物性に調整することができること．
物性規格	かたさ上限値 N/m²	5×10^5	5×10^4	ゾル：1×10^4 ゲル：2×10^4	ゾル：3×10^3 ゲル：5×10^3	
	粘度下限値 mPa·s			ゾル：1500	ゾル：1500	
性状など				ゲルについては著しい離水がないこと．固形物を含む場合は，その固形物は舌でつぶせる程度にやわらかいこと．	ゲルについては著しい離水がないこと．固形物を含まない均質は状態であること．	

（日本介護食品協議会，2003）

C. 調理操作と栄養成分の変化 ·····················

　調理に用いる主な食素材は，動物性食品(主に動物組織の筋肉部分)と植物性食品(植物組織の根，茎，葉，種子，芽，果実などの植物器官)である．食素材を構成する組織の種類，生育程度，部位，鮮度などにより調理操作の影響が異なる．

1　動物性組織と植物性組織

　動物性組織で食肉になるのは，横紋筋である骨格筋(図7-9)である．筋線維が束ねられ筋束を形成し，それが膜に包まれ，筋末端で集合し腱に連なり骨膜に密着している．これらの膜は結合組織であり，主成分はコラーゲンとエラスチンである．これらを多く含むと硬くなる．一方，魚肉の組織は，筋隔が積層構造になり筋節を形成している．魚肉は，このように筋線維が短く，さらにコラーゲンは食肉の約10分の1であることから，生で軟らかく加熱してもほぐしやすい．この組織構造のため加熱調理での成分損失は，塊であれば食肉は魚肉に比べ小さい．

　動物性の食素材は，と殺後に死後硬直が起き，筋細胞に存在するたんぱく質分解酵素による筋肉の軟化(解硬)が起きてアミノ酸やペプチドが蓄積され，風味が向上する．軟化が進みすぎて細菌が繁殖すると腐敗する．アデノシン三リン酸(ATP)は，この過程でイノシン一リン酸(IMP)に変換され，さらにイノシン，ヒポキサンチンに分解される．核酸関連物質を測定し(K値，p.154参照)，魚肉の鮮度判定を行う．魚肉は，筋膜が薄いことなどから食肉よりも腐敗しやすい．

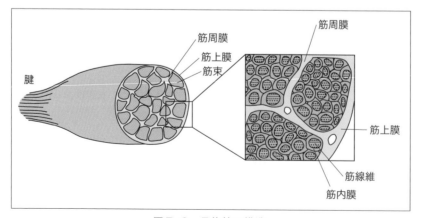

図7-9　骨格筋の構造
(沖谷明紘他：調理科学 25，314，1992を参考に作成)

　植物は，収穫後も呼吸している．可食部の大部分は基本組織(光合成を行い，でんぷんなどの貯蔵物質を蓄える組織)と維管束組織である．細胞(細胞壁はセルロース，ヘミセルロース，ペクチン質などで構成)と細胞は中葉(ペクチン質が豊富)で結合されている．透過性の細胞壁の内側に半透過性の細胞膜がある．細胞内は水分，糖類，有機酸でみたされ，浸透圧は約 0.85％NaCl 溶液とほぼ等しい．したがって，高濃度の食塩水に入れると細胞内の水分が脱水する．一方，浸透圧の低い溶液に入れると細胞内の膨圧が高まり，野菜ははりがでて，歯触りがよくなる(図 7-1 参照)．両者ともに，水に溶ける成分の溶出が起きる．植物性食品は，加熱により細胞壁と中葉のペクチン質が煮汁に溶出し，細胞壁の構造がゆるみ軟化する．ペクチンの溶出はゆで汁の pH が関与し，酢水などの弱酸性のゆで水ではペクチン質の分解は起きない．ナトリウムイオン，カリウムイオンの添加はペクチンを軟化させ，Ca^+ の添加はペクチンの分解を抑制し硬くなる．これらの調理でも水分が増減するため，それにともない水溶性の成分が溶出する．

❷ 調理操作と栄養成分の変化

・たんぱく質

　食品内のたんぱく質は通常，水和した状態で存在し，調理操作の相違により種々に変化する．たとえば，加熱温度や加熱時間を加減することで，たんぱく質の変性の状態を変えることができるため，これを利用して喫食者にとって望ましい状態に仕上げることができる．調理の第一段階として食品の表面のたんぱく質を熱変性させるとたんぱく質の溶出量がへる．

・脂　質

　固体脂は，加熱により液体に変化する．固体脂，液体油ともに，加熱調理により一部が変質し，加熱香成分(カルボニル化合物)が生成され食欲を刺激するが，同時に酸化や分解といった品質が低下する変質も起きる．変質により不快臭を生じることもある．加熱調理による食品の脂質の溶出と，それにともなう脂溶性成分の溶出がある．揚げもの料理および調味料として油を使った料理は，調理用油の食品への吸着が起きる．

・炭水化物

　でんぷんを適量の水とともに加熱すると糊化し，食品に粘弾性を与える．この糊化したでんぷんは時間とともに老化し，硬くなる(第 8 章参照)．老化の条件は他に，水，温度，pH などがある．ペクチン，寒天，カラギーナン，グルコマンナンは，特有のゲル化性をもつ．糖類は，メイラード反応(アミノカルボニル反応)とカラメル化反応により，特有の加熱香気を生成し，褐変する．炭水化物の調理による溶出は比較的少ない．

・ビタミン類

　調理操作により水分が溶出すると水溶性のビタミンが溶出し，脂質が溶出すると脂溶性ビタミンが溶出する．ビタミン A およびビタミン C は，野菜や果物に含まれる分解酵素により分解される．ビタミン B_1 は，淡水魚，貝類，わらびなどに含まれる分解酵素(チアミナーゼ)により分解される．これらの分解酵素は加

表7-5　調理による成分変化率区分別一覧

				水分	たんぱく質	脂質	コレステロール	炭水化物	食物繊維総量	灰分	(参考)エネルギー※	無機質					
												ナトリウム	カリウム	カルシウム	マグネシウム	リン	鉄
01 穀類	ゆで	めし	中央値(%)	850	87	76	—	99	98	78	98	62	69	86	72	80	46
		乾めん	中央値(%)	1300	97	81	—	94	84	29	95	16	13	95	74	82	90
		生めん	中央値(%)	400	96	100	—	100	0	48	92	36	40	95	95	89	97
	焼き*1		—	79	—	100	—	100	—	—	100	100	99	—	—	—	99
	揚げ		—	22	—	—	—	100	—	98	—	96	99	100	—	—	100
02 いも及びでん粉類	ゆで	でん粉製品	中央値(%)	2800	36	77	—	95	—	73	95	38	25	59	63	82	82
	蒸し	いも	中央値(%)	98	99	70	—	98	100	94	99	96	97	99	97	98	98
	水煮*2		中央値(%)	98	95	91	—	95	97	83	95	81	81	92	85	82	93
	電子レンジ調理		中央値(%)	92	99	81	—	—	—	90	—	53	97	95	98	92	89
	フライドポテト		中央値(%)	57	—	—	—	—	—	77	—	61	98	98	—	—	85
04 豆類	ゆで	豆	中央値(%)	1000	96	96	—	92	90	70	93	23	64	95	72	81	77
		油揚げ*1	—	390	—	86	—	—	97	—	92	16	29	97	84	—	—
	焼き	油揚げ*1	—	99	—	92	99	—	94	—	96	88	85	—	99	—	—
	油抜き	油揚げ*1	—	190	—	92	—	16	95	—	95	80	81	—	100	—	—
	水煮	凍り豆腐*1	—	4800	91	91	—	—	94	—	92	—	41	99	92	94	96
	湯戻し	湯葉*1	—	3300	99	—	—	4	—	83	97	43	53	99	87	91	—
05 種実類	ゆで	生鮮	中央値(%)	96	93	83	—	91	—	81	93	90	80	97	87	81	79
		乾燥*1	—	1400	92	77	—	90	—	54	90	45	42	89	76	65	89
	いり	アーモンド*1	—	96	92	93	—	—	—	92	95	0	93	—	—	94	—
06 野菜類 (りん茎類)	水さらし*1		—	101	75	0	—	79	—	75	78	100	91	86	89	92	50
葉茎類	ゆで(水絞りあり)		中央値(%)	80	85	84	63	85	90	60	86	59	49	79	70	72	61
	ゆで(水絞りなし)		中央値(%)	99	83	83	96	85	94	74	85	76	75	83	80	83	82
	電子レンジ調理*1		—	90	97	—	—	97	—	95	98	—	100	99	100	—	99
	焼き*1		—	50	99	—	—	69	—	95	84	—	97	98	100	100	98
	油いため*1		中央値(%)	75	96	—	83	92	98	98	—	46	99	96	96	99	96
りん茎類	水さらし*1		—	103	61	—	0	72	—	49	72	—	58	—	77	64	68
	ゆで		中央値(%)	92	71	89	0	73	—	64	73	—	62	92	68	71	60
	油いため		中央値(%)	40	96	—	23	99	—	96	—	—	96	90	91	97	76
根菜類	おろし		中央値(%)	19	28	28	—	35	73	19	34	29	15	50	41	20	23
	おろし汁		中央値(%)	81	50	43	—	47	8	61	47	38	66	32	62	67	30
	ゆで		中央値(%)	90	86	90	—	88	97	76	87	68	80	95	80	90	89
	油いため		中央値(%)	72	96	—	—	99	90	95	—	94	90	94	96	93	100
	素揚げ*1		—	64	91	—	—	—	32	100	—	81	99	97	97	98	93
果菜類	ゆで		中央値(%)	97	95	94	94	91	93	82	93	94	82	95	92	91	95
	電子レンジ*1		—	84	—	—	—	—	100	—	—	0	—	85	—	—	96
	焼き*1		—	71	—	96	—	—	—	96	—	0	—	100	100	—	96
	油いため		中央値(%)	89	96	—	9	93	96	96	—	93	97	96	97	99	98
	素揚げ*1		—	75	85	—	—	—	70	93	—	93	93	93	93	93	93
発芽野菜類	ゆで		中央値(%)	84	64	55	85	78	91	56	73	51	28	89	70	64	78
	油いため		中央値(%)	77	96	—	—	97	97	98	—	—	95	77	89	96	93
山菜類	ゆで	生鮮	中央値(%)	100	76	91	—	77	87	42	77	96	28	99	60	65	72
乾燥野菜	ゆで(水絞り)	乾燥野菜*1	—	6800	73	—	—	61	94	23	62	50	5	84	41	50	33
	ゆで(水絞り)	切削後乾燥野菜	中央値(%)	6300	58	0	—	41	93	25	40	11	12	72	49	25	59
	油いため(水絞り)	乾燥野菜*1	—	3500	54	—	—	37	91	17	—	13	11	63	49	28	73
09 果実類	焼き		中央値(%)	64	—	—	—	91	94	—	91	—	92	95	96	93	87
08 きのこ類	ゆで	生鮮	中央値(%)	86	89	60	—	89	93	67	91	66	65	82	74	81	69
		乾燥	中央値(%)	5500	85	75	—	73	91	68	78	—	59	81	67	56	68
	焼き	生鮮*1	—	62	99	90	—	99	—	86	98	—	94	62	94	98	95
	油いため	生鮮	中央値(%)	83	98	—	0	93	98	94	—	—	98	88	97	98	92
		乾燥*1	—	1400	94	—	—	—	—	71	—	67	60	—	96	48	—
	素揚げ	生鮮*1	—	49	93	—	—	—	—	86	—	63	96	69	92	86	—
09 藻類	水戻し*1		—	4200	87	—	—	84	—	31	86	26	30	98	70	79	—
	ゆで		中央値(%)	>10e4	70	—	0	59	70	34	65	28	25	91	58	25	44
	水煮		中央値(%)	6700	35	39	—	63	—	50	64	44	46	90	85	66	73
	油いため		中央値(%)	>10e4	74	—	0	62	75	38	—	30	27	93	60	29	43

（%）

	無機質						ビタミン															
亜鉛	銅	マンガン	ヨウ素	セレン	クロム	モリブデン	レチノール	β-カロテン	レチノール当量	ビタミンD	α-トコフェロール	K	B1	B2	ナイアシン	ナイアシン当量	B6	B12	葉酸	パントテン酸	ビオチン	C
91	95	92	0	75	50	91	—	57	56	—	54	—	59	70	68	80	60	—	70	79	70	—
69	78	78	—	—	—	58	—	—	—	—	55	—	58	74	53	81	29	—	58	81	83	—
95	94	98	9	98	90	84	0	0	0	0	95	0	95	95	63	98	60	—	80	86	95	0
99	—	—	96	—	—	—	—	—	—	—	98	—	95	94	—	—	93	—	93	99	88	46
98	90	—	46	80	—	—	—	27	27	—	>10e4	—	69	77	—	—	82	69	99	96	—	—
0	0	44	0	0	0	77	0	—	—	—	—	—	—	—	—	36	—	—	—	—	—	—
99	97	88	79	—	23	98	—	100	100	—	99	0	89	94	79	82	98	—	99	96	99	80
94	81	82	38	10	0	84	—	87	89	—	86	0	81	80	76	84	76	—	85	76	86	62
99	100	100	93	93	41	87	—	74	74	—	60	—	88	56	84	87	92	—	76	76	90	60
—	—	93	—	47	5	84	—	—	—	—	2100	—	78	54	—	—	81	—	90	68	—	41
79	77	95	0	78	38	51	—	95	95	—	0	96	71	66	55	82	48	—	43	49	80	15
—	67	—	0	—	—	48	—	—	—	—	80	84	32	37	0	—	28	—	39	63	—	—
—	—	—	74	100	—	94	—	—	—	—	89	97	74	93	71	—	77	—	77	56	94	—
—	98	—	76	—	—	95	—	—	—	—	99	97	84	95	72	—	83	—	91	84	93	—
—	70	—	92	—	—	22	—	85	79	—	76	90	0	0	—	92	0	0	0	89	62	—
—	56	—	16	95	—	16	—	—	—	—	96	90	45	24	25	88	27	—	26	67	90	—
83	80	68	48	89	—	44	—	86	97	—	71	0	78	83	87	86	56	—	83	90	60	76
17	62	82	—	—	—	—	—	—	—	—	97	0	42	53	38	66	46	—	42	29	—	0
—	—	—	—	—	—	—	—	—	—	—	—	0	55	94	86	92	74	—	94	51	—	—
100	80	75	—	—	—	—	—	—	—	—	50	100	50	—	100	95	75	—	100	67	—	75.0
64	75	77	23	70	35	56	—	90	90	—	86	94	42	41	38	60	42	—	49	49	77	36
88	89	80	—	71	0	53	—	90	86	—	96	87	77	70	74	76	61	—	80	76	63	64
—	99	100	—	94	—	—	—	—	—	—	—	97	96	100	—	—	—	—	67	84	99	90
97	93	99	—	92	82	100	—	—	—	—	—	—	87	97	95	97	—	—	—	76	94	58
94	90	92	0	96	89	70	—	89	91	—	160	90	88	97	95	96	88	—	95	88	99	75
64	87	67	—	—	—	—	—	78	94	—	24	93	84	86	88	75	65	—	75	81	—	68
57	97	72	0	0	—	73	—	69	83	—	0	82	74	77	78	79	70	—	73	77	76	61
100	91	89	—	25	40	—	—	93	93	—	2400	22	83	92	90	99	100	—	84	—	—	43
48	16	29	7	7	25	17	—	75	—	—	74	38	19	25	15	18	14	—	12	9	23	12
86	51	36	74	12	23	65	—	81	—	—	61	0	54	41	62	58	61	—	56	33	68	55
89	84	79	54	86	14	86	—	92	90	—	91	88	75	83	74	77	76	—	82	75	79	65
98	—	96	—	60	96	—	—	—	—	—	210	84	91	95	90	90	93	—	96	94	94	49
95	84	99	—	0	0	—	—	35	34	—	240	—	—	91	88	89	—	—	88	—	95	75
89	84	94	0	99	58	74	—	91	93	—	93	80	82	83	80	83	77	—	88	85	90.0	67
98	92	89	—	—	—	—	—	92	—	—	—	0	92	100	94	96	86	—	89	—	—	64
100	90	—	—	—	—	—	—	—	—	—	—	0	98	—	—	—	79	—	—	98	—	82
96	99	99	67	94	91	96	—	98	97	—	105	96	96	96	96	96	98	—	99	99	91	79
93	—	93	—	—	—	—	—	41	47	—	780	—	—	93	93	91	78	—	59	93	—	31
60	59	84	—	—	—	—	—	85	66	—	84	79	39	38	25	48	36	—	53	44	—	19
94	93	92	—	97	0	94	—	—	—	—	1100	—	94	90	99	98	82	—	—	—	89	57
82	65	67	—	—	—	—	—	84	88	—	82	96	25	54	50	56	24	—	39	30	—	24
41	74	38	—	—	—	—	—	14	11	—	90	—	0	15	0	17	0	—	6	0	—	—
54	69	61	—	—	—	—	—	48	48	—	0	0	9	8	10	20	0	—	25	20	—	3
56	82	65	—	—	—	—	—	—	—	—	>10e4	—	24	33	15	24	18	—	19	20	—	3
96	90	92	—	—	—	93	—	91	92	—	—	—	90	—	98	94	90	—	83	65	87	77
90	69	79	9	64	0	61	—	—	—	87	0	—	58	55	61	63	56	—	37	64	79	0
95	97	79	0	57	32	60	—	—	—	72	—	—	26	78	18	55	81	—	23	0	48	—
90	90		—	—	—	—	—	—	—	—	—	—	93	97	97	82	—	—	53	93	—	—
95	95	98	—	—	—	—	—	—	—	94	>10e4	—	93	95	96	96	81	—	57	94	—	—
95	97	81	—	—	—	—	—	—	—	84	—	—	0	74	25	63	64	—	67	26	—	—
94	82	96	0	76	—	—	—	—	—	56	>10e4	—	82	97	72	76	77	11	65	92	82	—
66	—	—	—	—	—	—	—	92	91	—	—	—	76	57	17	36	—	—	30	62	64	66
79	83	70	21	56	51	42	—	75	75	—	81	68	43	0	0	40	0	—	13	0	39	—
96	87	92	57	75	49	17	—	88	88	—	79	—	31	15	21	32	11	64	39	20	63	7
79	86	83	26	22	58	56	—	78	78	—	220	64	52	3	0	39	—	—	21	0	45	—

（つづく）

表7-5　調理による成分変化率区分別一覧（つづき）

食品群	調理	食品	統計	水分	たんぱく質	脂質	コレステロール	炭水化物	食物繊維総量	灰分	(参考)エネルギー※	ナトリウム	カリウム	カルシウム	マグネシウム	リン	鉄
10魚介類	ゆで	えび	中央値(%)	75	86	78	—	79	—	70	85	63	60	—	—	—	—
		かに	中央値(%)	73	95	82	92	78	—	83	88	67	61	89	92	64	74
		いか*1	—	43	69	38	73	92	—	28	57	41	38	72	38	54	63
		たこ*1	—	76	—	81	81	81	—	62	—	67	67	96	77	61	27
	水煮	生鮮魚	中央値(%)	80	95	90	94	83	—	83	94	79	79	108	63	88	92
		貝	中央値(%)	64	92	—	—	94	—	53	96	46	67	73	67	91	90
		いか	中央値(%)	75	93	73	94	71	—	84	95	82	77	97	86	85	—
	蒸し	生鮮魚	中央値(%)	79	93	77	92	57	—	84	83	83	77	88	87	82	97
	電子レンジ調理	生鮮魚	中央値(%)	80	96	85	91	82	—	88	92	91	87	89	92	90	98
	焼き	生鮮魚	中央値(%)	67	96	86	91	78	—	93	94	94	94	119	91	97	90
		塩蔵魚	中央値(%)	77	96	78	—	81	—	95	86	96	88	91	96	100	91
		魚類内臓	中央値(%)	64	—	57	87	97	—	65	73	—	—	210	62	160	—
		魚卵*1	—	77	—	—	—	—	—	98	—	—	97	97	99	—	—
		貝	中央値(%)	58	95	74	99	94	—	78	94	73	85	70	81	90	99
		えび*1	—	71	79	49	86	73	—	73	78	77	68	98	78	78	—
		いか*1	—	63	93	89	99	74	—	86	93	—	82	92	87	86	—
	ソテー	生鮮魚	中央値(%)	69	97	91	86	49	—	94	88	89	93	89	97	96	95
11肉類	ゆで	うし	中央値(%)	59	87	86	92	29	—	36	91	30	27	65	51	48	83
		ぶた	中央値(%)	64	95	96	97	46	—	58	95	42	40	92	67	62	91
		にわとり	中央値(%)	66	94	74	93	27	—	67	83	56	60	98	78	68	91
		うし[副生物]*1	—	45	93	87	94	41	—	44	88	34	31	70	55	58	85
		ぶた[ハム類]*1	—	83	91	99	98	69	—	68	94	69	66	86	89	76	92
		ぶた[ソーセージ類]*1	—	98	—	—	—	43	—	92	—	93	91	94	—	98	—
	焼き	うし	中央値(%)	58	95	91	91	65	—	82	93	88	79	85	86	85	94
		ぶた	中央値(%)	55	100	90	90	83	—	96	91	87	93	89	94	94	96
		めんよう	中央値(%)	51	96	88	98	57	—	75	91	74	74	82	80	81	86
		にわとり	中央値(%)	58	97	80	94	76	—	92	91	96	93	91	95	95	97
		うし[ひき肉]*1	—	56	99	66	86	73	—	98	75	93	97	93	97	99	95
		うし[副生物]*1	—	51	99	88	86	68	—	88	90	81	85	91	80	91	87
		ぶた[ハム類]*1	—	71	—	83	—	94	—	96	89	95	100	89	96	95	90
		ぶた[ひき肉]*1	—	55	—	86	88	99	—	—	91	95	—	84	99	100	—
		にわとり[ひき肉]*1	—	51	97	77	92	—	—	100	85	96	97	—	95	97	—
		ぶた[ソーセージ類]*1	—	89	—	96	99	68	—	100	96	—	—	93	—	99	—
	ソテー	にわとり*1	—	49	97	—	100	92	—	97	—	96	98	85	89	91	88
12卵類	ゆで　全卵		中央値(%)	99	98	97	—	88	—	100	—	97	98	—	—	—	—
	ポーチドエッグ*1		—	92	94	—	—	51	—	87	—	65	65	—	93	—	—
	目玉焼き*1		—	75	—	—	—	71	—	87	—	96	87	—	—	—	—
	いり*1		—	86	—	—	—	85	—	85	—	92	90	—	—	—	—
	素揚げ*1		—	63	—	—	—	62	—	82	—	98	96	99	—	—	—

本資料の成分変化率は，本項に示す方法によって2019年までに公表した調理前後の成分値及び個別の追加分析データに基づき作成した．エネルギーの値は七訂の方法に基づき算出した中央値である．

油いため，素揚げ，ソテー等の成分変化率は，他の調理と同様に素材の成分値からの変化率とした．油に由来する成分として α-トコフェロールが増加する場合はそのまま収載した．

成分変化率が100倍（10000 %）を超える場合は，「＞10e4」と表記した．

*1　調べた食品が1種類であることに留意する

*2　アメリカほどいもゆでを水煮に加えた

（日本食品標準成分表2020年版（八訂）から抜粋のうえ作成）

（%）

		無機質										ビタミン										
亜鉛	銅	マンガン	ヨウ素	セレン	クロム	モリブデン	レチノール	β-カロテン	レチノール当量	ビタミンD	α-トコフェロール	K	B_1	B_2	ナイアシン	ナイアシン当量	B_6	B_{12}	葉酸	パントテン酸	ビオチン	C
–	–	–	–	–	–	–	–	96	–	–	–	–	78	79	–	–	63	100	70	92	–	95
94	75	74	–	–	–	–	78	85	82	–	92	–	73	70	63	87	67	–	53	80	81	74
67	40	74	–	–	–	–	58	–	58	–	48	–	48	51	41	53	28	46	39	27	–	1
91	–	–	–	–	–	–	81	–	81	–	81	0	81	45	70	88	81	75	41	57	–	81
90	87	83	88	91	0	0	90	41	90	77	77	85	80	79	76	83	74	78	72	77	91	16
94	88	71	68	85	79	87	–	–	–	97	–	–	66	75	85	90	52	67	74	65	99	59
90	–	–	–	78	39	38	93	–	93	0	92	–	53	97	92	92	81	81	78	92	84	34
77	87	93	96	97	–	–	97	–	97	79	74	87	84	83	76	82	89	95	58	75	98	73
68	85	97	97	93	–	–	90	–	90	72	71	94	90	77	92	94	71	–	71	73	95	76
89	89	78	90	98	45	–	81	61	81	76	86	72	79	84	86	89	66	78	88	90	94	71
96	92	87	–	96	89	–	61	80	62	80	–	81	96	95	43	87	81	94	79	80	–	81
99	88	–	–	–	–	–	86	75	86	70	–	–	–	–	–	–	78	61	82	74	–	56
–	–	–	–	–	–	–	–	–	–	82	98	86	93	–	99	99	93	–	83	86	–	55
94	95	–	–	–	–	–	87	34	86	–	94	62	88	93	84	92	90	76	66	82	–	66
83	–	73	–	–	–	–	–	79	73	–	–	–	73	61	69	74	49	88	48	70	–	730
89	–	87	–	78	28	51	–	–	–	0	85	–	88	–	–	98	86	78	92	91	91	51
55	82	94	92	95	–	–	94	–	94	66	112	–	91	82	94	96	71	77	68	82	92	74
94	83	0	55	88	52	49	12	69	14	78	90	85	46	62	44	66	56	74	58	46	86	0
–	92	74	8	95	77	71	31	–	31	74	2	77	61	78	57	74	81	95	74	56	90	39
91	92	75	4	13	–	2	59	–	60	16	20	65	68	91	68	79	78	73	52	65	3	46
97	94	56	–	92	0	64	74	48	73	–	90	82	36	64	43	68	48	66	82	43	–	24
95	97	–	0	96	78	79	81	–	81	–	90	70	79	81	71	80	84	–	93	87	89	66
–	92	99	92	94	95	98	–	65	–	90	89	82	99	97	91	96	96	94	–	78	–	91
96	87	53	83	87	57	73	51	73	50	70	91	83	89	91	81	85	79	82	79	80	91	46
97	94	72	42	97	36	92	31	–	31	72	44	84	91	90	91	94	86	–	49	87	94	56
95	97	0	77	59	91	77	91	–	91	33	95	97	69	83	71	83	78	77	53	78	87	38
96	90	45	38	100	76	98	75	–	62	74	21	72	82	92	90	93	70	92	67	89	98	67
96	–	–	–	93	91	82	26	78	30	58	95	62	85	87	97	99	88	68	95	84	–	33
97	98	93	89	91	0	83	69	87	70	–	95	88	74	91	91	96	80	100	87	84	–	55
91	–	–	0	–	77	79	82	–	0	87	89	55	98	–	–	89	–	85	–	88		85
91	95	–	44	98	87	92	79	–	79	74	76	69	94	93	–	81	95	37	91	–		49
99	96	–	–	100	–	–	79	–	79	72	87	97	95	93	97	97	73	89	83	89	–	66
–	–	–	–	97	93	–	95	62	94	94	100	92	99	99	–	–	97	95	96	–	–	92
96	76	89	–	97	–	–	–	–			150	–	74	–	97	97	68	65	80	91	–	–
–	–	87	93	–	–		87	–	87	86	99	90	100	93	92	–	–			96	97	–
–	–	81	–	–	–		74	–	73	16	19	89	82	98	–	90	81	–	94			
100	–	90	–	96	0	–	83	–	83	64	36	–	93	91	–	98	100	–	–			93
–	–	87	–	93	0	–	82	–	81	85	45	–	90	–	88	99	–	–	98	–	100	
–	–	94	–	–	0	97	85	–	84	76	99	–	96	97	81	96	79	–	–	95	93	–

熱調理により失活する．

・ミネラル類

　調理操作により水分が溶出するとミネラルも溶出する．したがって腎臓病者用食のカリウム制限食は，野菜をゆでこぼすことが重要なポイントとなる．

ビタミン C の調理損失

　食品中のビタミン C は，L-アスコルビン酸(還元型)または L-デビドロアスコルビン酸(酸化型，DHA)として存在している．DHA のビタミン C 活性は以前は L-アスコルビン酸の半分と考えられてきたが，四訂成分表以降は改められて同等の活性があるとされている．

　L-アスコルビン酸は加熱調理などの調理過程において酸素や酸化酵素などにより DHA に変化するが，これは調理によるビタミン C の損失にはあたらない．古い研究では，DHA の活性を低く評価しているため，調理によるビタミン C の損失を実際より多く見積もっており注意が必要である．なお，ビタミン C の損失はゆで操作中のゆで汁への溶出が主である．また，DHA は加水分解によりシゲトクロン酸に変化するが，これにはビタミン C 活性はない．

③ 調理による成分残存率

　ほうれんそうは，ゆでる操作(ゆでる→湯切り*→水冷→手搾り)を行うと重量が30％減る．減った成分は，水分，水溶性ビタミン，無機質であるが，どの成分も等しく30％減少するわけではない．食品に含まれる成分の増減は，調理方法，調理時間などにより異なる．各食品の調理による成分別の増減は，調理による成分残存率*(①式)あるいは調理による成分損失率*(②式)として示される．

①調理による成分残存率＝$\dfrac{調理後の成分値(調理前重量100\,\mathrm{g}に対応する重量当たり)}{調理前の成分値(100\,\mathrm{g}当たり)×100}$

②調理による成分損失率＝100－調理による成分残存率

　食品成分表の調理は，調理方法も示されていることから調理による成分損失を示す指針でもある．そこで，食品成分表を用いて算出して調理による成分変化率表を表 7-5 に示した．調理による成分変化率が100％超となった成分については，100％超となる理由が説明できる場合にはそのままの数値を用い，説明ができない場合には100％としている．以下の場合は，変化率の計算ができない，あるいは計算結果の真度(正確さ)に問題があると考えられるため，成分変化率を「−」で示している(①成分表の調理前または調理後あるいは両者の収載値が「−」である場合，②成分表の調理前の収載値が「0」の場合，③成分表の調理前または調理後あるいは両者の収載値が「Tr」の場合)．

　調理による成分変化率表を食事設計や食事指導を行う場合に活用すると，精度の高い栄養評価や食事指導ができる．

*湯切り　ゆでた食品をざるに入れ，お湯を切ること

*調理による成分残存率
ある成分について，調理前に含有される成分量に比べ調理後に含有される成分量がどのくらいの割合で残っているかを示した値

*調理による成分損失率
ある成分について，調理前に含有される成分量に比べ調理後に含有される成分量がどのくらいの割合で損失したかを示した値

練習問題

以下の問題について，正しいものには○，間違っているものには×をつけなさい．

1．蒸し加熱では，水蒸気の気化熱を利用して食品の加熱が行われる．
2．煮物の味付けは，調味料の拡散によって行われる．
3．魚肉は沸騰させた調味液の中へ加えると，魚肉からの旨味成分の流出が少ない．
4．蒸し物は煮物に比較し，味がつけやすい．
5．だし汁の好ましい味付けは，生理的食塩水濃度に近い濃度とされる．
6．牛乳からバターを作るときには，エマルションはW/OからO/Wへと変化する．
7．寒天は加熱するとゲルになり，冷却するとゾルになる．
8．マヨネーズには，乳化剤として卵白成分が利用される．
9．きゅうり，ごぼう，なすなどは低温障害が生じやすい野菜である．
10．緩慢凍結では解凍後，ドリップが少なく，テクスチャーは損なわれない．
11．テクスチャーのおいしさへ占める割合は，パンやうどんのような固形物食品で高い．
12．テクスチャーは味の強さには関係しない．
13．高齢者の食べやすい食品として，ゆで卵やさつまいもが挙げられる．
14．嚥下の困難な高齢者には，まとまりのある，やわらかい食塊を形成することが，大切である．

調理操作と栄養成分に関する記述である．誤っているのはどれか．
①ゆでる操作などの水を用いる調理では，水に食品の成分が流出する．
②てんぷらなどの油を用いる料理では，油の成分が食品に吸着する．
③ほうれんそうは，ゆでる調理を行うと重量が30％減り，各成分も30％減る．
④食品に含まれる成分の増減は，調理方法，調理時間などにより異なる．
⑤各調理による成分残存率の計算式は下記の通りである．
調理後の成分値(調理前重量100gに対応する重量当たり)／調理前の成分値(100g当たり)×100＝調理による成分残存率

8 食素材の調理特性と調理 ....

食事は，主食（穀類，いも類），主菜（肉類，魚介類，卵類，大豆・大豆製品，乳製品），副菜（野菜類，海藻類，きのこ類，果実類）で構成される．主食，主菜および副菜区分に属する食品群の成分特性は，大きく異なる（図8-1）．各区分の食品の調理特性を科学的に理解することは，対象者にとって適切な食事設計力を身につける基礎である．

A. 主食になる食素材の調理特性と調理 ....

① 穀　類

穀類は食味が淡白で常食に適し，人類にとって重要な食糧であり，またいろいろな食品と組み合わせて調理し，わが国では主食として食べられる．米，小麦，とうもろこしは世界の三大穀物といわれる．穀類を調理する目的の大部分はでんぷんの糊化にある．糊化には水が不可欠であるが，穀類の水分含量は15％前後と少ないため，穀類の加熱は水を加えて「煮る」，「蒸す」，「焼く」，「炊く」などの

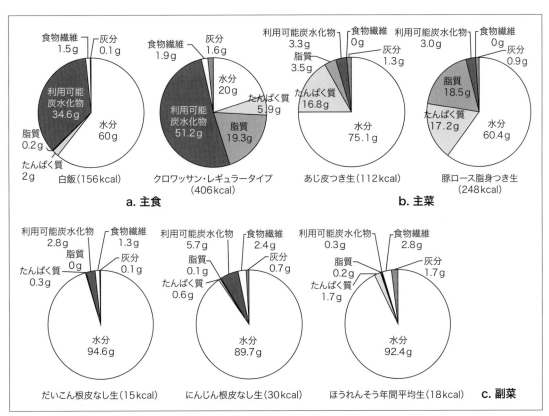

図8-1　主食，主菜，副菜の成分特性（可食部100 g 当たり）
（日本食品標準成分表2020年版（八訂）を参考に作成）

調理操作が基本となる.

a. 米の調理特性と調理

　米は，形によりジャポニカ種(日本型短粒種)とインディカ種(インド型長粒種)に大きく分類される.ジャポニカ種はわが国で古くから食べられている円粒の米で，アミロース含量が17〜21%，糊化温度は約65℃であり，飯にすると粘りが出る.インディカ種は長粒の米で，アミロース含量が24〜31%，糊化温度は約73℃で，飯にしても粘りが少ない.

　米は主要成分であるでんぷんの構造の違いによっても分類でき，アミロース20%，アミロペクチン80%からなるうるち米と，アミロペクチン100%であるもち米に分類できる.うるち米ともち米では調理性が異なり，白飯や粥，味付け飯にはうるち米が，赤飯やもちにはもち米が使われる.

　玄米の構造を図8-2に示した.搗精度(とうせいど)により精白米，七分搗き米，五分搗き米，胚芽米，玄米に分けられる.無洗米などの新しい米もある.各々の特徴を表8-1に示した.

　1)うるち米の調理

　うるち米の調理を炊飯という.炊飯とは，米に水を加えて加熱し飯にする調理過程のことである.炊飯は「煮る」「蒸す」「焼く」の調理操作を複合的に行う「炊く」操作である.米が炊きあがった状態である飯は，飯粒の表面にほとんど余分な水分が付着していない状態になる.米は洗米後，米容量の1.2倍(重量の1.5倍)量の水を加え，浸漬，加熱という炊飯の調理過程を経て，米重量の2.1倍，水分量約60%の飯になる.炊飯の加熱過程は，最低30分の浸漬によりでんぷんに吸

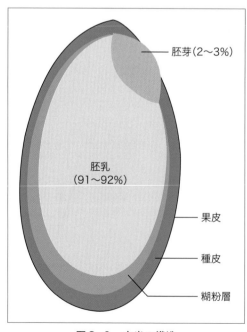

図8-2　玄米の構造

表8-1　うるち米の栄養的特徴と成分組成（100g当たり）

種類	米の特徴	分類	エネルギー(kcal)	たんぱく質(g)	脂質(g)	差引き法による炭水化物(g)	食物繊維(g)	Ca(mg)	Fe(mg)	αトコフェロール(mg)	ビタミンB₁(mg)	ビタミンB₂(mg)
精白米*¹	通常の白飯に使用. 軽く洗って炊飯する.	米飯	342 156	6.1 2.5	0.9 0.3	78.1 36.1	0.5 1.5*⁴	5 3	0.8 0.1	0.1 Tr	0.08 0.02	0.02 0.01
無洗米*²	洗わずに炊飯可.	米飯	— —	4.7 2.0	0.8 0.4	78.4 33.9	0.3 0.3	3.48 1.49	0.11 0.04	— —	0.09 0.04	— —
胚芽精米*¹	胚芽保有率80%以上の無洗米. 洗わずに炊飯可. ビタミンB群, E, 食物繊維が多い.	米飯	343 159	6.5 2.7	2 0.6	74.7 35.6	1.3 0.8	7 5	0.1 0.2	0.9 0.4	0.23 0.08	0.03 0.01
加工玄米*³	パフ加工により吸水しやすい. ビタミン, ミネラル, 食物繊維が多い.	米	354.0	6.9	3.0	73.0	1.1	8.7	0.9	—	0.36	0.03
発芽玄米*¹	玄米を0.5～1mm発芽させ軟らかく食べやすくした. ビタミン, ミネラル豊富, 精白米と混ぜて炊くことも可.	米飯	339 161	6.5 3	3.3 1.4	72.6 33.7	3.1 1.8	13 6	1.0 0.4	1.2 0.3	0.35 0.13	0.02 0.01

*¹日本食品標準成分表2020年版（八訂）の値
*²渡邊智子ら：日食工誌46：731-738, 1999　BG法の無洗米
*³ネオ玄米（キッコーマン株）
*⁴AOAC2011.25法の値, その他の値はプロスキー変法の値（AOAC2011.25法の値は, プロスキー変法で測定できない低分子食物繊維が測定できる）

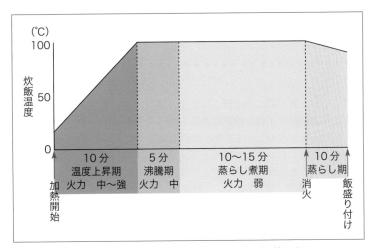

図8-3　米の炊飯における炊飯温度と加熱過程
（山崎清子, 島田キミエ他（著）：NEW 調理と理論, p.79, 同文書院, 2016より許諾を得て転載）

水・膨潤させた米を, 加熱開始後, 10分かけて沸騰させ（温度上昇期）, 15～20分沸騰を持続してでんぷんが糊化したら（沸騰期＋蒸らし煮期）, 10～15分蒸らし（蒸らし期）, 中心部のでんぷんまで完全に糊化*（α化）されるまでをいう（図8-3）. 米のでんぷんを完全に糊化するには98℃以上で20分間加熱する必

＊糊化　生のでんぷんは, 規則正しい結晶状態をしたβ型でんぷんである. 水と熱を加えると規則正しい構造が崩れて自由な形であるα型でんぷんに変化し, でんぷんが糊状になり透明になる. これを糊化という.

表8-2　粥と軟飯（加水量，エネルギー，水分）

粥の種類	米の容積に対しての加水倍率(倍)	100g当たりのエネルギー量(kcal)*	水分(g)*	100gに含まれる米の量(g)
全粥	5	65	83.0	20g 相当量
七分粥	7	–	–	–
五分粥	10	33	91.5	10g 相当量
三分粥	20	–	–	–
おもゆ	20	19	95.0	6g 相当量
軟飯	2	113	71.5	–

*日本食品標準成分表2020年版（八訂）の値

要がある．味付け飯は，予備浸水後，清酒，しょうゆ，食塩などを炊きあがり重量に対して0.6％程度加える．その際には液体調味料の容量を加水量から控える．すし飯は，合わせ酢の分量を加水量から減らして炊く．炊飯後合わせ酢をかけて上下を返し，風を送って冷ます．合わせ酢を加えて炊く，手間を省いた方法もある．

　いったんα化したでんぷんは，水分が多い状態で9℃以下の低温になると再び生のβ型でんぷんに戻る．これを老化という．ご飯を冷蔵庫に入れると，この老化により弾性が低下し，口当たりがぼそぼそとして味がおちる．

　粥および軟飯は，普通の炊飯よりも水を多く加えて軟らかく炊いたものである．表8-2に示したように，粥は全粥，七分粥，五分粥，三分粥，おもゆに分類される．おもゆは三分粥をこして，米粒を取り除いたものである．粥を調理する時には，調理途中で水を加えたり混ぜたりすると糊状になるため，水は炊飯時に粥の種類に応じて適量を加え，沸騰後はふきこぼれないように弱火にして約50分加熱する．沸騰に至るまでの昇温速度が異なっても，約50分間加熱すればいずれも類似した性状，食感の粥を調理することができる．

無洗米

コラム

　洗米には，水溶性栄養成分の損失や米を研ぐ際に出る研ぎ汁による環境汚染の他，研ぎ洗うという複数の調理操作により調理作業工程が煩雑になるという短所がある．無洗米は，精白米のぬかを除いた米で洗米が不要であるため，調理に用いることで，水溶性栄養成分の損失防止，洗う水を使用しないことによる上下水道代の節約と環境汚染の防止，洗う調理過程を省くことができる調理の簡易化と作業工程の短縮化などのメリットがある．そのため給食や外食産業だけでなく，一般家庭でも普及している．無洗米は，洗米により糠を洗い流さないため精白米より米の正味量が多くなるうえに，米を洗い研ぐ工程による吸水がないため，無洗米を炊飯する際の水加減を普通精白米と同じ水分量にすると硬くなる．硬い炊きあがりなることを防ぐために，浸漬時間を最低でも冬場は1時間，夏場は30分以上にして十分に吸水させるようにし，普通精白米よりも加水量を5％程度多くする．無洗米用の計量カップや無洗米用の目盛りがついている家庭用電気自動炊飯器も出回っているので，その場合には指定通りでおいしく炊き上げることができる．

　2）もち米の調理
　もち米の調理方法には，うるち米同様に「炊く」調理方法もあるが，一般には「蒸

す」ことが多い．その理由は，水に浸漬したときのもち米の吸水率はうるち米より大きく，もち米重量の30〜40%吸水するため，「炊く」調理操作では加熱の初期段階でもち米の一部が水の上に浮き出てしまい炊き上がりにムラができるからである．蒸す調理方法のときには，浸漬時の吸水量だけでは加水量が不足するため，蒸す途中で数回のふり水（打ち水）をすることで味の良い飯が蒸し上がる．

　うるち米を20%程度入れることで，炊く調理操作でも炊飯できる．その際の加水量は，もち米の重量×1.0＋うるち米の重量×1.5として算出する．同じ重量のもち米とうるち米を加熱調理すると，もち米は加水量が少ないため，もち米の飯の方が重量が少なくなる．したがって同量の飯であれば，もち米の飯は，うるち米の飯よりエネルギー量が多くなる．

　電子レンジ加熱では，水分蒸発量が多いため，もち米重量の1.1倍加水し，十分浸漬したのち調理する必要がある．

　3）米粉の調理

　うるち米を粉末にした上新粉ともち米を粉末にした白玉粉がある．上新粉も白玉粉も加水，混合，加熱の調理操作を行う．

　上新粉は，でんぷんを膨化させ粘りを出すために熱湯でこね，こねた生地を蒸しなどの方法で加熱し，さらにこねてから成形する．また，老化を利用して固形にし，保存できるようにする．

　白玉粉は必ず冷水を用いてこね，成形後にゆでるなどして加熱し，でんぷんを糊化してから水にとる．加熱後のこねは不要である．白玉団子は冷やすと老化して弾性がなくなる．砂糖を添加することで老化を遅くする．

b.　小麦粉の調理特性と調理

　小麦粉は，図8-4に示したように胚乳部，胚芽，外皮からなる小麦粒のうち，胚乳部を製粉したものである．外皮や胚芽を取り除かないで粉にしたものを全粒粉という．小麦粉の主成分はでんぷんであり，約70%を占める．小麦たんぱく質も約7〜14%含み，このたんぱく質の90%はグリアジンとグルテニンが占めている．小麦粉の調理特性はでんぷんの性質と小麦たんぱく質の性質に影響され，小麦粉はたんぱく質含量により表8-3のように分類される．この他にも中力粉と強力粉の中間の性質の準強力粉やたんぱく質含量が11〜14%でありグルテンの性質は強いが伸びにくいデュラム・セモリナ粉があり，調理の目的によって使い分ける．デュラム・セモリナ粉はマカロニ，スパゲッティなどパスタに使われる．

　小麦粉に水を加えてこねると小麦粉生地ができる．小麦粉に約50%の水を加えてこね，手でまとめることができる硬さにしたものをドウ，100〜250%の水を加えて混ぜた，流動性のある生地をバッターという．パン生地の固さの小麦粉生地はドウ，天ぷらの衣のような小麦粉生地はバッターである．

　グリアジンとグルテニンは，吸水させるとそれぞれ流動性と粘着性，弾力性を持つ物質となる．小麦粉に50%の水を加えてこねると，グリアジンとグルテニンは水を吸ってからみ合い，粘弾性のある網目構造をもつグルテンになる．グル

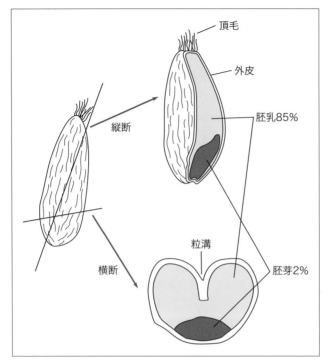

図8-4　小麦粒の構造と断面図

表8-3　小麦粉のたんぱく質含量による分類と用途

分　類	たんぱく質含量(%)	グルテンの質	粒度	原料小麦	おもな用途
強 力 粉	12.0～14.0	強　靱	粗	マニトバ(カナダ) ダークノーザンスプリング	食パン 菓子パン
準強力粉	11.0～12.5	強	粗	ハードウィンター	菓子パン 中華めん
中 力 粉	8.0～10.5	やや軟	やや細	国内産小麦 オーストラリア小麦	うどん
薄 力 粉	7.0～8.5	弱	細	ウェスタンホワイト	菓子 天ぷら

（渡辺長男他：菓子の実際知識, p.40, 東洋経済新報社, 1983より許諾を得て転載）

テンは粘弾性だけでなく，伸展性，可塑性をもつ．グルテン形成は表8-4に示したように水温や添加物により影響される．表に示した以外にも卵や牛乳，アルカリなどの添加物による因子のほかに，添加順序にも影響される．小麦粉は主成分であるでんぷんとたんぱく質のどちらの性質を強く利用するかにより表8-5のように分類できる．小麦粉の調理においては，グルテン形成を促進するのか，抑制するのかによって小麦粉の種類を選択する．

1）小麦粉の調理

　小麦粉の調理には，グルテン形成だけでなく，膨化性を利用したものと粘性を利用したものとがある．

　膨化は，小麦粉に水を加えて加熱するとグルテンの網目構造の中に気体が入り気泡ができ，小麦粉生地が膨らむことである．膨化には，気体発生の反応や気泡

表8-4　グルテン形成に影響する調理因子

調理因子	調理因子による影響
加水温	70℃以上になるとグルテンが熱により変性し，でんぷんの糊化の影響もあり生地が硬くなる．30℃未満と低くてもグルテン形成がされにくい．30〜40℃が適温である．
こね方	こねることでグルテン形成が均一になる．こねはじめは粘展性も伸展性も乏しいが，こね続けることでなめらかになるので形成までは継続してこねる必要がある．長くこねすぎるとグルテンの網目構造が崩れる．
ねかし	こねた生地をねかすことでグルテンの網目構造が緩和され，伸長抵抗が低下して伸展性が増し，成形しやすくなる．
添加物：塩	グリアジンの粘性を増加させるため，グルテンの網目構造を緻密にし，ドウの粘弾性を高める．
添加物：砂糖	砂糖は親水性が高いため，生地から水分を奪い，グルテンの形成を阻害し，ドウの粘弾性を低める．
添加物：油脂	油脂は疎水性のため，水との接触を妨げ，グルテン形成を阻害する．ある程度グルテンが形成されてから添加すると，ドウの伸展性がよくなり生地はなめらかになる．

表8-5　でんぷんとたんぱく質の調理特性の活用による小麦粉調理の分類

	調理形態	食品例
グルテン形成の活用（ドウ形成）	膨化させる スポンジ状	パン類，中華饅頭，ピッツァ，発酵菓子（ドーナツ，サバラン，ピロシキ）（かりんとう）
	膨化させない 団子状 ひも（線）状	団子，すいとん 手で延ばす…そうめん 包丁で切る…うどん，中華めん 押出す…マカロニ，スパゲッティ，パスタ類
	うす板状 小麦たんぱく質	餃子，焼売，雲呑，春巻 生麩，焼麩
グルテン形成を制御	膨化させる スポンジ状 空洞状 層状	スポンジケーキ類，バターケーキ類，マフィン，ドーナツ，サバラン，パンケーキ類，ホットケーキ，たこ焼き，どら焼き，人形焼き シュー類（シュークリーム，エクレア） パイ類（アップルパイ）
	膨化させない バッター ペースト状 ルウ状	お好み焼き，クレープ，ワッフル （クッキー，ビスケット） ソース類，グラタン類，コロッケなどのつなぎ，スープ類，シチュー類
でんぷんの粘性活用	吸水性活用 水でとく 粉でまぶす パン粉にする	衣揚げ，天ぷら衣 唐揚げ，ムニエル フライ類，コロッケ，カツ類
	小麦でんぷん	糊材料，菓子材料

（岡田哲：コムギ粉の食文化史，朝倉書店，1993より許諾を得て転載）

の種類により表8-6に示したような種類がある．

　ルー（roux）は小麦粉をバターなどの油脂類で炒めて作る．炒めることでグルテンの形成を抑制し，でんぷんの糊化による粘性を利用したもので，ソースにとろみとなめらかさをつける．炒め温度が，140〜150℃では，白色ルー（ホワイトルー），160〜180℃では，褐色ルー（ブラウンルー）になる．ルーにスープなどの混合液を加えてのばすときには，ルーを40℃に冷まし，混合液の温度を

表8-6 小麦粉生地の膨化の種類

膨化の方法	膨化のメカニズム	調理例
化学膨化剤	重曹やベーキングパウダーなどの膨化剤から発生する二酸化炭素によって膨化する	蒸しパン, ドーナッツ, クッキー
微生物	ドウやバッターの中で微生物を増殖させ, 生成される二酸化炭素によって膨化する. イーストが使用されることが多い.	パン, 中華まんじゅう
気泡	卵白ややまのいもを泡立ててできた気泡により膨化する.内部からの膨化力が小さいので, 蒸気圧による膨化を併用することが多い.	スポンジケーキ, かるかん
蒸気圧	生地に熱を加えることで, 生地中の空気の熱膨張と水蒸気圧により膨化する.	シュー生地, パイ

60℃にするなど, のばす時の温度をでんぷんの糊化温度58℃より低い温度にすると「だま」になりにくい. ルーの他にソースになめらかさをつける方法には, 小麦粉をバターと練り混ぜたブールマニエを用いることもある.

❷ いも類

　いも類は, 植物の根や根茎が生育に備えて栄養分を蓄えて肥大したものである. いもの主成分はでんぷんで, 調理には糊化が必要であるため, いも類の調理は加熱調理を原則とする. いも類は水分が58 ～ 84%と高いため, 加水しなくても熱のみを与えれば膨潤・糊化するので, 乾式加熱, 湿式加熱のいずれの加熱法でも調理できる.

　加熱により細胞間のペクチン質の一部が可溶化し, でんぷんが糊化し軟化する. 加熱しすぎると, ペクチンの細胞接着効果が消失するため, 水分の多い状態で加熱するゆで物, 煮物の場合には煮崩れることがある.

アドバンス　いもの大量調理

　いもでは, 少量の調理では水から入れてゆっくり加熱することにより煮崩れを防ぐことができるとされている. しかし, 大量調理では沸騰水から入れて調理することが多い. これは大量調理の場合, 水から入れると水温度上昇が緩やかになり, 加熱に必要な時間が長くなるためである. 水量が多いと加熱時間が長くなるため, 水量はいも重量の1.2 ～ 1.5 倍程度が適量とされる. 大量調理で使用するガス回転釜で調理する際には, 釜の周辺部と中心部で熱対流が異なる. そのため, いもの内部温度の上昇が釜内のいもの位置により異なってしまう. 内部温度上昇を一定にするために, 加熱の途中で釜内のいもを撹拌する必要がある.

a. いも類の調理特性と調理

　代表的ないもの種類と特性を表8-7にまとめた.

　1）じゃがいも

　じゃがいもの主成分はでんぷんである. でんぷんの含有量により粉質いもと粘質いもがあり, 男爵などの粉質いもは煮崩れしやすく蒸しいも, 粉ふきいもや

表8-7　いもの種類と成分特性，調理法

項目	いもの種類			
	じゃがいも	さつまいも	さといも	やまのいも
種類	男爵，農林1号 キタアカリ（粉質） メイクイーン，紅丸 （粘質）	農林1号，紅赤 （黄色，粉質） ベニハヤト（橙色） 山川紫（紫色）	たけのこいも（親いも） えびいも，やつがしら，赤芽（兼用） 石川早生，土垂（小いも）	じねんじょ，つくねいも（粘質） いちょういも（中間） ながいも（粘り弱い）
特徴	でんぷん含量が多い（粉/粘質に関与） ソラニン（有毒配糖体，芽や緑色部分などに含有） チロシナーゼ（酸化褐変）	β-アミラーゼ活性が強い ヤラピン（樹脂配糖体，黒変） クロロゲン酸・ポリフェノールオキシダーゼ（酸化褐変）	シュウ酸カルシウム（かゆみ） ホモゲンチジン酸・シュウ酸（えぐみ），ガラクタンを主とする糖たんぱく質（粘質物，煮ると泡立ち，ふきこぼれやすい）	糖たんぱく質（グロブリン系たんぱく質とマンナン）（粘質物で，摩砕すると粘りがでる） アミラーゼを含有し，細胞壁が薄く，弱い
剥皮後の扱い	水にとる	水にとる	そのままか酢水にとる	そのままか酢水にとる
生食	ほとんどしない（なしもどき）	しない	しない	する（やまかけ，とろろ，酢の物）
ゆで物	粉ふきいも，マッシュポテト	ゆでいも	田楽	
汁物	みそ汁，ポタージュ	さつま汁	豚汁，けんちん汁	
煮物	肉じゃが，ミルク煮，おでん	きんとん，レモン煮	含め煮，煮しめ，おでん	白煮（ながいも）
蒸し物	蒸しいも，じゃがバター	蒸しいも	きぬかつぎ	じょうよ饅頭，じょうよ蒸し，かるかん
その他の加熱調理	炒め物，揚げ物，焼き物，サラダ	揚げ物，焼き物	炒め煮，和え物	

マッシュポテトに適し，メークインなどの粘質いもは煮崩れしにくいので煮物に適している．発芽部と緑色部には，配糖体の中枢神経毒であるソラニンが含まれるので，調理する時には取り除く．生のじゃがいもの切り口は空気に触れると，じゃがいもに含まれるチロシンが酸化酵素チロシナーゼに酸化され，メラニン色素を生成し褐変*する．

衣をつけないじゃがいもの揚げ物では褐変が起こる．これはいもに含まれるアミノ酸と糖のアミノカルボニル反応*によるものである．

じゃがいもの細胞壁を構成する多糖類にペクチンがある．加熱すると細胞間にある不溶性のプロトペクチンが水溶性に変わり，細胞間の流動性が高まり細胞が分離しやすくなる．粉ふきいもは，ゆで水を切った後，熱いうちに鍋を揺り動かすことで，いもの表面の細胞が離れて周囲に付着して白い粉をふいたようになったものである．マッシュポテトも同様に熱いうちにつぶして調理するが，これは冷めるとペクチンは流動性をなくして，硬くなるためである．無理につぶすと細胞膜が破れ，細胞内のでんぷんが外に出て糊状になり，粘りが生じる．新じゃがいもには不溶性のプロトペクチンが多いことと細胞膜が弱いことから，粉ふきいもやマッシュポテトに適さない．

*褐変　食品が調理加工や保存の過程で褐色に変色することをいう．褐変には，酸化酵素による酵素的褐変とアミノカルボニル反応のような非酵素的褐変がある

*アミノカルボニル反応　メラノイジンという褐色の物質ができる反応で，アミノ酸もしくはたんぱく質と糖類が180℃前後に加熱されたときに起こる．色が褐色になるだけでなく，ご飯の焦げ，パンの焼き色などにあるよい香りも呈する

ポテトチップス

　ポテトチップスはじゃがいもの皮をむき，薄く輪切りにして，油で揚げて調理したものである．イギリス英語では crisps，アメリカ英語では potato chips という．わが国でポテトチップスと呼ばれて市販されている菓子には，薄切りにしたじゃがいもを揚げた真正（real）ポテトチップスと，マッシュポテトを加工・成形した後，油で揚げた成形（fabricated）ポテトチップスがある．成形品は大量に安定した製品を供給でき，形が一定で包装も簡単であるという利点がある．

2）さつまいも

　さつまいもの断面図を図 8-5 に示した．さつまいもを切ると，切り口からヤラピンという白い乳液上の液体が出て，空気に触れると褐変する．また切り口は，酸化酵素であるポリフェノールオキシダーゼが作用しクロロゲン酸がキノン体に変化し褐変する．ヤラピンやポリフェノールオキシダーゼは，さつまいもの表皮付近に多く含まれるため，皮を内皮まで厚くむくことで褐変を防ぐことができる．また水にさらすなどして空気に触れさせないことも有効である．さつまいもには，β-アミラーゼが含まれており，加熱によってでんぷんが糖化されマルトース（麦芽糖）を生成するため甘味が増す．酵素作用の適温は $50 \sim 65$℃であるため，焼き芋のように糖化に適する温度が長く保持される調理法では甘味を強く感じる．電子レンジ加熱では，加熱時間が短くアミラーゼの失活が速いのでマルトースの生成量が少なく，焼き芋より甘味が弱くなる．

3）さといも

　さといもには粘質物質である糖たんぱく質のガラクタンが含まれ，ぬめりがある．水分を加えて加熱調理する際には，ぬめりはふきこぼれの原因になるだけでなく調味料の浸透を妨げる．ふきこぼれを防ぐためには，下ゆで後水洗いし，糊化した表面のでんぷんを洗い流してから，再度加熱するとよい．さといもにはシュウ酸カルシウムが含まれている．シュウ酸カルシウムは針状の結晶を形成して細胞内に存在する．これはやまのいもにも含まれ，切削する際に皮膚を刺激する．皮をむき，酢水につけるとシュウ酸カルシウムは溶解する．

4）やまのいも

　やまのいもの粘性物質はたんぱく質と多糖類のマンナンが結合した糖たんぱく質で，生の状態で組織を壊すと粘性はより強くなる．加熱すると粘性は弱くなる

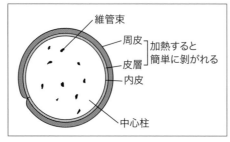

図 8-5　さつまいもの断面図

ため，とろろ汁を作るときにはだし汁を冷やしてから混ぜる．この粘性物質の気泡性を利用し，かるかんやじょうよまんじゅうなどの膨化に用いる．なお，やまのいもはアミラーゼを含有しており，生食できる．

B. 主菜になる食素材の調理特性と調理・・・・・・・・・・・・・・・・・

主菜として用いられる食品は，食肉類，魚介類，卵類，大豆および大豆加工品である．この他に，乳類を組み合わせた料理も主菜として利用される．これらの食品は良質のたんぱく質を多く含み，献立の主菜として適量用いることにより，1日当たりのたんぱく質目標量を摂取することができる．

1 食肉類の調理特性

食肉類は，一般に牛肉，豚肉，鶏肉が多く用いられる．食肉の種類や部位などによって調理特性が異なるため，それぞれの特徴を生かした調理法を用いる．表8-8に肉の部位と調理用途を示した．

a. 食肉の組織と構造

食肉は，大部分が骨格筋の横紋筋であり，筋組織，結合組織，脂肪組織から構成される．筋組織は主に筋細胞が集まってできており，細長い円柱状の細胞で，一般に筋線維と呼ばれている．その内には筋原線維が多数存在している（図7-9参照）．結合組織は一般に「すじ」といわれているもので，筋線維や脂肪組織を包む，筋肉や臓器を他の組織と結合する，骨の基質を形成するなど，強靱な繊維状の組織である．構成する主なものはコラーゲン，エラスチンで，その分布状態や多少により食肉の硬さが決まる．脂肪は，筋肉間，筋束間，筋細胞間に沈着し，脂肪細胞の大きさや，沈着の多少，分散状態により肉質が異なる．

b. 食肉の栄養成分

1）たんぱく質

食肉に含まれるたんぱく質のアミノ酸組成はバランスが良く，アミノ酸スコアは鶏卵や牛乳と同様に100である．なお，ゼラチンはトリプトファンを全く含まないため，アミノ酸スコアは0である．

2）脂　質

畜肉の脂肪は主に，パルミチン酸（$C_{16:0}$），ステアリン酸（$C_{18:0}$），オレイン酸（$C_{18:1}$）からなる．同じ食肉でも部位によって脂肪酸の種類や量が異なるため，融点は異なる．豚や鶏の脂肪は融点の低い不飽和脂肪酸であるオレイン酸やリノール酸（$C_{18:2}$）を比較的多く含むため，鶏肉や豚肉料理は冷めても比較的口当たりが良い．一方，牛脂は融点の高いステアリン酸が多いため，牛肉料理は冷めると脂質が凝固して口当たりが悪くなる．

3）その他の成分

食肉はビタミンB_1，マグネシウム，亜鉛などの供給源として重要な役割を果

表8-8 食肉の各部位の特徴および調理用途

	肉の部位	部位の特徴と調理の要点	調理用途
牛肉	①かた，すね	赤身で筋が多く硬い．脂肪が少なく味は濃厚で，長時間加熱に向く．	ブイヨン，煮込み，シチュー
	②かたロース	サーロインに比べ筋っぽいが，脂肪が適度に入り風味がよい．	すき焼き，焼肉
	③リブロース	脂肪の入り込んだ霜降り状．きめ細かくやわらかで風味がよい．	すき焼き，ステーキ
	④サーロイン	きめ細かく，軟らかい．肉質，風味ともに最上の霜降り肉である．	ステーキ，しゃぶしゃぶ
	⑤ばら	赤身と脂身が層になっている．「三枚肉」ともいう．筋が多くきめが荒いが濃厚な風味がある．	シチュー，カレー，角煮，炒め物全般（薄切り，挽肉）
	⑥もも	軟らかく，脂肪の少ない赤身肉で，塊で用いることが多い．	ロースト，ソテー
	⑦ヒレ	牛肉の中で最も軟らかく，脂肪の少ない最上肉である．	ステーキ，カツレツ，すき焼き
	ひき肉*	かた，ばらが多い．赤身の多い方が肉の縮みが少ない．	ミートローフ，ハンバーグステーキ，ミートソース
豚肉	①かた，すね	筋が多く硬い．長時間煮ると軟らかくなり，うま味が出る．	ブイヨン，煮込み
	②かたロース	適度な脂肪が入り，味が良い．ロースに比べてやや硬く粗い．肉たたきなどで，脂肪と赤身の間の筋切りする．調理範囲が広い．	煮込み，焼き物全般ロースト，カツレツ
	③ロース	軟らかい上質肉．厚い脂肪層にうま味がある．調理範囲が広く，薄切り，切り身，塊にして様々な調理に用いられる．	すき焼き，しゃぶしゃぶ，ソテー，カツレツ，焼き豚，ロースト
	④ばら	「三枚肉」．赤身部分はやや硬い．ベーコンの材料である．あばら骨つきはスペアリブと呼ばれる．	煮込み，ロースト，シチュー，カレー，串カツ，バーベキュー
	⑤もも	筋が少しある赤身肉．低脂肪．塊，薄切りなど，利用範囲が広い．	焼き豚，煮込み，酢豚
	⑥ヒレ	低脂肪できめが細かく，軟らかい最上級肉．味は淡白．	ヒレかつ，ステーキ，煮込み
	ひき肉*	くび，かた，そともも，ばらなどを用いる．ばら肉など脂身の多いひき肉の方が味がよく，粘りも出て軟らかい．	ハンバーグステーキ，肉団子，テリーヌ
鶏肉	①手羽	手羽先は脂肪とゼラチンが豊富で，骨からうま味が出る．	フライドチキン，煮込み
	②むね	脂肪少なく軟らかい．加熱するとぱさつく．	パン粉揚げ，焼き物，蒸し物
	③もも	やや脂肪が多いが弾力性がある．こくのある味で調理範囲が広い．	ロースト，ソテー，煮込み
	④ささ身	脂肪はほとんどなく，最も軟らかい．淡白な味である．	刺身，和え物，蒸し物，サラダ
	ひき肉*	低脂肪または脂肪の多いものなど様々．淡白な味である．	そぼろ，肉団子

*ひき肉とは肉質のやや硬い部位や，脂肪の多い部位などを肉ひき機でひいて筋線維を切断したものをいう．

表8-9　新鮮な肉の選び方：生肉の鮮度と色の変化

	肉の色・状態　脂肪の色・状態	鮮度の落ちた状態
牛　肉	鮮やかな赤色でつやがよいもの．脂肪は白色で赤身と脂身の境目がはっきりしているもの．	肉の色は暗褐色．表面が乾いた感じ．
豚　肉	淡い赤色でつやがよいもの．脂肪は白いもの．	脂身の色は灰色っぽくなる．
鶏　肉	うすいピンク色で透明感のあるもの．皮と脂身のつやがよく透明感のあるもの．	皮・脂身が黄色くなり，つやを失う．

たす．鉄分は食肉のミオグロビン(肉色素)やヘモグロビン(血色素)に多く含まれている．

c.　熟成とおいしさ

　食肉は，硬直を経て，食肉中のたんぱく質分解酵素によって自己消化が起こり，肉質は軟らかくなり，うま味が増して，はじめて風味のある食肉になる．この過程を熟成という．一般に，熟成に要する期間は0℃保存の場合，牛は10～14日，豚は3～7日，鶏は7～8時間程度である．熟成中に，肉は軟化するとともに保水性が高くなり，うま味成分であるアミノ酸類の増加とともに，乳酸が生成される．新鮮な肉の選び方を表8-9に示す．

d.　食肉の軟化

　食肉の種類，部位によってたんぱく質の組成や脂肪含量などが異なるため，肉の軟らかさに違いがある．硬い肉を使う場合は肉質が加熱によって硬くなるのを抑え，食肉自体のうま味や風味を損なうことなく肉を軟化させる下処理を行い，食べやすくおいしくする工夫が必要である．下処理には①筋肉繊維に対して直角にスライスする，厚切りの肉は肉たたきなどで筋肉繊維をほぐす，特に硬い部位はひき肉にするなどの機械的方法，②食塩，みそ，しょうゆなどで下味をつける，筋原線維たんぱく質を可溶化する塩類のイオン効果を用いる方法，③食酢，レモン果汁，ワインといった酸性の調味料や，トマトなどの酸味食材を用いて肉のpHを低下させる方法，④たんぱく質分解酵素(プロテアーゼ)を含むパパイヤ，パインアップル，キウイフルーツ，しょうがなどの汁に浸漬する方法，などがある．

e.　食肉の加熱による変化

　食肉類は加熱により，テクスチャー，色，味，風味が変化し，嗜好性が向上する．一方，筋肉組織に含まれるたんぱく質(筋原線維，筋形質および筋基質たんぱく質)の熱による変性により保水性が減少し，食肉の種類や部位によっては肉質が硬くなる．特に結合組織の多い肉は加熱すると硬さがいっそう増す．しかし，水中で長時間加熱すると，結合組織の大部分を占めるコラーゲンがゼラチン化するため，肉は繊維状にほぐれやすくなる．

食肉たんぱく質

コラム

　食肉類のたんぱく質には，筋細胞内に存在する筋原線維たんぱく質と筋形質たんぱく質がある．また，細胞内外に存在する筋基質たんぱく質があり，それぞれのたんぱくはそれぞれ約60，30，10％を占め，含有量の違いが肉の硬さや色に影響する．

　1）肉の色

　肉の色は主として鉄を含むミオグロビンとヘモグロビンの色素たんぱく質による．生肉の鮮赤色を作るオキシミオグロビンは，加熱により灰褐色のメトミオクロモーゲンになる．これはミオグロビンのたんぱく質部分であるグロビンの熱変性による．

　2）保水性の減少（肉汁の浸出）

　生肉には70％程度の水が閉じ込められており，水分保持能力は高い．保水性の維持は，食肉のテクスチャー，うま味および物性に関与し，おいしさの要因となる．肉を加熱すると肉汁の溶出により，肉たんぱく質の保水性は約20～40％減少する．保水性の低下は牛肉を加熱した場合，40～50℃で著しくなる．

　3）結着性

　筋原線維たんぱく質であるミオシンの結着性は65～80℃で最大となる．ひき肉はそのまま加熱すると形が崩れるが，食塩を加えてよく混ぜると，たんぱく質中のアクチンとミオシンが結合してアクトミオシンができ，粘性を生じるため成形しやすい．ハンバーグステーキの生地は，肉の結着性を利用している．

　4）風味の変化

　肉の風味は，肉汁中の呈味成分と組織間にある脂肪による．加熱によって生じる風味は，赤肉の水溶部にあるアミノ酸やポリペプチド，低分子の炭水化物などの加熱によって生じる相互作用によるものと考えられている．また，脂肪中の遊離脂肪酸や加熱により発生するアミノカルボニル化合物も加熱した肉の風味に関与する．

ひき肉の扱い方

コラム

　塊肉に比べて表面積が大きいため，脂肪が酸化しやすくまた細菌などに汚染されやすい．鮮度の低下が早いため，保存期間が短い．購入後は冷蔵保存し，その日の内に使い切る，冷凍する場合は，加熱調理してから保存するといった注意が必要である．

② 食肉類の調理

a. 肉の部位と調理法

　畜肉の種類や部位によって，結合組織の量や脂肪蓄積が異なり，肉質や風味に違いがある．それぞれの部位に適した調理法を選択する，あるいは調理方法によって部位を選ぶことが望ましい(表8-8参照)．

表8-10　ビーフステーキの焼き加減

	内部温度	焼き方	できあがりの状態
レア (rare)	55℃前後	肉の表面だけを焼き，中心は生の状態．赤い肉汁が多い．	表面は灰褐色，内部は鮮紅色．肉の軟らかさとうま味がある．
ミディアム (medium)	65～70℃	レアとウェルダンの中間の焼き加減．肉汁は少しある．標準的な焼き方．	表面は灰褐色，内部はやや赤いピンク色．
ウェルダン (welldone)	70～80℃	肉の中心部まで火が通す．肉汁は透明で少ない．	内部は灰色を帯びた薄ピンク色．肉はやや硬くなる．

b. 焼く調理

　ステーキの代表的なものにビーフステーキがある．下処理した牛肉の切り身を強火で加熱し，肉表面のたんぱく質を凝固させて肉汁の流出を防いだ後，好みにより焼き加減(表8-10)を調節する．豚肉を用いる場合は，寄生虫・細菌・ウイルスによる食中毒や感染症のリスクを低減するため，肉の中心部まで十分に加熱する．ローストは肉を塊のままオーブン内で蒸し焼きにする調理法である．加熱時間はステーキよりも長いが，加熱加減はステーキに準ずる．加熱開始は高温で肉の表面を凝固させ，その後，温度を下げて中心部まで火を通す．鶏肉は牛肉や豚肉に比べて結合組織が少ないため，1羽のまま皮つきで加熱する場合もある．

c. 煮る調理

　すね肉などの結合組織の多い硬い肉は長時間の加熱調理に向く．シチューはゆっくり煮込む調理法で，代表的なものにビーフシチューやカレーがある．ブイヨン(スープストック)は，硬くて脂肪分の少ない部位の肉を，水から加熱して弱火で長時間煮込み，肉のうま味成分とともにゼラチンを溶出した洋風だしである．

d. 牛・豚・鶏の内臓調理

　内臓は軟化や腐敗が進みやすいため，新鮮なものを選ぶ．鉄をはじめとしたミネラル類，ビタミンA，B$_{12}$，葉酸，パントテン酸などの供給源として有効であるが，独特の風味により嗜好差が大きい食材でもある．このため，血抜き(2～3%食塩水に5分程浸漬した後，真水でよく洗う)や，臭み抜き(血抜き処理の後に，香辛料・香味野菜・酒などを入れた沸騰水中で湯通しする)などの下処理をする場合が多い．高温で加熱したほうが食味が良く，脂肪の酸化も抑えられる．唐揚げ，串焼き，調味料を濃い目に用いた炒め煮などに向く．

●●

ひき肉料理と香辛料

コラム

　ハンバーグステーキやミートローフなどの洋風ひき肉料理には，よくナツメグが用いられる．ナツメグは別名「にくずく」といい，完熟した種子の胚乳を乾燥させたものを香辛料として用いる．甘味のある刺激的な芳香をもち，ひき肉料理と相性がよい．香り付けと肉の臭みを消す効果がある．一方，鶏肉そぼろや鶏肉団子などの和風ひき肉料理にはしょうがが用いられる．しょうがはさわやかな香りと辛味をもつ．肉の臭み消しに効果があり，食中毒を予防するといわれている．

●●

コラム 食肉脂肪の融点と口溶け

　融点の高い食肉の脂肪は温度が下がると固体化しやすく，口溶けが悪くなる．主な食肉の脂肪の融点は羊脂が44〜55℃，牛脂（ヘット）が40〜50℃，豚脂（ラード）が30〜46℃，鶏脂が30〜32℃である．

　豚脂や鶏脂は冷めても口溶けがよく，おいしく食べられるが，牛脂は口溶けが悪いため，牛脂を用いた揚げ物は調理後すぐの熱いうちに食べる必要がある．牛肉をローストビーフのような冷製料理として供する場合は，脂の少ない部位を用いる．

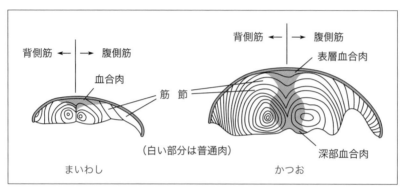

図8-6　側筋の断面図
（加藤保子，中山勉（編）：食品学Ⅱ──食品の分類と利用法，第2版，南江堂，2012より引用）

③　魚介類

a.　種類と構造

　魚介類の種類は非常に多く，魚類，貝類，えびやかになどの甲殻類，いかやたこなどの頭足類，うにやなまこなどの棘皮類などがある．魚体の表面はうろこで覆われ，表皮と真皮の間に色素細胞がある（図8-6）．食用になる部分は筋肉の側筋で，頭の骨から尾びれまで，筋節が重なり合う形で筋束を構成している．筋線維の長さは畜肉類に比べて非常に短い．筋肉の表面，特に上下の側節が重なり合う暗赤色の部分を血合肉と呼び，色素たんぱく質のミオグロビンが多量に存在する．血合肉が多く，筋肉が濃赤色または淡赤色のかつお，まぐろ，さばなどを赤身魚という．赤身魚は筋原線維が細く，筋形質たんぱく質が多いため，生の肉質は軟らかいが，加熱すると硬くなる．一方，ひらめ，たい，かれいなどを白身魚といい，血合肉の量は非常に少ない．筋線維が太く筋形質たんぱく質が少ないため，生の肉質は硬いが，加熱した肉質はもろくなる．

b.　魚介類の栄養成分

1）たんぱく質

　魚介類の主成分であるたんぱく質は，必須アミノ酸を含む良質のたんぱく質で，わが国では重要なたんぱく源である．筋基質たんぱく質の割合が畜肉よりも少なく，筋原線維たんぱく質が多いため，肉質は畜肉類に比べて軟らかい．

2）脂　質

　魚の種類，部位，季節など様々な要因により2〜40％と差が大きい．魚介類は，同じ種類でも時期によってグリコーゲンや脂質，遊離アミノ酸などの量が異なる．多くの場合，産卵期前に脂質含量が高くなる．この時期を旬と呼び，うま味も増して味が良くなる．魚肉の脂質は不飽和脂肪酸の割合が高く，特にイコサペンタエン酸（IPA，$C_{20:5}$）やドコサヘキサエン酸（DHA，$C_{22:6}$）の含量が多いのが特徴である．イコサペンタエン酸はエイコサペンタエン酸（EPA）ともいう．これらの多価不飽和脂肪酸は，コレステロール値の低下や血栓抑制効果があるなど，魚肉脂質の生理機能が期待されている．

3）その他の成分

　魚肉のうま味成分は，主としてL-グルタミン酸とヌクレオチドで，強いうま味を持つ．それ以外には貝類にはコハク酸が，まぐろやかつおなどの赤身魚には乳酸が多く，それぞれのうま味に影響している．生魚の生臭いにおいは，主にトリメチルアミンによる．赤身魚の魚肉の色は，畜肉と同様にミオグロビンとヘモグロビンによるものであるが，さけやますの肉の色は，カロテノイドのアスタキサンチンによるものである．

c.　鮮　　度

　一般に魚介類は，食肉類に比べて死後硬直の時間が短いため，細菌などの微生物が侵入しやすく，腐敗しやすい．また，魚自身の酵素によってたんぱく質などの物質が分解（自己消化）し，うま味成分も分解する．そのため，新鮮な魚を選び，鮮度を保つことが重要である．一般には，魚の外観から目が澄んで黒目がはっきりしているもの，えらが鮮赤色で硬いもの，魚体の表皮につやがあり魚特有の色彩を保持しているものを選び，指で押したとき腹部が締まり弾力のあるもの，内臓がきれいで魚臭がないものが良いとされる．魚介類の鮮度判定としては，鮮度指標 K 値（％）が用いられる．

d.　魚介類の調理特性

1）調味料による変化

　食塩と酢を用いて処理することにより，魚肉たんぱく質の変性が促進され，身が締まり，歯切れが良くなる．つみれは，食塩を加えることで魚肉の粘着性が増し，糊状になるという魚肉の調理性を利用したものである．

・塩じめ

　魚肉に食塩を添加すると，筋原線維たんぱく質のアクチンとミオシンの結合により，魚肉は粘弾性を増し身が締まる．魚の2〜10％の食塩を振る，または10〜20％食塩水に漬けるなどの方法がある．

・酢じめ

　食塩で締めた魚肉を食酢に漬けると，肉表面が白っぽくなり肉質はさらに締まって歯切れが良くなる．また，酸性下では酸性プロテアーゼが働き，テクスチャーが変化するとともに遊離アミノ酸が増加し，うま味も向上する．魚肉に付

コラム

K 値

K 値とは，生体のエネルギー源である ATP を用いた鮮度の指標である．ATP は死後，代謝分解して最終産物である HxR（イノシン）と Hx（ヒポキサンチン）となることから，全 ATP に対する HxR と Hx の比率を求めることで鮮度を判定できる．一般に活魚の *K* 値は 0 〜 10%，刺身用は 20% 以下，市販の鮮魚は 15 〜 35%，煮魚用には 40% 以下とされ，60 〜 80% に達するものは初期腐敗とされ，食用には適さない．

着している細菌の死滅にも効果がある．

2）加熱による変化

魚肉たんぱく質は加熱すると筋隔膜が熱によって軟らかくなり，筋節ではがれやすくなる．筋形質たんぱく質を多く含む赤身魚は硬くなる．一方，筋形質たんぱく質の少ない白身魚では，肉がやわらかく身がほぐれやすくなる．肉基質たんぱく質が多いひらめ類などは，水を加えて加熱すると，コラーゲンの変性により煮汁中にゼラチンが溶出する．煮たり焼いたりすることにより，脂質やたんぱく質の好ましい香りが生じ，生魚の臭いを消すことができる．

e. 魚介類の調理

主な魚介類の最盛期と特徴および調理用途を表 8-11 に示した．

1）下処理

魚の表面には細菌類が付着しているため，丸のまま流水で洗う．食中毒の原因となる好塩菌や腸炎ビブリオは 2 〜 3% の食塩水で繁殖するため，真水で洗う．切り身にしたものは原則として洗わない．生食の場合は食酢を用いて原液または 2 倍液で酢洗いをすると，腸チフス菌などの繁殖を抑えることができる．

2）生の調理（刺身，たたき，あらいなど）

鮮度の良いことが条件となる．肉質が軟らかい赤身魚は厚めに，肉質の硬い白身魚はそぎ切りまたは薄く，魚肉の肉質に適した切り方をする．あらいは主に，川魚などの臭いやくせのある魚に用いる一方，淡白な白身魚にも用いる．死後硬直前の魚をそぎ切りにし，氷水か冷水または 50℃ 前後の湯で洗い，人工的に硬直を起こさせる．表面の脂や臭みを除き，独特な味わいを与える調理法である．死後硬直後では，身が引き締まり，反り返ったあらい独特の状態にならない．

コラム

たたき（たたきつくり）

魚の調理法の 1 つに，たたき（たたきつくり）という刺身の調理法がある．これは，一般に大きく異なる 2 つの調理法を指す．1 つはかつおのたたきで，土佐造りともいう．節におろしたかつおの切り身に金串を刺して皮目を直火であぶった後，冷水にとり，これを厚めに切る．ポン酢しょうゆや土佐酢，おろししょうがなどの薬味を添える．

もう 1 つはあじ，いわしなどに用いられるたたきで，刺身用に 3 枚におろした新鮮な切り身を細切りにし，さらに細かく刻んで包丁でたたいた身に刻みねぎやしょうがを混ぜる．

表8-11　主な魚介類の最盛期・特徴および調理用途

	食品名	出回期旬	特　徴	主な調理用途
赤身魚	あじ	一年中 6～8月	肉の色やや赤く，うま味強い．皮下に脂分多く，IPA，DHAの供給源．調理範囲が広い．	たたき，塩焼き，煮付け，ムニエル，フライ，唐揚げ，つみれ
	いわし	一年中 9～10月	身が軟らかいので手開きする．ビタミンD，IPA，DHAを多く含む．かたくちいわし，うるめいわしは加工品に利用される．	刺身，酢漬，煮魚，フライ，つみれ，丸干し，煮干し，しらす干し
	かつお	夏～秋 9～10月	味が濃くコラーゲンが少ない．生は軟らかだが加熱すると硬くなる．脂にはビタミンB₁，B₂，D，鉄分が多い．血合いにはタウリンが含まれる．春獲りを初がつお，秋獲りを戻りがつおと呼ぶ．	刺身，たたき，角煮，照り焼き，なまり節（かつおの身を蒸したもの）の煮付け
	さば	夏～冬 8～10月	脂肪が多くビタミン類も豊富である．鮮度が落ちやすいため，酢でしめたり，加熱調理する．IPA，DHAを多く含む．	みそ煮，塩焼，しめさば
	さんま	秋10，11月	栄養的に優れ，IPA，DHAも豊富に含有する．	塩焼き，蒲焼き，つみれ，干物
	ぶり	冬	IPA，DHA，タウリンの他，血合いにはビタミンB₁，B₂も多い．脂肪が多く，濃厚な味わいをもつ赤身魚である．	刺身，照り焼き，塩焼
白身魚	いさき	夏 5～7月	白身魚だが脂肪と無機質に富む．	刺身，塩焼，煮付け，唐揚げ
	かれい	春～秋 12，1月	味は淡白である．コラーゲンが多く生は硬いので薄く切る．熱すると軟らかくほぐれやすい．	刺身，煮付け，焼き魚，唐揚げ
	きす	夏 5，6月	脂肪が少なく淡白でくせのない味の白身魚である．	天ぷら，酢の物，干物，汁の具
	したびらめ	夏 7～9月	あかしたびらめ，くろしたびらめがある．淡泊な白身魚で主に西洋料理に用いる．	フライ，バターソテー，ムニエル，蒸し焼き，グラタン
	べにさけ	秋～冬 10～12月	産卵期になると魚体が赤くなるのでこの名がある．	かす汁，蒸し煮，照り焼き，フライ，ムニエル
	まだい	一年中 1，2，4，5月	まだいをはじめとするたい科の魚は，ビタミンB₁₂，タウリン，カリウムなどが多い．淡白だが味にうま味がある．	刺身，潮汁，塩焼，煮付け，たい飯
貝類	あさり	秋～春	タウリン，鉄分，ビタミンB₂が多い．幅広く用いられる．	みそ汁，佃煮，酒蒸し
	しじみ	秋～春	メチオニン，グリコーゲン，ビタミンB₂が多い．あさり，はまぐりに比べて刺激臭（含硫化化合物）が強い．	汁物全般，佃煮
	はまぐり	秋～春	加熱すると香ばしい風味（ピラジン類）がある．	焼き物，酒蒸し，吸い物（潮汁）
	かき	秋～春 12～2月	グリコーゲン，タウリン，鉄分，ビタミンB₂が多い．「海のミルク」といわれ，栄養価が高い．	生かき，酢の物，焼き物，鍋物，フライ，ソテー

3）汁物（潮汁など）

　新鮮なたいやはまぐりなどの魚介類を水から入れて煮出し，そのうま味を利用した吸い物を潮汁といい，塩のみで調味する．

4）煮る調理（煮魚など）

　少なめの煮汁の中で煮る．煮汁を沸騰させた中に魚を入れ，魚肉表面のたんぱく質を急激に熱変性させることで，たんぱく質やうま味成分の流出を防ぐ．落とし蓋を用いて煮汁が均一に回り，煮崩れしないように調理する．赤身魚は煮汁の味を濃い目にし，酒，しょうが，酢などを加えて魚の生臭さを抑制する．白身魚は薄味に調味し，加熱時間はやや短くする．

5）焼く調理（直焼・間接焼など）

　直火焼と間接焼きがあり，網や金串を使った直火焼には素焼き，塩焼き，照り焼き，蒲焼きなどがある．表面を200～250℃位の高温で加熱するため，魚の表皮は焼き色がつき，香ばしい香りが生じる．間接焼きには包み焼き，鉄板焼き，フライパン焼きがある．ムニエルは，下味をつけた魚に小麦粉を薄くまぶし，油をひいたフライパンで焼く調理法で，小麦粉の皮膜で魚肉中の水分の蒸発やうま

・・・

貝類の砂出し

　あさりやはまぐりなど砂の中に生息する貝類は砂を含んでいるため，調理をする前に砂出しをする．海水の塩分濃度に近い食塩水(3％程度)に貝類を入れ，暗く静かなところに置いておくと，呼吸によって砂を吐き出す．淡水に生息するしじみは真水に入れて砂出しをする．

・・・

味成分の溶出を防ぐとともに，焦げによる香りと焼き色を付与する．

　6）揚げる調理（衣揚げ，素揚げ，唐揚げなど）

　脂質の少ない魚は天ぷらやフライなどの衣揚げに適する．また脂質の多い魚は素揚げや唐揚げにすると，からりとしたテクスチャーとなり，脂っこさが減少する．

4　卵　　類

　卵類には，鶏，あひる，うずらなどがある．一般に多く利用されるのは鶏卵である．

a. 構造と栄養成分

　卵殻部，卵白部，卵黄部に分けられる．全卵に対する重量比はそれぞれ約10，60，30％である(図8-7)．鶏卵のたんぱく質の栄養価は高く，全卵，卵白，卵黄のいずれもが理想的な必須アミノ酸組成で，アミノ酸スコアはいずれも100である．

　卵殻部の主成分は炭酸カルシウムで，表面には多数の気孔が分布している．卵白部は濃厚卵白と水様卵白からなる．新鮮な卵の濃厚卵白の割合は約60％であるが，貯蔵中に濃厚卵白は水様化する．卵白の約90％は水分で，たんぱく質は10％程度である．卵白の主要たんぱく質であるオボアルブミンは熱凝固性に，オボムチンやオボグロブリンは卵白の起泡性や泡の安定性に関与している．卵黄部は卵黄膜，胚盤，卵黄から構成される．構成成分は水分約50％，脂質34％，たんぱく質17％からなり，鶏卵脂質の大部分は卵黄に含まれる．また，各種の無機質を含み，特にリン，鉄が多く，ビタミンC以外のビタミン類も豊富に含まれている．

b. 鮮　　度

　卵白に含まれるたんぱく質は強い抗菌性をもち，生鮮動物性食品の中では，非常に保存性の高い食品である．しかし，保存日数の経過にともなって微生物によらない成分変化が起こり，鮮度は次第に低下する．一方，卵黄は卵白のように抗菌性のたんぱく質を含まないため，細菌による腐敗が進みやすい．鮮度の低下は食品衛生面，調理面，嗜好面からみて好ましくないため，新鮮卵を選ぶことが重要である．卵の鮮度を保持するため，①卵殻表面のクチクラ層(角皮層)が剥離し，水分や細菌が気孔から侵入しやすくなるため，卵殻表面をこすったり洗った

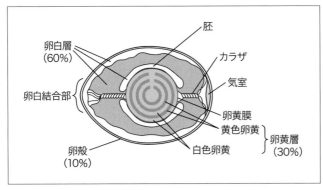

図8-7　卵の構造

りしない．②購入後はパックのままただちに10℃以下で冷蔵保存することが重
要である．

c.　卵類の調理特性

　鶏卵は栄養価の高い食品であるとともに，調理性がきわめて高く，その性質を
利用した種々の卵調理は日常の食生活に大いに用いられている．表8-12に鶏卵
の調理性および調理用途を示した．

1）粘性，流動性，希釈性

　生卵は割卵後，溶きほぐすと粘性，流動性をもつコロイド溶液となる．卵白は
卵黄に比べて溶きほぐしにくいため，卵白を十分に溶きほぐして均一にすること
できれいに仕上がる．粘性のある卵液は，ハンバーグなどのひき肉料理や，天ぷ
らの衣，フライの下処理などに用いると，生地が混ぜやすくなりつなぎの役割を
する．また，だしや牛乳で容易に希釈することができる性質を利用して種々の調
理ができる．希釈卵液の調理を表8-13にまとめた．

2）熱凝固性

　卵白と卵黄の凝固温度は異なり，卵白の凝固は60℃前後で開始し，80℃で完
全にゲル化する．卵黄は65℃前後で凝固し始め，70℃で流動性を失って完全凝
固する．熱凝固性は加熱温度・時間・温度上昇速度，希釈液の種類（だし，牛乳）
とその割合，pHの変化や添加物（食塩，酢，砂糖など）により異なる．卵白のオ
ボアルブミンは，等電点（pH 4.6付近）では60℃で熱凝固する．

3）起泡性

　卵白，卵黄，全卵は，いずれも攪拌することにより，泡立ちやすく安定な泡を
つくる．特に卵白はたんぱく質のコロイド溶液で，表面張力が小さく泡立ちやす
い．起泡性には卵液のpHが大きく影響し，卵白の1/2を占めるオボアルブミン
は等電点付近で最も起泡性が高い．新鮮卵は濃厚卵白が多く，粘度が高いため泡
立ちにくいが，起泡させた泡は安定する．卵白の泡に砂糖を添加すると，卵液の
粘度が増加し泡立ちにくくなるが，砂糖の保水性によりつやのある，きめ細かな
安定性した泡となる．

表8-12 鶏卵の調理性および主な調理用途

調理性	調理操作	全卵	卵白	卵黄
粘性 流動性	割卵（殻なし） 撹拌	生卵（卵かけご飯，すき焼きつけ卵） つなぎ（ハンバーグ生地，フライ衣）	つなぎ	―
熱凝固性	殻付き	ゆで卵（固ゆで，半熟）温泉卵	―	黄身そぼろ
	割卵（殻なし）	目玉焼き，落とし卵，揚げ卵	―	―
	割卵，撹拌	卵とじ，かき玉汁，しめ卵，薄焼き卵	ブイヨンのあく取り	鶏卵そうめん
熱凝固性 希釈性	静置加熱	茶碗蒸し，卵豆腐， カスタードプディング	―	―
	撹拌加熱	厚焼き卵，だて巻き卵，芙蓉蟹，オムレツ，いり卵，スクランブルエッグ		黄身酢 カスタードクリーム
加熱以外 のゲル化	殻付き	皮蛋（ピータン）*1	―	―
	割卵	―	―	みそ卵（べっ甲卵）
起泡性	割卵，泡立て	スポンジケーキ，パウンドケーキ カステラ	メレンゲ，淡雪かん，エンゼルケーキ，マシュマロ，ムース	卵黄ケーキ
乳化性	割卵，撹拌	マヨネーズ，アイスクリーム	―	マヨネーズ， アイスクリーム

*1皮蛋（ピータン）：主にあひるの卵をアルカリ変性させてゲル化したもの．熟成中に卵白は黒褐色で弾力のあるゼラチン状に固まり，卵黄は硫化鉄の生成により暗緑色に硬化する．

表8-13 希釈卵液の調理：希釈液の種類と割合

加熱法 （加熱温度）	調理名	希釈液とその割合 （卵液＝1に対して）	添加調味料
蒸し物 （85～90℃）	卵豆腐，空也蒸し*1	だし汁　1～1.5	食塩
	茶碗蒸し，小田巻き蒸し*2	だし汁　3～4	食塩
	カスタードプディング	牛乳　2～3	砂糖
焼き物 （200～220℃）	薄焼き卵*3	でんぷん溶液＝ 卵液の1～2%	砂糖，食塩
	厚焼き卵	だし汁　0.3	食塩，砂糖
	だて巻き卵	だし汁 0.1～0.2, すり身 0.5	砂糖，食塩
	オムレツ	牛乳　0.1～0.2	食塩
	スクランブルエッグ	牛乳　0～0.1	食塩
	いり卵	だし汁　0.3～0.5	砂糖，食塩

*1空也蒸し：空也豆腐ともいう．具に角切りの豆腐を入れ，希釈卵液，調味料を加え，蒸し終わったらあんをかけて供する．
*2小田巻き蒸し：生うどん100gに湯をかけてほぐし，しょうゆと酒で下味をつけて器に入れ，茶碗蒸しの具を乗せ，希釈卵液，調味料を加えて蒸したもの．
*3加熱温度は160～200℃．

4）乳化性

　卵黄はそれ自体が天然のエマルションで，その乳化力は卵黄中のレシチンを含むリポたんぱく質による．マヨネーズは卵黄の乳化性を利用した代表的な水中油滴型のエマルションである．

d. 卵類の調理

1）ゆでる調理

　卵をゆでる代表的なものには，ゆで卵と落とし卵がある．加熱時間や加熱温度を調節することにより，卵黄と卵白の硬さの異なるいろいろな形状のゆで卵をつくることができる．固ゆで卵は水から入れて沸騰後 10 〜 13 分加熱し，加熱後は直ちに冷水につける．半熟卵は，沸騰後やや火を弱めて 90 〜 95℃で約 8 分加熱すると，卵白は凝固し，卵黄の周囲は固まりかけるが中心は半熟となる．温泉卵は卵白と卵黄の熱凝固温度の差を利用したもので，65 〜 70℃の湯に 25 分程度つけておくと，卵黄はやや凝固し，卵白は半熟状態のゆで卵ができる．

　沸騰した湯に 1.5％程度の酢と 1％程度の食塩を入れ，割った卵を落とし入れると，卵白は卵黄を包みこんで凝固する．これを落とし卵（ポーチドエッグ）という．卵黄が半熟程度になったらすくい上げる．酢と食塩を入れることで卵白の凝固が促進され，形状のよい落とし卵に仕上がる．

2）焼く調理

　代表的な卵を焼く料理には，卵焼き（薄焼き卵，厚焼き卵），オムレツ，スクランブルエッグがある．薄焼き卵，厚焼き卵はいずれも，温度分布の均一な鍋に油をなじませた後，余分な油分は拭き取ってから，薄焼き卵は 160 〜 200℃前後で，厚焼き卵は 200 〜 220℃で焼く．薄焼き卵は卵液に少量の水を加えると薄く焼ける．また 1％程度の水溶き片栗粉を加えると破れにくく，つやの良い仕上がりとなる．厚焼き卵にだしを 20％程度加えると，やわらかい卵焼きになる．厚焼き卵には，だしに甘さを加えた関東風と，だしと塩，しょうゆで味を整えた関西風がある．

　オムレツは卵液に 10 〜 30％の牛乳と 0.7％程度の食塩を加え，フライパンにバターまたは植物性油を入れ，卵液が半熟になるまで攪拌しながら加熱し，形を整えて仕上げる．表面が美しく焼けて，内部は軟らかく半熟程度になっているものが良い．スクランブルエッグ（いり卵）は，加熱中の攪拌の程度によって仕上がりの粗さが変化する．半熟程度のペースト状から細かいそぼろ状など，目的に適した形状に仕上げる．

3）蒸す調理

　希釈卵液を蒸して加熱する茶碗蒸し，卵豆腐，カスタードプディングは，液状のため加熱容器により様々な形状に仕上げることができる．また，希釈液の種類や割合によって硬さや味の異なった種々の調理ができる．急速な高温加熱を続けると，すだち現象が生じ，なめらかできめの細かい仕上がりにならない．望ましい仕上がりにするには，例えば，茶碗蒸しや卵豆腐では，蒸気の上がった蒸し器に入れて，85 〜 90℃を保持しながら 12 〜 15 分程度加熱する．またカスタードプディングは，100℃の強火で 4 〜 5 分蒸した後，火を止めてそのまま 5 分置くことで，なめらかなゲルが得られる．

4）その他

　メレンゲは卵白を泡立てて砂糖を加えたもので，砂糖の添加により泡のきめが細かくなめらかでつやのある安定性の高いメレンゲができる．淡雪かんは泡立て

た卵白に1〜1.5%の寒天液を加えて冷やし固めたものである．寒天液と卵白泡の比重差が大きいため，混合するタイミングが重要である．エンゼルケーキはメレンゲに薄力粉を加えた流動性のある生地をエンゼル型に流し込んで焼いた，口当たりの軽いケーキである．

卵液の熱凝固に及ぼす添加調味料の影響 〔コラム〕

砂糖は熱凝固を抑制するためゲルがやわらかく仕上がる．食塩・しょうゆの塩類や，牛乳のカルシウム，酸は熱凝固を促進する．

加熱しすぎたゆで卵 〔コラム〕

卵を加熱しすぎると卵白から発する硫化水素が卵黄中の鉄と結合して硫化第一鉄を形成するため，卵黄の表面が暗緑色に変化する．15分以上の加熱や鮮度の低下した卵でこの現象が生じやすい．また加熱後に水に入れることにより熱の持続を避け，硫化水素の発生を抑えることができる．また卵の殻をむきやすくする効果もある．水に入れる時間は1分程度でよい．

5 大豆・大豆製品

a. 大豆の調理特性と調理

大豆は，弥生時代には日本に伝わっていた食品であり，現在に至るまで様々な形で食されてきた．煎り豆，煮豆，納豆のように粒状のまま調理・加工する場合と，みそ，しょうゆ，きなこ，豆腐，油揚げなどのように形状を変えた加工食品にする場合，もやしのように発芽させたり，枝豆のように未熟な状態で食する場合がある（もやし，枝豆は野菜類である）．大豆は種子の色で白色種，黒色種，褐色種，斑色種などに分けられる．乾物の大豆は，トリプシンインヒビター（トリプシン阻害因子）などのプロテアーゼインヒビターやアミラーゼインヒビター，ヘマグルチニン（血液凝集素）を含んでおり，これらは熱によって失活するため，よく加熱して用いる．

1）吸 水

調理に用いる大豆は乾物（水分量12.5%）であるため，軟化させるためにはまず4〜5倍量の水に6〜8時間浸漬して吸水させる．水につけるとすぐに吸水を開始し，十分に吸水した状態では乾燥した状態の重量の約2倍になる．吸水の速度は水温によって異なり，高温の方が吸水速度は大きくなる．また，薄い食塩水（1%）に浸けると軟化しやすい．これは，大豆に含まれるたんぱく質（グリシニン）が薄い食塩溶液に可溶であるためである．吸水に必要な時間は豆の種類によって異なる（図8-8）．

2）軟 化

煮る時間を短くし，かつできあがりの豆の硬さを均一にするためには，十分に

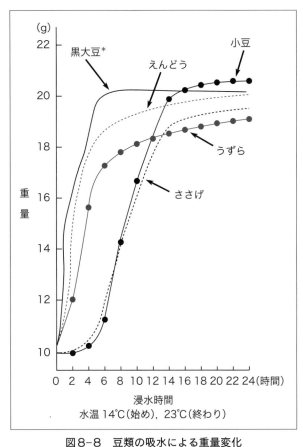

図8-8　豆類の吸水による重量変化
*黒大豆の成分値は大豆と同等であり，吸水率も同等とみなす.
（山崎清子，島田キミエ他（著）：NEW 調理と理論，p.199，同文書院，2016より許諾を得て転載）

吸水させてから行うことが重要である．豆を軟化させるためには，沸騰後あくを取りながら指でつまんでつぶれるくらい軟らかくなるまで，弱火で1〜2時間煮る．より早く大豆を軟化させるには，圧力鍋を使用するとよい．十分に吸水させておけば，蒸気噴出後にごく短時間加熱するだけで軟らかくなる．また，早く軟化させる方法として1%食塩水に浸けておき，そのまま加熱する方法や，0.3%程度のアルカリ（重曹）溶液に浸漬し，加熱する方法もあるが，重曹を用いると，アルカリ味が残るために味が落ち，ビタミン B_1 が消失するというデメリットがある．

3）煮　豆

　水煮した大豆に味をつけるときには，まず砂糖を加えるが，濃い砂糖液の中で煮ると，皮にしわが入ってしまう．これは，皮は膨張するが，子葉は浸漬液の浸透圧が高いために収縮することによる．この収縮は糖濃度が濃くなるほど著しくなるため，砂糖を加えるときには1度に加えず，数回に分けて加える．または，軟らかく水煮した大豆を最初は薄い砂糖液に浸漬し，徐々に濃い濃度へと調味液を移していくと，内部まで味を浸透させることができ，豆の硬化が起こらず，しわも入りにくい．

おせち料理の黒豆

　黒豆(黒大豆)の色はアントシアン系色素のクリサンテミンに由来し，鉄イオンの存在で錯塩を形成し色が安定するため，鉄鍋やさびた鉄を一緒に入れて煮るとよい．関東地方では，しわができるまで長生きができるようにという意味を込めて，黒豆にしわが入るように煮るが，現在では，しわの無いふっくらとした関西風が主流になっている．

b.　大豆製品の調理特性と調理

1）豆　腐

　豆腐の水分は90%近くあるため，水から出すだけで水分を放出して硬くなる．水分を減らし，硬さを増したい場合には，ふきんなどで包んでまな板の上におき，上から重しをのせて水を出し，絞り豆腐にする．形を崩して用いる場合には，崩して熱湯でゆでて水気をしぼる．また，電子レンジを用いる方法もある．

　豆腐を加熱すると豆腐中に存在している凝固剤のカルシウムなどがたんぱく質と反応し凝固が促進されて収縮し，硬化する．90℃以上で長時間加熱すると硬くなり，すが入りなめらかな食感がなくなるが，食塩(0.5～1%)を加えることによってその硬化が抑えられる．これは，食塩中のナトリウムイオンがカルシウムイオンとたんぱく質の反応を阻害するためと考えられる．湯豆腐の湯の中に食塩を入れるのはこのためである．

2）凍り豆腐（高野豆腐）

　硬めに作った豆腐を凍結乾燥させたもので，十分に湯戻しして用いる．煮含めるときは煮汁に塩分を加えておくと，煮崩れしにくい．

3）油揚げ

　油で揚げた加工品は，熱湯に通すか熱湯をかけて油抜きをする．油を抜くことにより酸化した油脂の不味成分が抜け，調味料の浸透も良くなる．

いなりずし

　『稲荷神の使いである狐の好物が油揚げである．』という言い伝えからその名がついた．油揚げを袋にして用いる場合には，表面で菜箸やめん棒を転がすと開けやすくなる．肉厚のものよりも薄いものの方が袋に開けやすい．

　いなりずしは，別名「信田(信太)ずし」とも呼ばれる．油揚げを使った料理を信田○○と名付けることがある．

⑥　乳　　類

a.　牛乳の性質

　牛乳中の脂肪(乳脂肪)は，主にトリアシルグリセロールである．市販の牛乳は均質化(ホモジナイズ)を行うことで脂肪球を0.2～0.5μmの小球とし，水中油滴型エマルション(第7章参照)を形成させている．たんぱく質の約80%はカゼインであり，カルシウムやリンと結合して，カゼインミセルとなり懸濁状態で分

散している(コロイド溶液). 牛乳はコロイド溶液のため, 匂いを吸着する作用があり, レバーや魚の下処理に用いられるが, 保存中に他の食品の匂いを吸着しやすいので注意する.

カゼインの等電点は pH 4.6 であることから, 牛乳に酸を加えるとカゼインミセルが凝集し, カード(凝乳)を形成する. 野菜や果物を牛乳で煮ると凝固するのはこのためである. また, ヨーグルトやチーズの一部はこの性質を利用している. カードを除去したあとに得られる透明な液体をホエイ(乳清)という.

牛乳を加温すると表面に皮膜が生じる. これは加熱(65℃以上)により変性したホエイたんぱく質が脂肪を取り込み表面に浮かび上がったものであり, ラムゼン現象といわれ, 加熱中の攪拌やバターの添加で皮膜を防止することができる. また, 牛乳の表面張力は加熱により低下するので, たんぱく質の膜で覆われた泡ができ, ふきこぼれやすくなる. 70℃以上の加熱では, β-ラクトグロブリンの熱変性によって活性化したチオール基から加熱臭(硫化水素など)が生じる. さらに高温になると徐々にカラメル臭に変化していく.

b. 牛乳の調理特性

1) 料理を白くする

牛乳はコロイド溶液のため, コロイド粒子の反射光線が分散されて白く見える. ホワイトソースでは白く仕上げるだけではなく, 牛乳を加えたものの方が水やブイヨンを加えたものよりも粘度が高くなるため牛乳を用いる.

2) ゲルの強度を高める

牛乳は卵, でんぷん, 寒天, ゼラチン, カラギーナンのゲル性質に影響を及ぼす(p.181 参照). 卵に牛乳を加えた卵液を加熱すると, 牛乳に含まれているカルシウムその他の塩類の作用によって, 卵のアルブミンと作用してゲル化を助け, ゲル強度も高くなる. 牛乳をでんぷんに添加すると糊化開始温度が高くなり, 最高粘度は低下する. 寒天の場合は, 牛乳の添加量が多いほど硬さ, もろさが低下する. カラギーナンを凝固剤としたゼリーをつくるときには, 牛乳を加えるとゲルの硬さが増す.

3) 焦げ色をつける

牛乳のアミノ酸と還元糖が160℃前後に加熱されることによって生じるアミノカルボニル反応(メイラード反応)によって, 褐色のアミン物質ができ, 焼き色がつく.

4) じゃがいもの煮崩れ防止

牛乳中でじゃがいもを煮ると水煮の場合よりもじゃがいもが硬くなる. この現象は牛乳中のカルシウムイオンがじゃがいものペクチン質と結合して不溶化したために起こる.

5) 低メトキシルペクチンをゲル化する

牛乳中のカルシウムイオン(Ca^{2+})は低メトキシルペクチンをゲル化する(高メトキシルペクチンのゲル化に必要な砂糖, 酸は不要である).

c. クリーム類

1）クリーム類の分類と成分

乳脂肪分が 45 〜 50％のヘビークリーム（ホイップ用）と約 20％のライトクリーム（コーヒー用）がある．また，乳脂肪分のみの生クリームの他に，乳脂肪と植物性脂肪のコンパウンドクリーム，植物性脂肪のみの合成クリームが市販されている．動物性のクリームはカロテンを含むため，淡いクリーム色を呈する．植物性脂肪クリームは乳類ではないため脂肪酸組成などの成分値が異なる．

2）クリームの調理特性

ホイップクリームを作るには，脂肪含量は少なくとも 30％以上（40％以上が望ましい）でなければならない．泡立てる際の温度は低温（5 〜 10℃）がよく，攪拌速度が早すぎても，遅すぎても気泡性が低下する（図 8-9）．低温で泡立てると脂肪球が凝集しやすく，安定性の高い泡となるが，高温では脂肪球皮膜が壊れ泡立ちにくくなるだけでなく，できた泡の安定性も低い．乳脂肪比率が高いものほど泡立つまでの時間が短いが，ホイップ過剰になりやすく，クリームの安定性を失い，脂肪球が凝集してバター状の脂肪層と液状の乳清層とに分離するので注意が必要である．脂肪分 20％前後のライトクリームには気泡性がない．植物性のクリームは，気泡性は低いが安定している．

砂糖は，ある程度攪拌してから加えるとオーバーラン*値が高くなる．クリームの甘味はクリーム重量の 6 〜 10％が適量である．

d. チーズ

1）チーズの分類と成分

チーズは，凝乳酵素（レンネットなど）や乳酸菌を加えて固めた凝固物をそのまま，あるいは熟成させたナチュラルチーズと，ナチュラルチーズに溶融塩と水を加えて加熱溶融し，型に入れて固めたプロセスチーズがある．

2）チーズの調理特性

パルメザンやグリエール，エダムなどはすりおろして，脂肪の多いエメンタールやチェダーチーズなどは薄切りにして用いることが多い．ナチュラルチーズは，加熱すると簡単に溶け，食感や食味が変化し，糸をひく性質（曳糸性）がみられる．これは，球状たんぱく質（カゼイン）が変性して糸状になるためである．特にモッツァレラチーズは曳糸性が高い．加熱しすぎるとたんぱく質の熱変性により分子間の立体構造が変化し，硬くなる．

e. バター

1）バターの分類と成分

バターは，発酵させないクリームを用いた非発酵バター（スイートクリームバター）と，発酵させたクリームを用いた発酵バター（サワーバター）がある．また，塩を約 2％添加した有塩バターと，塩を加えない無塩バターとがあり，用途によって使い分ける．バターは，油中水滴型エマルションである．

*オーバーラン　オーバーラン（容積増加率）は，ホイップクリームやアイスクリームなどに含まれる空気の割合をさす．次式で求められる．

$$\text{オーバーラン(\%)} = \frac{A - B}{B} \times 100$$

A：一定容積の原料の重量
B：同容積のできあがり品の重量

ホイップクリームのオーバーランは，デコレーション用で 90 〜 120％，トッピング用で 140 〜 200％である．
大手メーカーのアイスクリームは 70 〜 100％，プレミアムアイスクリームは 10 〜 40％，手作りアイスクリームは 20 〜 30％，ソフトクリームは 30 〜 50％程度である．

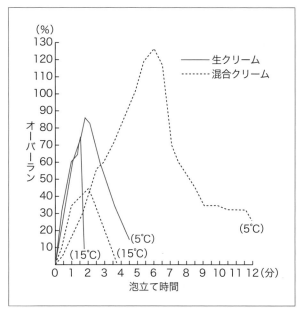

図8-9　5℃または15℃におけるクリームの起泡性
(松本睦子他：市販クリームの起泡性と起泡クリームの特性，調理科学11：188-191，1978より引用)

2）バターの調理特性

バターの固体脂と液状油の比率(固体脂指数)は15℃のとき約20%で，このときバターは可塑性*を示すが，それ以下の温度では硬く，20℃以上では軟らかくなる．この可塑性がパイ生地やクッキー生地などに利用される．

バタークリームやバターケーキを調製するときにはバターを良く攪拌するが，これはバターの空気を抱き込み生地を軽く仕上げる性質，クリーミング性を利用するためである．最高のクリーミング性を示す温度は25℃である．小麦粉の中に練り込むと薄い膜状に広がり，グルテンの形成を阻止するので生地の焼き上がりに，もろく，さくさくした性状(ショートニング性，ショートネス性)を与える．

*可塑性　固体に外力を加えて変形させ，力を取り去っても元に戻らない性質．

C. 副菜になる食素材の調理特性と調理・・・・・・・・・・・・・・・・・・

副菜として用いられる食品は，野菜類を中心に多くの食品群が用いられ，主食と主菜のみでは不足する各種の栄養素を補い，食事全体の色や味などのバランスを調整し，食事に変化を与え豊かにする．ここでは，野菜・海藻・きのこ・果物類について解説する．

1　野菜類

野菜とは食用として栽培・利用される草木性植物をいう．副菜として日常的に利用される食材のうち，最も種類の多い食品群である．その形状や色，味わいにより，食卓に彩りと楽しさを添えてくれる．また季節や地域によって特有の種類

がある.

　食用部位による分類を表8-14に示した. それぞれの野菜が多く出まわる時期を旬と呼び, 栄養価が高く味もよいとされてきた. 近年は栽培技術の発展と品種改良により周年栽培されるものや輸入品によって, 従来は特定の季節にしか食べられなかった野菜も通年で出回るようになり, その利用法は多様化している.

　日本人は世界的にみても野菜を多く食べる民族であり, 生食・加熱調理操作に加え, 多種多様切り方も工夫し, 野菜の形や色合い, 食感などを楽しんできた. しかし, 近年では野菜の摂取不足が指摘されている.

a.　野菜類の栄養成分

1) ミネラル

　野菜類にはカリウムをはじめとするカルシウム・マグネシウム・鉄などが多く含まれ, ミネラルの重要な供給源である. 特に緑黄色野菜のうち, だいこんやかぶの葉・小松菜・パセリなどの葉菜類にはカルシウムを100 mg/100 g以上, 鉄を2 mg/100 g以上含む野菜が多い.

2) ビタミン

　野菜類は各ビタミン類の主要な供給源でもある. 平成23年国民健康・栄養調査によると, ビタミンA・ビタミンC・ビタミンK・葉酸・食物繊維については, 1日の摂取量の40%以上, ビタミンB群の一部とビタミンEについては約20%前後を, 野菜類から摂取している. 中でもビタミンA(カロテン)は緑黄色野菜に多く含まれ, ビタミンCは葉菜類・果菜類に多い. 野菜類からのビタミンC摂取量は全食品群からの摂取量の60〜70%を占めるといわれる.

3) 食物繊維

　野菜類はまた食物繊維の供給源としても有用である. 葉菜類や茎菜類はセルロースやヘミセルロースを多く含み, ごぼうやにんじん, だいこんなどの根菜類はペクチンやヘミセルロースを多く含む.

表8-14　部位による野菜の分類と特性

分類	主な食用部位	野菜の例		一般的特性
		緑黄色野菜	その他の野菜	
葉菜類	葉	ほうれんそう, こまつな	きゃべつ, はくさい	ビタミンA, B群, Cのおもな供給源である. 鮮度の低下が著しい.
茎菜類	茎	アスパラガス, ねぎ	しょうが・たけのこ たまねぎ・にんにく うど・セロリ・わさび	炭水化物や食物繊維を多く含む.
果菜類	実	トマト, ピーマン, かぼちゃ, オクラ	きゅうり, なす	果実を食用にする. 低温障害を受けやすい.
花菜類	花	ブロッコリー	カリフラワー, みょうが	ビタミンA, Cに富むものが多い. 収穫期間が比較的短い.
根菜類	根や地下茎	にんじん	だいこん, ごぼう	比較的貯蔵性に富む.

緑黄色野菜については p.28を参照

b. 野菜類の調理特性

1）色　素

　野菜に含まれる色素は多彩で，料理の彩りに変化を与え，視覚を刺激することにより，食欲の度合いに影響を与える．主な色素成分にカロテノイドがある．カロテノイドはかぼちゃの黄色やにんじんの赤色をつくり，カロテン類，キサントフィル類に分けられる．トマトの赤色は主にリコペンによるが，これはカロテン類の一種である．これらの色素は加熱調理後も比較的安定している．一方，小松菜，ほうれんそうなどの緑色をつくるクロロフィルは，高温・短時間加熱では美しい緑色を呈するが，加熱過多や酸によって褐色を呈する．なお，クロロフィルは強い緑色を有するため，濃い緑色の葉菜類などはカロテノイドを含んでいてもカロテノイドの色は見えない．なすやしそ，紫キャベツなどの色はフラボノイド系のアントシアニンによるもので，酸で赤色，アルカリにより紫色や緑色に変色する（表8-15）．

2）香　り

　野菜の香りの主な成分は，アルコール類，エステル類，含硫化合物などである．それぞれ野菜特有の香りに関係しており，料理の味や風味に影響を与える．例えば青菜の青臭さはβ-ヘキセノール（アルコール類），きゅうり特有の香りはノナジエノール（キュウリアルコールの前駆物質），にんにくの強烈な香りはアリシン（ジアリルチオスルフィネート），たまねぎやだいこんの刺激臭はメチルメルカプタン（含硫化合物）に由来する．

3）呈味物質

　野菜の呈味物質は有機酸（リンゴ酸・クエン酸・酒石酸など），糖，アミノ酸，核酸などである．酸味は水素イオンの刺激による．辛味成分には，だいこん，わさびのアリルイソチオシアネート（アリルカラシ油）や，しょうがに含まれるショウガオール，ジンゲロンなどがあり，これらの成分には殺菌作用が認められている．唐辛子の果皮に含まれる辛味成分はカプサイシンで，体内に入ったカプサイシンは中枢神経を刺激してエネルギー代謝を促進させる．

　また野菜にはあくといわれる苦味・渋味・えぐ味などの不味な成分をもつものがある．これらの成分のほとんどは水溶性であるため，水に浸漬して溶出させたり，酸やアルカリ液，ぬかを入れた水などを用いて溶出させたり吸着させることにより，あくを取り除く．表8-16にあく成分と主な食品をまとめた．

4）物理性

　野菜のパリパリとした歯ざわりや噛みごたえ，歯切れなどは細胞内の水分量や，細胞壁を構成しているセルロース，ヘミセルロース，リグニンおよびペクチンなどの影響を受ける．

c. 生　食

1）浸透圧と調味

　野菜サラダや千切り野菜，なますのように生食をする場合，野菜独特の風味や歯切れのよさが重要になる．野菜の細胞内には栄養成分が含まれるため，水より

表8-15 野菜に含まれる色素

	色素の種		主な色素名	主な性質	含有食品例
脂溶性	クロロフィル（葉緑素）		クロロフィル a クロロフィル b	・たんぱく質と結合して存在する緑色色素 ・酸によりフェオフィチン（褐色）となる ・短時間の加熱やアルカリにより鮮やかな緑色を呈する ・Fe および Cu との結合により緑色が安定する ・黄化*が起きる	緑黄色野菜 （クロロフィル a:b ＝3:1）
	カロテノイド	カロテン	α-カロテン β-カロテン γ-カロテン リコペン	・おもに黄～赤色の色素で，クロロフィルと共存するものが多い ・小腸粘膜でレチノールに転換され，ビタミン A として機能する ・熱を加えても比較的安定し，加熱調理後も色を失わない ・カロテン，リコペンともに抗酸化作用を有する	α：かぼちゃ，にんじん β：かぼちゃ，にんじん，あさつき，ほうれんそう γ：にんじん リコペン：トマト
		キサントフィル	ルテイン クリプトキサンチン ゼアキサンチン	・カロテンの酸化物でおもに黄橙色～赤色を呈する． ・β-カロテンに劣らない抗酸化作用を有する ・エビやカニに含まれるアスタキサンチンもカロテノイドの1種で抗酸化作用に優れる	ルテイン：かぼちゃなどの緑黄色野菜 クリプトキサンチン：とうもろこし，柑きつ類 ゼアキサンチン：とうもろこし，かぼちゃ
水溶性	フラボノイド（広義）	フラボノイド（狭義）	ケルセチン ルチン アピイン	・野菜や柑きつ類の皮中に含まれ，抗酸化作用を有する	ケルセチン：玉ねぎ（皮），ほうれんそう ルチン：トマト，アスパラガス アピイン：パセリ，セロリ
		アントシアニン	ナスニン シアニジン シソニン	・酸で赤，アルカリで紫・緑・青色を呈する ・抗酸化作用に優れる	ナスニン：なす シアニジン：赤かぶ シソニン：紫しそ

*クロロフィルの生分解により緑色が退色して黄色になる現象．貯蔵温や二酸化炭素の濃度の調整により抑制できる．

表8-16 あくの種類と成分

	あく成分および褐変要因	主な食品
えぐ味	シュウ酸，ホモゲンチジン酸	たけのこ，ほうれんそう
	シュウ酸，配糖体	さといも，わらび，ぜんまい
苦味	テルペノイド（ククルビタシン）	にがうり，きゅうり（ウリ科植物）
	フラボノイド配糖体（ナリンギン）	夏みかん
	（ネオヘスペリジン）	柑橘類
渋味	タンニン類，アルデヒド	未熟果，未熟種子類，柿・栗
その他の褐変現象	チロシナーゼ	じゃがいも
	ヤラピン	さつまいも
	クロロゲン酸	さつまいも・ごぼう
	シュウ酸カルシウム	なす
	タンニン	れんこん
	ポリフェノールオキシダーゼ	りんご・びわ・なす

も浸透圧が高く，約0.85%の食塩水あるいは約10%のしょ糖溶液の浸透圧とほぼ同じである．そのため塩もみや和え物などの調味液は浸透圧が細胞よりも高いため，野菜の水分が細胞外に引き出される．これにより細胞が収縮し，張りが失われるため，軟らかく仕上げることができる．浸透圧の低い水溶液や水に野菜をつけると，切り口より水が浸入して細胞が膨らみ，パリパリとした張りのある食感になる．キャベツや大根の千切りなどを水に浸すのはこの理由による．

2）摩砕と酵素作用

食品中に存在する酵素の多くは，加水分解酵素と酸化酵素に分かれる．野菜に含まれるポリフェノール類（フラボノイド系色素など）は，酸化酵素（ポリフェノールオキシダーゼ）により，酸素と反応して酸化され，メラニンなどの褐色物質に変わる．なすやれんこん，ごぼう，いも類などを切ったり刻んだりして置いておくと，茶色に変色するのはこの理由による．空気にふれるほど酵素反応が強く行われるため，これを防ぐには，①酢水や食塩水により酵素活性を抑える，②加熱により酸化酵素を失活させる，③水や食塩水につけて空気との接触を断つ，④ビタミンCやビタミンEのような還元剤を加える，などがある．

d. 加熱調理

1）ゆで物

ゆで汁の中で熱が対流することによって食品に熱が伝わる．一般に，野菜類は組織が硬い上に不味成分を含むものも多く，また料理を色よく仕上げるためにもゆでるという操作が必要な場合が多い．その他，野菜をゆでることにより，酵素の失活・殺菌などの効果も期待できる．ゆでる際には食品の体積やゆで水，ゆで時間を適切化し，適正なゆで方と効果的な添加物の使い方（ゆで水に食塩，酢，ぬかなどを添加することで野菜の色を美しく食味よくゆでることができる）を知っておく．ほうれんそうや小松菜などの青菜は，高温のゆで水により，酸化酵素の働きが抑えられ，短時間で色よく仕上げることができる．また，れんこんやカリフラワーをゆでる際には酢水（約2%）を用いると，フラボノイド色素に作用して白くゆで上がる．一般的に，ゆでることにより，重量の変化やビタミン（特に水溶性）の損失は免れない．例えば，ほうれんそうを3分ゆでた時の栄養素の残存率は，カロテン90%，ビタミンB_1約70%，ビタミンC48%との報告もある（調理による成分残存率はp.130を参照）．

2）あく抜き

野菜に含まれるあくの多くは水溶性であるため，水や食塩水などにつける他，その状態で加熱して溶出させる．例えば，たけのこのあくを除去するには，ぬかを加えてゆでる．これはえぐ味の成分であるシュウ酸がゆで水に移行しやすくなる他，ぬか中のでんぷん粒子がたけのこ表面を覆って酸化を防ぎ，白く軟らかくゆで上がるためである．

3）加熱と調理

野菜の加熱調理では，野菜の細胞壁を形作っているペクチンが，熱によって分解し細胞と細胞が離れやすくなるため，軟らかくなる．調理操作により野菜の重

量の他，栄養成分も変化する.

❷ 海　　藻

　日本人は世界で最も多く海藻を食べることが知られている. 万葉や奈良の時代から各地で食べられ，神事や冠婚葬祭などにも利用されてきた. 生食の他に乾燥品，塩蔵品として，だしや料理，加工品などに利用され，日本人の食卓に豊かさと多様性をもたらしている. 主な食用海藻の色素・栄養成分・利用法を表 8-17 に示した.

　干し昆布の表面に見える白い粉は，マンニトールという糖アルコールで，甘味を呈する. 主なうま味成分は L-グルタミン酸(アミノ酸)である. 利用法としてはだし昆布・とろろ昆布・塩昆布・昆布茶などがある.

　わかめは生以外に乾燥・塩蔵で利用されることが多く，酢の物・和え物・汁物・サラダなどの料理に用いられる. めかぶわかめは茎の根に近い部分を刻んで食する.

　ひじきは海藻類の中で最もカルシウムを多く含み，鉄もあまのりに次いで多い. 生や乾燥を煮物・和え物・サラダなどに利用する.

　あまのり(干しのり)は主に焼きのり・味付けのりに利用される. 加熱すると緑色が濃くなるのは，加熱によりフィコエリスリン(紅)が減少し，クロロフィルやフィコシアニンは変化しないためである.

　海藻類のエネルギー量については，測定値の変動が大きいことからエネルギー換算係数を用いず，アトウォーター(Atwater)係数を適用して求めた値に 0.5 を乗じて，暫定的に算出してある.

　海藻の嗜好特性・調理特性について表 8-18 に示す.

- -

昆布だしとヨウ素　　　　　　　　　　　　　　　　　　　　　　コラム

　食事摂取基準(2020 年版)における，成人のヨウ素の耐容上限量は 3,000 μg/日である. 一方，昆布だし 100 g 中のヨウ素含有量は，水だし 5,300 μg，煮だし 11,000 μg である. このように，日本人のヨウ素摂取量は特異であるため，甲状腺へのヨウ素の輸送が低下する"脱出現象"が成立しており，ヨウ素の過剰摂取の影響を受けにくい可能性があると考えられている. 食品成分表 2020 の昆布水だしは水に対して昆布を 3 ％使用している. 昆布の使用量が 1 ％であれば，ヨウ素は，1,767 μg である.

- -

❸ き の こ

　きのことは菌類の菌糸が集合した子実体(胞子をつくる器官)である. 他の植物や動物を分解して栄養分としている.

　世界に多数あるきのこのうち，日本で市場を通じて食べられているのは，しいたけ，えのきたけ，なめこ，まいたけ，しめじ類，ひらたけ類，きくらげ類，マッシュルームなど 20 ～ 30 種で，多くは人工栽培されている.

　生のきのこ類は水分が約 90％，たんぱく質が 2 ～ 3％，炭水化物が 2 ～ 7％

表8-17　海藻の色素・栄養成分と利用法

	特　徴
栄養成分	炭水化物40～75%，難消化性多糖類を多く含む 食物繊維20～50%（素干し製品），アルギン酸・カラギーナンが含まれる 脂質は10%以下である ビタミンA・B₁・B₂・C，ナイアシン，パントテン酸を含む カリウム・カルシウム・鉄・マグネシウムが多いため，ミネラルの供給源となる．また，ヨウ素を含む
色　素	光合成色素（クロロフィル・カロテノイド・フィコキサンチン・フィコエリスリン・フィコシアニンなど）の種類と比率により色調が決まる
加工法	加工法は海から採りあげたまま，または淡水で洗って乾燥・塩蔵する あまのりはほとんどが乾のり（焼きのり・味付のり）に加工される わかめは湯通しの後塩蔵したものと，それを塩抜きして乾燥させたカットわかめに加工される

表8-18　海藻の嗜好特性と調理特性

	特　徴
呈味成分	うま味：昆布（グルタミン酸） 　　　　　遊離アミノ酸（アラニン・タウリン・アスパラギン酸など） 甘味：昆布（マンニトール）
香味成分	イオウ化合物（硫化ジメチル・メタンチオール），有機酸（酢酸・プロピオン酸・酪酸など），アルコール類，テルペン類，トリメチルアミンなど
機能性成分	ヨウ素，アルギン酸（水溶性食物繊維），アガロース（水溶性食物繊維）
調理特性	・寒天ゲルは砂糖の濃度が高いほど透明感がある ・ところてん：てんぐさを煮溶かし冷却して固めたもの ・寒天：ところてんを凍結乾燥させたもの

で脂質はほとんど含まない．炭水化物も多くを食物繊維が占め，海藻とともに，低エネルギー食品である．その他，ビタミンB₁・B₂，ビタミンD，ナイアシンなどを含む．特に乾燥きくらげや乾燥しいたけは，ビタミンDを多く含む．ビタミンDは植物性食品の中ではきのこ類だけに含有される成分である．

　エネルギー値については海藻類と同様で，アトウォーター（Atwater）係数を適用し，0.5を乗じて算出してある．

　乾燥しいたけのうま味成分は主に5′-グアニル酸，香りはレンチオニンによる．肉厚の冬菇と肉薄の香信がある．水で戻す際は高温より低温（10℃以下）で戻す方が5′-グアニル酸溶出量が多くなる．

　きのこ類の味をより引き立たせる場合は汁物や鍋物がよく，香りを生かしたい場合は焼くなどの乾式加熱がよい．きのこ類は独特の味や香りを持つだけでなく，機能性成分にも優れている（表8-19）．

4　果　物

a.　果物の特徴と栄養成分

　果物類はその色や香り，果汁の風味が好まれ，生食されることが多いが，果汁

表8-19　きのこ類の各成分と調理特性

	特　　　徴
呈味成分	乾燥しいたけのうま味はおもに5′-グアニル酸による その他，うま味成分はグルタミン酸やアラニンなどの遊離アミノ酸による
香味成分	乾燥しいたけ（レンチオニン） まつたけ（1-オクテン-3-オール：マツタケオール，ケイ皮酸メチル）
機能性成分	γ-アミノ酪酸：GABA（血圧上昇抑制作用），特にえのきだけに多い β-D-グルカン：抗がん作用（ぶなしめじ） エルゴステロール：ビタミンD前駆物質（しいたけ・まいたけ）
調理特性	・乾燥しいたけは高温より低温（10℃以下）で戻す方が5′-グアニル酸溶出量が多い（核酸分解酵素の作用） ・まつたけ・しいたけは香りと味を，ぶなしめじは味を，マッシュルーム・えのきだけは味と特有の食感を楽しむことが多い． ・きくらげは乾物として弾力のある独特の歯ざわりを楽しむ ・香りを生かす場合は乾式加熱（直火焼きなど），味を生かすなら湿式加熱（汁物・鍋物），物性を楽しむ場合は煮込みがよい

飲料・ジャム・缶詰・干果などにも加工される．熱帯性の果実類（バナナ，パインアップル，アボカドなど）も需要が伸びている．主な出回り期に合わせて利用すれば，季節感を演出できる．

　水分80～90％，炭水化物（ブドウ糖・果糖などの糖質とペクチン・セルロース・リグニンなどの食物繊維が主）の他，ビタミンCやカロテン，カリウム，有機酸などを含む．柑橘類の絞り汁を食酢の代わりに用いると，特有の風味を利用できるだけでなく，栄養的にも優れたものとできる．

b.　果物の調理特性

1）色　素

　果物の色素は主にクロロフィル・カロテノイド・アントシアニン・フラボノイドで，成熟にともないアントシアニン・カロテノイドが増加する．みかん・オレンジの黄橙色は主にカロテノイドの β-クリプトキサンチンによる．果物の色は味や香りとともに品質やおいしさを表す指標になる．

2）味

　果物の独特の甘みは主に果糖・ブドウ糖・しょ糖による．これら糖類の総量は約10％である．酸味は主にクエン酸・コハク酸・酒石酸による．一般に成熟するにともない甘みが増す．これらの糖と酸のバランスによりおいしさが決まる．

　柑橘類の苦味は，主にナリンギン・ヘスペリジン（ともにフラボノイド類）による．また柿に含まれる渋味はタンニン（ポリフェノール類）による．

3）香　り

　主な香りの成分はエステル類，テルペン類，アルデヒド類であり，数百種類に及ぶ．柑橘類の芳香成分はテルペン類（リモネンなど）が主である．主な果物の香り成分には，みかんのリモネン，ももの γ-ウンデカラクトン，バナナの酢酸イソアミルなどがある．

4）ペクチン質

　果物の種類や成熟度による独特の歯ざわり・舌ざわりなどは食物繊維であるセルロースやペクチンの変化と関係がある．未熟果に含まれるプロトペクチンは，ペクチニン酸とセルロースなどが結合したもので不溶性であり，果物に硬さや弾性を与える．成熟にともないプロトペクチナーゼにより分解され，水溶性のペクチニン酸となり，組織は軟化し，糖と有機酸の存在でゲル化する．この性質を利用して果物のジャムが作られる．加熱の状態では，酵素の作用でペクチニン酸が分解され，ペクチン酸となり，長時間の加熱によりゼリー強度が弱まる．

c．果物の調理

1）生　食

　適度に熟した果物の特徴を最大限に生かす食し方である．そのまま食べたり，ジュース・サラダ・和え物・フルーツポンチなどに，あるいは料理の薬味，風味付けや肉や魚の臭み消しなどに利用される．

　りんご・バナナ・もも・なし・アボカドなどは皮をむいたり，切ったりすると，果肉に含まれるポリフェノールがポリフェノールオキシダーゼ（酸化酵素）の作用を受けて酸化され，褐変する．これを防ぐには，酵素の作用を抑える働きのある食塩や酢を入れた水溶液に浸したり，レモン汁などをかけるとよい．

　また，生のキウイフルーツ・パインアップル・パパイア・いちじくはたんぱく質分解酵素のプロテアーゼを含むため，肉料理の下味用や具材として利用すると，肉が軟らかくなる．同様の理由で，ゼラチンを利用したゼリーにこれらの果実を生のまま加えると，固まりにくくなる．これを防ぐには，果実を加熱して酵素を失活させてから使用するとよい．

2）加熱調理

　果物の加熱調理には，コンポート・揚げ物・ソテー・ソース・ジャムなどがある．コンポートは糖類の添加により果物の酸味が和らぎ，風味がより引き出される．りんごやオレンジ，ももなどは肉料理のソースとしても使われ，甘酸っぱさが肉の風味を増す．

　果実類中の成分と働きについて，表8-20に示す．

5　大豆以外の豆類

　豆類はマメ科植物の食品で，主に乾燥させた状態で流通している．代表的な食品は小豆である．小豆は古くから五穀の1つとして利用され，粥や赤飯，あんに用いられる．主な産地は北海道であるが，輸入量も多い．主な栄養成分は炭水化物（約60％）とたんぱく質（約20％）である．たんぱく質はグロブリンが7割以上を占める．必須アミノ酸のリジン，ビタミンB_1，B_2，ナイアシンを含む．機能性成分として，消炎作用や抗酸作用を有するとされるサポニンとポリフェノールが含まれる．

　小豆は他の豆に比べて吸水しにくく，でんぷん粒子も加熱に安定であるため，調理の際は直接水とともに加熱することが多い．小豆の種皮にはタンニンやカテ

表8-20 果実類中の各成分と調理特性

	特 徴
色素成分	主にクロロフィル, カロテノイド, アントシアニン, フラボノイド 成熟にともない, クロロフィル→アントシアニン, カロテノイドが増加する β-クリプトキサンチン(みかん・オレンジのカロテノイド) アントシアニン系色素(ぶどうなどに含まれる)
呈味成分	甘味：ブドウ糖, 果糖, しょ糖 糖分含量は10%前後 酸味：クエン酸, リンゴ酸, 酒石酸, コハク酸 苦味：ナリンギン・ヘスペリジン(柑橘類) 渋味：タンニン(柿に含まれるポリフェノールの一種)
香味成分	主要成分：エステル類, テルペン類, アルデヒド類 柑橘類の芳香成分：テルペン類(リモネンが主成分)
機能性成分	ポリフェノール, フラボノイド
調理特性	・色や独特の風味を生かすため, 生食されることが多い ・りんごやバナナの変色は, ポリフェノール酸化酵素によるもので, レモン汁など還元作用のあるものをかけると褐変を防ぐ ・果汁に少量の食塩やクエン酸などを加えると, ビタミンCの酸化が抑えられる ・柑橘類のさわやかな酸味と香りは, 料理の薬味・風味付け・肉や魚の臭み消しなどに使われる ・たんぱく質分解酵素プロテアーゼを含む生のパインアップル・いちじく・パパイア・キウイフルーツ・しょうがなどは, 肉の組織を軟化させる ・ジャムやマーマレードは果実中のペクチンのゲル化を利用したもの ・バナナ・パインアップルを冷蔵すると, 低温障害が起こる

キンなどの渋味の成分が含まれるため, 加熱途中でいったんゆで水を捨て新しくゆでなおす"渋切り"を行う. この処理には, できあがりの色や風味を調整する役割もある.

その他にはいんげん豆があるが, 食品成分は小豆と類似した特徴を示す. 白いんげん豆は白あんの材料となり, その他に煮豆・甘納豆・きんとんなどに利用される. この他にえんどう豆, ささげ, そら豆, ひよこ豆, はな豆, レンズ豆などがある. 豆類の煮物には, うぐいす豆(えんどう豆の煮物), おたふく豆(そら豆の煮物), ふき豆(そら豆の煮物)など, 伝統的な名称がある.

6 種 実 類

堅果類(栗, アーモンド, くるみ, ぎんなんなどの乾燥果実, ナッツ類)と種子類(ごま, ひまわりの種など草本植物の種子), 豆類としてらっかせい(落花生)がある. 乾燥状態のものは, 水分が少なくエネルギーが高めで貯蔵性に優れる.

炭水化物を多く含むものには栗, ぎんなん, ひしなどがあり焼く・ゆでる・煎るなどの加熱操作が必要であるが加熱して販売されている製品もある. 栗, ぎんなん, ひしなどはビタミンB_1, B_2の他, ビタミンCを多く含む.

たんぱく質と脂質(50%以上)を多く含むものにはらっかせい, くるみ, ごまなどがある. 種実類の脂質にはコレステロールはほとんど含まれず, リノール酸, オレイン酸などの不飽和脂肪酸が多い. またビタミンB_1, B_2, Eも含まれる. これらは成分的には主菜に分類される.

ごまは煎ると特有のよい香りが生成され, 風味, 食欲を増してくれる. 香りの主成分はピラジン類である. ごまは煎ることによりアミノカルボニル反応を起こ

表8-21　一般的に用いられるでんぷんの種類

	種類	特徴	利用
根茎でんぷん	じゃがいもでんぷん	粒子が大きい. 糊化温度が低い. 粘度, 透明度が高い.	片栗粉として市販されている. 料理のとろみつけ, 揚げ物の衣, 菓子の材料, 食品加工用など
	キャッサバでんぷん	糊は透明度が高く老化しにくい.	タピオカパール
	さつまいもでんぷん	透明度が高い. 粘着性が強い.	くず粉, わらび粉の代替品, はるさめの原料など
	くずでんぷん	透明度が高く, 粘度の安定性が高い. 糊化温度が低く熱湯を加えるだけで糊化する.	高級和菓子, くずもち, くず湯, くずきり, ごま豆腐など
種実でんぷん	とうもろこしでんぷん	コーンスターチとして流通している.	製菓用, 揚げ物の衣など
	小麦でんぷん	浮粉(うきこ)として流通している. 加熱温度や時間に対して粘度が均一である.	和菓子, 水産練り製品など

し, 褐色の色合いになる. また, ごまに含まれるセサモール・セサミノールなどのゴマリグナン類は, 抗酸化成分として注目されている.

　らっかせいは, さやつきから粉末・ペースト・搾油など様々な形態で用い, 菓子類や料理など幅広く利用されている. らっかせいのたんぱく質には必須アミノ酸がバランスよく含まれている. またレスベラトロールというポリフェノール類も含まれ, 機能性も期待されている.

D. その他の食素材の調理特性と調理・・・・・・・・・・・・・・・・・・

1 でんぷん

a. 分類と特徴

　植物の根や根茎, 種実に蓄えたでんぷんを取りだし, 乾燥させたものである. 原料によって糊化温度や糊化したときの粘弾性などに差がある. 根茎でんぷんは種実でんぷんに比べ透明度が高い(表8-21).

b. でんぷんの調理特性

　生でんぷんのミセル構造には消化酵素が働かないので, 水を加えて十分に膨潤させてから加熱して, 糊化させる. でんぷんをだしなどの液に加えて濃度をつける場合には, ダマを防ぐため液が沸騰している状態で加え, 素早く混ぜる.

　でんぷんは糊化によって, 粘性, 透明度が増す. この性質によって様々な料理や菓子に利用されている. かきたま汁には1～1.5%程度のでんぷんを加えるが, これは液の粘性が増すことで卵を糸状にきれいに分散させることができる他, 対流が抑制されるため, 温度低下を防ぐ作用がある.

でんぷんに水をいれて攪拌するとコロイド溶液になるが，そのまま放置すると沈殿する．この状態のでんぷんは固体のように固くなる．この力を加えると粒子の配列がずれて粒子と粒子の間隙に液体が入り込み，固くなる現象をダイラタンシーという．

c. でんぷんの調理

1）低濃度でんぷんの調理

・薄くず汁，あんかけ

だしまたは調味液に，でんぷんを同量の水に溶いたものを入れて火にかけ，とろみがつくまで攪拌しながら加熱する．でんぷんの濃度は，汁物で1〜1.5%，くずあんで3〜6%である．

・カスタードクリーム

卵黄に温めた牛乳を少しずつ加えてのばし，砂糖，小麦粉を加えてよく混ぜる，弱火で加熱してクリーム状にする．

2）高濃度でんぷんの調理

・ブラマンジェ

コーンスターチ，砂糖に牛乳を少しずつ加えて良く混ぜる．火にかけ，全体が糊化したらさらに弱火で5分間加熱した後，冷やし固める．

・くず桜

くずでんぷん，砂糖に水を少しずつ加え，加熱しながらよく混ぜる．透明になったら熱いうちに餡をつつむ．

・ごま豆腐

すりつぶしたゴマ，くずでんぷんを水またはだしで溶き，火にかけて練る．糊化したら型に入れ，冷やし固める．

3）タピオカパール

キャッサバのでんぷんを小球に加工したもので，大きさは様々である．大粒のものは一晩浸漬し，2時間蒸して火を止め，2〜3時間置いたものを使用する．小粒のものは熱湯でゆで，そのまま放冷してから使用する．

4）はるさめ

緑豆でんぷんで作られている．熱湯につけて戻してから使用する．日本で多く流通しているじゃがいもでんぷんから作られたものは，長時間の加熱で煮くずれる．

❷ 砂　　糖

a. 砂糖の特徴

砂糖はさとうきび，てんさいなどを原料にして，それらの抽出液を精製して作ったしょ糖の結晶である．日本で最も多く用いられている砂糖は上白糖で，しょ糖にわずかな転化糖を含んだものである．グラニュー糖はしょ糖の結晶が大きく，調味料として用いると甘みがすっきりとして透明度が増すという特徴がある．結晶を小さく砕いたものが粉砂糖である．黒砂糖はさとうきびの糖液を精製

せずに直接加熱したもので，カリウム，カルシウムなどの無機質を豊富に含む．
高級和菓子に用いられる和三盆にもミネラルが含まれている．

b. 砂糖の調理特性

砂糖は，さわやかな甘味をもち，水に溶けやすいため調理性が高い．吸湿性，
保水性が高いため，ケーキなどに保水性を与え，糊化でんぷんに加えると老化を
遅くすることができる．また，多量に加えることで水分活性を低下させ，食品の
保存性を高めることができるので，砂糖漬けやジャムに利用されている．

たんぱく質性の食品に砂糖を加えると熱変性を抑制し，凝固温度が高くなる．
カスタードプディングでは砂糖がゲルを軟らかくし，すだちを少なくする．

砂糖に水を加えた溶液を加熱していくと，次第に水が蒸発して濃度が高くな
り，沸点が上昇する．シロップは103〜105℃，フォンダンは〜115℃，砂糖
衣は〜120℃に加熱して調製する．140〜160℃ではあめ状になり，熱いうちは
長く糸をひく(曳糸性)．砂糖を160℃以上に加熱するとその一部が転化してブド
ウ糖と果糖を生じ，さらに脱水されてヒドロキシメチルフルフラールを生ずる．
それが重合分解を繰り返し，揮発性のカラメル香気物質や褐色物質が生成され
る．これをカラメル化という．

c. 砂糖の調理(表8-22)

1）シロップ

砂糖濃度50〜60％の液を加熱し，102〜103℃になったら火からおろして
冷ます．液濃度60％なら，冷蔵庫に入れても結晶は出ない．（砂糖の飽和度は
0℃で64.2％）

2）結晶化

・ボンボン

砂糖，水を火にかける．115℃まで煮詰めてからリキュールを加え，ゆっくり
と混ぜる．バットに詰めたコーンスターチにくぼみをつけ，そのくぼみに液を流
し入れ，ゆっくりと砂糖を結晶化させる．

表8-22　砂糖液の温度と状態

煮詰め温度	加熱時および冷却時の状態		菓子への利用
102〜103℃	液状 →	結晶化せず	シロップ，シロップ漬け
106〜107℃	細かい泡 →	つやがあるクリーム状	フォンダン(パン，ケーキなど) マジパン
115〜120℃	細かい泡 →	つやは劣る．表面ざらつく	糖衣(ナッツの糖衣がけ) かりん糖，五色豆
120〜125℃	立体的で6mm程度の泡 →	細かい結晶	キャラメル
130〜135℃	大きい泡 →	やや粗い結晶	ヌガー
140〜145℃	1cm程度の泡 →	硬くてあらい結晶	抜絲(銀絲) さつまいものあめ炊き
150〜155℃	粘った細かい泡 →	がりがりする結晶	ドロップ
160〜165℃	黄色いあめ状 →	硬い結晶	抜絲(金絲)，べっ甲あめ
170〜190℃	褐色 →	結晶化せず	カラメル，カラメルソース

・フォンダン

　日本料理ではすり糖と呼ばれる．濃厚な砂糖液を火にかけ，かき混ぜないようにしながら煮詰める．106〜107℃になったら火からおろし，40℃まで自然冷却した後，攪拌すると結晶化して白濁する．なめらかになるまでよく混ぜる．

・砂糖衣

　濃厚な砂糖液を加熱し，115〜120℃になったとき，火からおろして具材を加え，手早く攪拌する．

　３）抜絲（バースー），あめ

　砂糖溶液を結晶化させないように加熱して140℃まで煮詰め，具材を入れて，あめ状の糖液をからませ糸を引かせる．着色の弱い140〜145℃のあめを銀絲，黄色に着色した150〜160℃のあめを金絲という．

　４）カラメル

　砂糖，水を入れて火にかけ，鍋を回しながら160〜180℃くらいに加熱し，茶褐色になったらお湯をさす．水によくとけ，香ばしい香りとわずかな苦味がある．カラメルソースの他，ウスターソース，ウイスキーなどの着色料に用いられている．

d. その他の甘味料

　１）水あめ，はちみつ

　水あめは，甘味度*がしょ糖の半分以下で，吸湿性が高く食品の保水性を高める．はちみつは果糖を多く含み，保水性が高く，加熱による着色が著しい．

　２）新甘味料

　アミノ酸から合成されたアスパルテームのように，甘味度の高い甘味料や，糖アルコール（ソルビトール，マルチトールなど）のようにしょ糖より甘味度が低い甘味料がある．

*甘味度　甘味料の甘さの指標．一般にしょ糖の甘さを1として甘さを表現する．ブドウ糖は0.5〜0.8，果糖は1.3〜1.7，アスパルテームは200，ソルビトールは0.5〜0.7，マルチトールは0.7〜0.8である．

3 油　脂

　油脂は様々な動植物性食品中に広く分布している．その主成分はグリセロールに3個の脂肪酸が結合したトリグリセリドである．

a. 分類と特徴

　食用油脂は融点により分類され，厳密な分類ではないが一般に常温（25℃付近）で液状のものを油（oil），固体状のものを脂（fat）という．油には，なたね油，大豆油，とうもろこし油，サフラワー油，オリーブ油，ごま油など，主に植物性由来のものが多い．オリーブ油や高オレイン酸種の原料を用いたひまわり油，サフラワー油には，不飽和脂肪酸のオレイン酸（$C_{18:1}$）が多い．また，とうもろこし油，ごま油，高リノール酸種を原料とするサフラワー油には，リノール酸（$C_{18:2}$）が多く，えごま油や亜麻仁油には α-リノレン酸（$C_{18:3}$）が50％以上含まれている．リノール酸ならびに α-リノレン酸は不飽和脂肪酸で，かつ必須脂肪酸である．脂には動物性の牛脂（ヘット），豚脂（ラード）などがあり，オレイン酸のほか

にパルミチン酸（$C_{16:0}$）やステアリン酸（$C_{18:0}$）などの飽和脂肪酸が多い．魚油はアラキドン酸（$C_{20:4}$），イコサペンタエン酸（IPA，$C_{20:5}$），ドコサヘキサエン酸（DHA，$C_{22:6}$）などの多価不飽和脂肪酸の割合が高く，常温で液状である．魚油や植物油などの液状油を水素添加して得られる硬化油や，それを原料とするマーガリンやショートニング，また生乳を原料とするバターなどは融点が高く，固体状である．

b. 油脂の調理特性

　油脂は単独で味わうことはほとんどないが，調味用，加熱調理用の調味料として用いられ，油特有の風味と滑らかな舌触りを料理に与え，風味やテクスチャーを特徴づける．一般に油脂含量の多い食品や油脂を多く用いた調理加工品は，コクのある濃厚なおいしさを持っている．調理に用いられる主な食用油脂の特徴および調理用途を表8-23に示した．

　1）風味・食味の付与

　トリグリセリドそのものは無味無臭であり，よく精製された市販の食用油もそれ自体に味は感じられないが，非加熱および加熱調理の過程で用いることにより，油脂に含まれる微量の揮発性成分が，油脂特有の風味とおいしさを付与する．生野菜にドレッシングやマヨネーズをかけると，塩や酢を単独でかけた場合とは異なる口当たりとまろやかな味となる．揚げ物では油脂と揚げ材料の成分が加熱により反応して香ばしいフレーバーを生じる．油脂の風味は食文化と深い関わりをもっている．ごま油は主に韓国料理や中国料理，ラードは中国料理，オリーブ油やバターは西洋料理に用いられ，その国の料理らしさを特徴づけている．

　2）テクスチャーの変化

　油脂を用いて調理した食品は，一般に好ましい食感となる．炒め物では油が食品の周りを薄く覆うため，なめらかな口当たりと油脂のコクが付与される．揚げ物では高温の油中で食品を加熱することにより食品中の水分は蒸発し，代わりに揚げ油が吸収されて水と油の交代が起こり，衣はカラリとしたテクスチャーになる．

　3）熱の媒体

　油脂は加熱すると100℃以上の高温調理が可能となる．油脂の比熱は水（約4.2 J/g・K）のおよそ1/2であるため，温度上昇速度が早く，短時間に100℃以上の高温が得られ熱効率がよい．揚げ物や炒め物は，油脂の熱媒体を利用した調理法である．

　4）乳化性

　油と水は本来混ざり合わないが，乳化剤を加えて撹拌すると，どちらか一方が細かい滴となって，もう一方の液体中に分散し乳濁液になる．この乳濁液（または乳化物）をエマルション（p.119参照）という．乳化剤が存在すると，水と油は分離することなく安定な状態となる．卵黄を乳化剤としたマヨネーズは，食酢，食塩，香辛料を加えた中にサラダ油を油滴として分散させた水中油滴型エマル

表8-23　主な食用油脂の特徴および調理用途

種類	性状・特徴など	調理用途
なたね油	従来のなたね種を品種改良したカノーラ種を圧搾・抽出したものが主. オレイン酸が多く α-リノレン酸も含む. 大豆油と調合しサラダ油として多く用いられる.	サラダドレッシング マヨネーズ, 加熱全般
大豆油	必須脂肪酸のリノール酸が多く, オレイン酸, α-リノレン酸も多い.	同上
とうもろこし油	別名コーン油. でんぷん抽出後のとうもろこし胚芽から圧搾・抽出したもの. リノール酸, オレイン酸を多く含む.	同上
サフラワー油	別名べにばな油. べにばなの種子から圧搾・抽出したもの. 高リノール酸種(リノール酸約75%含有), 高オレイン酸種(オレイン酸約75%含有)の2品種がある.	同上
ごま油	焙煎ごま油: 種子を焙煎後, 搾油したもの. 濃い褐色で香ばしい風味を持つ. 精製せず, ろ過などにより不純物を除去したものが多い. 太白ごま油: 未焙煎種子から搾油したもの. 無味無臭無色. 両者ともに抗酸化物質のリグナン類を含み酸化安定性が高い.	食卓用(風味付) サラダドレッシング 加熱全般
オリーブ油	オリーブの果実から採油. 圧縮法で製造された油は黄緑色の色調と特有の風味を持つ. エキストラバージンオイルはオレイン酸を77%程度含む. 熱酸化しにくい.	食卓用, サラダドレッシング, 加熱全般
えごま油	別名しそ油. α-リノレン酸を60%前後含む. 加熱により酸化しやすいため, 非加熱調理に向く.	食卓用 サラダドレッシング
亜麻仁油	別名フラックスシードオイル. えごま油同様, α-リノレン酸を多く含む. 欧米では古くから食用として用いられてきた. 加熱により酸化しやすい.	同上
ヘット(牛脂)	オレイン酸, パルミチン酸とステアリン酸を多く含む. 融点が35〜50℃でラードより高い.	カレールーの原料
ラード(豚脂)	融点は28〜48℃. パルミチン酸, オレイン酸を多く含む. 天然のトコフェロール量が少なく, 酸化安定性が低い.	加熱(揚げ物, 炒め物) 製菓用
バター	生乳, 牛乳または特別牛乳から得られた脂肪粒を練圧したもの. 加塩バターの成分規格は乳脂肪分80%以上, 水分17%以下である. 特有のバター臭は酪酸による.	製菓・製パン, 食卓用 加熱(炒め物)
マーガリン	硬化油*を原料とする. 水分その他の成分を15%程度含む. 天然には存在しない. トランス脂肪酸を含む.	製菓・製パン, 食卓用
ショートニング	マーガリンと同じく, 硬化油を原料とするが水分は含まない. 無色, 無味, 無臭. ショートネス性を付与する目的で使用する. トランス脂肪酸を含む.	製菓・製パン用

*硬化油: 不飽和脂肪酸の二重結合の一部に水素を添加し, 飽和結合したもの.

ションである.

c. 油脂の調理

1) 揚げ物

揚げ物に使用される油脂は, 一般に大豆, なたね, ごま, とうもろこしなどの植物性油が多い. ヘットやラードなどの固体脂も用いられるが, 常温になると固まり, 口当たりが悪くなる. なるべく熱いうちに食するのがよい.

2) 炒め物

炒め物にはサラダ油のほかに, 種々の植物性油やバター, ラードなどの固体脂も用いられる. 鍋に少量の油脂を入れ, 食品を高温短時間で撹拌加熱する調理法で, 炒め油の熱伝導により食品は加熱されるとともに, 油が食品のまわりを薄く被うため, 油脂味を感じやすい. テフロンなどで加工されたフライパンを用いると油の使用量を減らすことができる.

3) サラダ用ドレッシング

基本となるのはフレンチドレッシングとマヨネーズである. いずれも生食用のため, 油は精製度が高く新鮮な植物性油を用いる. フレンチドレッシングはサラ

ダ油, オリーブ油などに, 果実酢やワインビネガーなどを加えたもので, その割合は酢：油がおよそ1：2〜3である. マヨネーズは油を65％以上使用し, 卵黄に食酢, 食塩, からしなどの香辛料を加えて混合, 攪拌したものである.

油の劣化と保存法

コラム

　調理に用いる油脂は, 保存や加熱により酸化し変敗する. 酸化の要因には空気中の酸素, 光, 微生物, 温度, 金属イオン, 加水分解, 酵素作用などがある. また脂肪酸組成, 精製度, 揚げ材料の種類, 加熱温度や時間, 使用油や材料の量, 使用後の処理や保存法なども関与する. 家庭における調理では, 揚げ油の温度を必要以上に上げないようにし, さし油をしつつ使用する. また, 使用後の油は熱いうちにろ過して揚げかすを取り除き, 光を通さず空気との接触面の小さい容器(金属製のものは避ける)に入れて密閉し, 冷暗所に保存する.

　油の使用回数が多くなると, 不快なにおいを生じるようになり, それにともなって油の粘度も増し, 揚げ種の周囲に消えにくい泡立ち(かに泡)が見られるようになる. 揚げ種の表面に油が多く付着して, 水と油の交代が不十分となり, カラリと揚がりにくくなる. このような状態になった油は適切な方法で処分する.

④　寒天・ゼラチン・カラギーナン・ペクチン

　寒天やゼラチン, カラギーナンは凝固剤(ゲル化剤)として調理に利用されることが多い. それぞれの特徴を生かし, 用途にあったゼリーを調製するために混合ゲルとして利用されることが多くなっている. また, 様々な加工食品で広く利用されている. 主な凝固剤とその特性を表8-24に示した.

*ゾルとゲル　ゾル(ソル)は, 流動性のある分散液. ゲルは分散液が流動性を失って固形状になった液体のこと.

a.　寒　　天

　寒天は, テングサなどから細胞壁成分を熱水で抽出したもので, 主成分は食物繊維(アガロース, アガロペクチン)である. 角寒天, 糸寒天, 粉寒天などがある. 角寒天の使用量を1とすると, 糸寒天は0.8〜0.9, 粉寒天は0.5倍量使用するとほぼ同じ硬さのゲルが得られる. 寒天は, 水に浸漬して吸水・膨潤させてから直火で加熱溶解する.

　砂糖を最初から加えておくと寒天が溶解しにくくなるので, 砂糖は寒天が溶けてから加える. 砂糖を添加すると凝固温度が高くなる. 砂糖濃度が高いほど, ゼリー強度, 透明度が高く, 離漿(水を含んだ食品から時間とともに水分が分離すること)が起こりにくいゲルになる. 有機酸液を加えると混合時の温度が高いほどゲル形成能が低下する. 果汁など酸味の強い液を加える場合には寒天液の温度を下げてから加えるようにする.

　また, 寒天に食塩を加えて加熱すると, 食塩濃度が増すにしたがって, ゼリー強度は増す. 牛乳は添加量が増えると脂肪やカゼインのためにゼリー強度が低下するが, 離漿量は減少する.

*食物繊維 dietary fiber 「ヒトの消化酵素で消化されない食品中の難消化性成分の総体」のこと. 整腸, 血中コレステロール低下など様々な生理作用が分かっている. 一部は, 腸内細菌によって分解されエネルギーとなる.

表8-24 主に食品用ゲル化剤として使用されるハイドロコロイドの種類と特性

項目		動物系	植物系					
		ゼラチン	寒天	カラギーナン			ペクチン*1	
				カッパ（κ）	イオタ（ι）	ラムダ（λ）	高メトキシル（HM）	低メトキシル（LM）
原料		動物の骨皮（主に牛，豚）	海藻（テングサ，オゴノリ）	海藻（キリンサイ，スギノリ，ツノマタ）成分的に3画分に分別され，タイプが異なる			果物，野菜（柑橘類，りんごなど）	
形状		粉状，板状	粉・棒・糸状	粉状			粉状	
溶解性	冷水	不溶	不溶	不溶	不溶	可溶	不溶	可溶
	熱水	可溶	可溶（90℃以上）	可溶（70~80℃）	可溶（70~80℃）	不溶	可溶	可溶
	アルコール	50%濃度まで可溶	不溶	約40%濃度まで可溶			可溶	不溶
溶解の下準備		浸水して膨潤 粉：5分 板：20~30分	浸水して膨潤 粉：5分 棒：30分~1時間	粒の細かい砂糖と混合しておく			粒の細かい砂糖と混合しておく	
溶解温度		40~50℃	90~100℃	60~100℃	40~50℃	冷水に易溶	90~100℃	
ゲル化の条件	濃度	2~4%	0.5~1.5%	1~2%（0.1%~）*2		ゲル化能なし	0.5~1.5%	
	温度	5~12℃	28~35℃	40~45℃		—	室温（条件による）	
	pH	酸にやや弱（pH3.5~）	酸に弱（pH4.5~）	酸にやや強（pH3.2~）			酸はゲル化に必須（pH2.7~3.2）	酸にやや強（pH3.2~6.8）
	その他	たんぱく質分解酵素を含まない		K^+，Ca^{2+}によりゲル強度増大	Ca^{2+}によりゲル強度増大		多量の砂糖（50~70%）	Ca^{2+}でゼリー化，ペクチン1gに対し20~25mg
ゲルの特性	口あたり	弾力に富む	もろいゲル	もろいゲル	弾力に富む	—	弾力に富む	粘り，弾力性あり
	融点	20~35℃	90℃前後	60~65℃		—	60℃以上	
	保水性	離水傾向小	離水傾向大	離水傾向大	離水傾向小	—	離水傾向小	
	耐熱	×	×	○	○	○	○	○
	耐酸	△	×	△	△	△	◎	◎
	耐塩	△	×	○~△	◎	◎	—	×
	耐酵素	×	◎	◎	◎	◎	—	×
	耐冷凍	×	×	○	—	—	○	○
	消化吸収	○	×	×	×	×	×	×

*1ペクチン中のメトキシル基含有量で，7%以上を高メトキシル（HM）ペクチン，7%以下を低メトキシル（LM）ペクチンとして区分される．

*2低濃度での食感や，他のゲル化剤との組み合わせなどによる．

*3これらすべてのゲル化剤は新食感を求めて，いろいろなゲル化剤と併用することが多くなっている．

（橋本慶子，島田淳子（編）：調理科学講座6，食成分素材・調味料，p.73-103，朝倉書店，1993より許諾を得て転載）

b. ゼラチン

　ゼラチンは，動物の皮・骨などの結合組織を原料としてコラーゲンを抽出したものである．板状，粒状，粉状のものがある．ゼラチンは10倍程度の水に浸漬（粒状や粉状のものは水に振り入れる）して，粉状のものは5～10分，板状のものは20～30分吸水・膨潤させてから加熱溶解する．加熱法には，直火法と湯煎法がある．調製法には全液法（水の全量を最初から加える）と希釈法（ゼラチンを溶解してから所定の水を加える）があり，直火法には全液法が，湯煎法には希釈法がよい．ゼラチンは，水中で加熱を続けるとペプチド鎖の加水分解によって低分子化して固まらなくなるため，過熱は避ける．また，この加水分解は中性付近で遅く，酸性，アルカリ性で速やかに進行するので，酸性の果汁などを加える場合にはゼラチンを完全に溶かしたあと，ゼラチンゾルを冷ましてから加えるようにする．たんぱく質分解酵素を含むパインアップル（ブロメライン），キウイフルーツ（アクチジニン），パパイヤ（パパイン）などの果汁を添加するとゼラチンは分解しゲルは形成されなくなる．これらの果汁でゼラチンゼリーを作る場合には，あらかじめ果汁を電子レンジなどで短時間加熱して，酵素を失活させてから使用するとよい．

　砂糖は，ゼラチンゾルの凝固温度，ゲルの融解温度，透過率，硬さ，粘稠度を高める．牛乳は，加える量が少ない場合はゼリー硬度を低下させるが，量が多くなると硬度は高くなる．これは，牛乳中の塩類の影響によるものである．

c. カラギーナン

　カラギーナンは，紅藻類から抽出した粘質物質中の多糖類である．原料にする海藻の種類や製法で化学構造が異なる．カラギーナンは粉末状で，水に溶かす前に砂糖と混合することによってダマの生成を防止することができる．水を加えて煮溶かす．

　組成，構造の違いにより8つのタイプが存在しているが，主に利用されているのはミネラルまたはたんぱく質でゲル化する κ 型，ミネラルでゲル化する ι 型，水に溶かすと強い粘性を示すがゲル化はしない λ 型がある． κ 型， ι 型は70℃以上の熱水に溶け，冷却するとゲルを形成する．用途に合わせて3種の組み合わせやその比率を変えることができるので，食品工業や大量調理で広く利用されている．

　砂糖の添加量を増すとゲルの粘弾性が増し，ゲルの融解温度は上昇し，光の透過度が高くなる．酸によりカラギーナンは加水分解し，ゲル強度は低下する．pH3.5以下ではゲル化しない．pH9で最も安定する．

d. ペクチン

　ペクチンは，野菜や果物など植物中に存在している複合多糖類である．一般にメトキシル基（$-OCH_3$）が約7％以上のものを高メトキシルペクチン，それ以下のものを低メトキシルペクチンと呼んでいる．高メトキシルペクチンは，酸と糖の共存によってゲル化する．ジャムやマーマレードはこの性質を利用したものである．低メトキシルペクチンは，2価の金属イオン（Ca^{2+}，Mg^{2+}）が存在すると

ゲルを形成する.

● 練習問題

以下の問題について，正しいものには○，誤っているものには×をつけなさい.

1. 全粥を炊くときの加水量は，米容積の約10倍である.
2. 砂糖の添加は，グルテンの形成を促進する.
3. 食塩の添加は，小麦粉ドウの粘弾性を減少させる.
4. グルテンの形成は，低温で促進される.
5. シューの膨化は，生地内部に発生した水蒸気の圧力による.
6. ドウをねかす時間を長くするほど，伸張抵抗が減少する.
7. 小麦粉に約50%の水を加えてこねたものをドウといい，天ぷらの衣などに使用する.
8. 冷めたじゃがいもは，裏ごししやすい.
9. じゃがいもを切って空気にさらすと，じゃがいもに含まれるメラニンが酸化酵素チロシナーゼに酸化され褐変する
10. さつまいもは,加熱によってでんぷんが糖化されマルトース(麦芽糖)を生成するので甘い．電子レンジで急速に調理すると甘味を強く感じる.
11. 食肉は熟成中に，アミノ酸類や乳酸が生成される.
12. 生肉の鮮赤色は，加熱により灰褐色のオキシミオグロビンとなる.
13. 魚肉に1〜3%の食塩を加えると粘弾性のある，すり身ができる.
14. 生の白身魚は，赤身魚に比べて肉質が軟らかいが，加熱すると硬くなる.
15. 新鮮卵の卵白は泡立ちやすく，安定した泡ができる.
16. 卵黄の乳化性は卵黄中のレシチンを含むリポたんぱく質による.
17. 大豆を浸漬する水に食塩を1%程度加えると吸水が早くなる.
18. 豆腐を加熱するときに，食塩が存在するとさらに固くなる.
19. ホイップクリームを作るには，生クリームの脂肪含量が20%以上必要である.
20. 牛乳中でじゃがいもを煮ると水煮の場合よりも固くなるのは，カルシウムの存在による.
21. 食品の色素成分のうち，とうもろこし・みかんに含まれるクリプトキサンチンや，カニ・マスに含まれるアスタキサンチンは，キサントフィル類と呼ばれるフラボノイド色素である.
22. 野菜の加熱調理では，野菜の細胞壁を形作っているセルロースが，熱によって分解し細胞と細胞が離れやすくなる．このため，野菜が軟らかくなる.
23. 干ししいたけをもどす場合，低温の水より，50℃くらいの湯のほうがうま味がより引き出されやすい．その際，しょうゆや砂糖などの調味料は加えない方がよい.
24. 市販の片栗粉は，カタクリの根から採ったでんぷんである.
25. じゃがいもでんぷん糊液は，食塩の添加で粘度が低下する.
26. たんぱく質食品に砂糖を加えると，熱変性を抑制する.
27. 砂糖を多量に加えることで，水分活性が高くなるため保存性が高まる.
28. マーガリンやショートニングに含まれるトランス脂肪酸は，食用油の水素添加の過程で生成される.
29. 牛脂の融点は豚脂(ラード)の融点よりも低い.
30. 低メトキシルペクチンは，酸と糖の共存によってゲル化する.
31. 寒天に砂糖を加えるとゼリー強度が増し，離漿が少なくなる.

9 食事設計の活用

A. 食事設計のライフステージへの活用と展開・・・・・・・・・・・

食事設計のライフステージへの活用と展開を適切に行うには，各ライフステージの栄養特性，食事摂取基準，栄養アセスメントを踏まえ(第2章参照)，食の満足度を高め，QOLの向上をめざす献立作成・調理・供食から評価までのプロセスが必要である(第3章参照)．ここでは，ライフステージの中でも健康維持・増進，生活習慣病予防の観点から重要な時期とされている成人期・思春期，幼児期(3〜5歳)を取り上げ，食事設計と献立作成の事例を示す．

1 成人期

成人期の事例は，メタボリックシンドロームの診断基準*を満たす成人男性を対象とし，高血圧，糖尿病，脂質異常症の進行を予防する観点から，朝・昼・夜の食事量の適正配分，また栄養バランスを考慮した献立である．栄養アセスメントの結果より，食事摂取基準にもとづいて1日に必要なエネルギー，各栄養素の量を設定し(図9-1)，献立を作成する(表9-1)．献立の給与エネルギーおよび栄養素量を表9-2に示した．なお，荷重平均成分表を作成し，献立を作成する場合もある．これは他のライフステージでも同様である．

*腹囲が基準値(男性85 cm，女性90 cm)を超え，さらに血圧，血糖，血清脂質の項目のうち2つ以上に異常があるとメタボリックシンドロームと判定する．

2 思春期

思春期は身長，体重ともに増加がみられる成長期である．食事設計では思春期スパートのためにたんぱく質，脂質，ビタミン，ミネラルの不足が生じないようにする．一方，思春期は体型誤認ややせ志向，肥満などの問題が指摘される時期でもある．事例は，摂取しやすい朝食を工夫するなど，朝食欠食を減らし，生活習慣を整えながら，健全な食習慣の確立を目指す食事設計である．栄養アセスメントの結果(図9-2①)から，食事摂取基準をもとに1日に必要なエネルギー，各栄養素の量を設定(図9-2②)し，献立を立案する(表9-3)．献立の給与エネルギーおよび栄養素量を表9-4に示した．

3 小児期

小児期は，運動機能，精神発達など，乳児期についで成長の著しい時期である．事例は基本的な食習慣の形成と，肥満，う歯，偏食などの生活習慣の問題に配慮した幼児期の食事設計である．栄養アセスメントの結果(図9-3①)から，食事摂取基準をもとに1日に必要なエネルギー，各栄養素の量を設定(図9-3②)し，献立を立案する(表9-5)．献立の給与エネルギーおよび栄養素量を表9-6に示した．

成人期，思春期，小児期の食事を作成したものを図9-4〜9-6に示した．

①栄養アセスメント	
特定健診*	50歳, 男性, 身長173cm, 体重80kg, 腹囲92, BMI 27, 空腹時血糖105, 収縮期血圧135, 拡張期血圧85, 中性脂肪170, HbA1c 5.3. ポイント：内臓脂肪減少をめざす食事とする.
食事調査	朝食摂取不足, 夕食過剰摂取, 脂肪・肉類過剰摂取, 野菜・大豆類摂取不足. ポイント：エネルギー適正摂取をめざす食事とする.
生活習慣調査	生活活動レベルⅠ(低い, 1.5)

②目標設定	
無理のない体重減量	現体重80kgを3ヵ月後に77kgにする. 1ヵ月1kg, 3ヵ月で計3kgの減量をめざす.
推定エネルギー必要量の算出	標準体重(kg)＝65(p.13, 式❸), 基礎代謝基準値(kcal/kg 体重/日)＝21.8(参考資料表2) 基礎代謝量(kcal/日)≒1400(p.13, 式❷) 推定エネルギー必要量(kcal/日)＝2100(p.13, 式❶)
減量エネルギーの算出	「体重1kgはエネルギー蓄積量7000kcal相当」にもとづき, 1日当たりの減量エネルギーを下記式により算出する. 減量エネルギー(kcal/日)＝$\dfrac{7000 \times 3}{30 \times 3}$＝233
エネルギー摂取目標量の算出	エネルギー摂取目標量(kcal/日)＝2100−233＝1867≒1870
たんぱく質推奨量ほかの算出	推定平均必要量(g/日)(p.14, 式❺)＝(0.66÷0.9)×77＝56 推奨量(g/日)(p.14, 式❻)＝56×1.25＝70 食事摂取基準2020のたんぱく質目標量(%エネルギー)14〜20%を用いて計算する. たんぱく質は, 1870(kcal)×14%/100÷4kcal＝65.45g〜1870(kcal)×20%/100÷4kcal＝93.5gの範囲が目安となる.
脂質摂取目標量の算出	脂質エネルギー比率(%E)は20以上30未満(参考資料表12) 下限脂質目標量(g/日)≒41.5, 上限脂質目標量(g/日)≒62.3(p.14, 式❽) 飽和脂肪酸, n-6系脂肪酸, n-3系脂肪酸の量にも, 食事摂取基準を参照し配慮する.
炭水化物摂取目標量の算出	炭水化物エネルギー比率(%E)は50以上65未満(参考資料表13) 下限炭水化物目標量(g/日)≒234, 上限炭水化物目標量(g/日)≒304(p.14, 式❾) 食物繊維目標量21g/日以上
ビタミン・ミネラルの摂取量	男性50〜69歳の食事摂取基準(参考資料表14, 15)に準じる.

③献立作成	
献立作成の要点	野菜, 大豆, 魚, 肉, 穀類, 脂質(飽和脂肪酸, n-3系脂肪酸, n-6系脂肪酸), アルコールの適量摂取に留意する(献立作成上の留意点は第4章 食事設計と献立作成参照).
エネルギー配分	朝食充実, 夕食まとめ食い改善をめざす. 摂取エネルギー量の配分はおおよそ 朝食：昼食：夕食＝1：1.3：1.2＝500：700：650(kcal)とする.
朝食	ご飯, こまつなのみそ汁, 温泉卵, お浸し, ヨーグルト ポイント：食べやすい素材をそのまま組み合わせ, 短時間の食事で満足感を高めるようにする.
昼食	ご飯, とん汁, ヒレカツ・フライドポテト, コールスロー, ごぼうのごま酢和え, 浅漬け ポイント：炭水化物代謝を高めるビタミンB₁が豊富な豚ひれ肉をを用いる. ヒレカツの衣はなるべく薄くする. 油で揚げないオーブン調理への変更も可能である.
夕食	ご飯, 汁物, 前菜, かつおのたたき, たけのことふきの炊合せ, 菜の花辛子和え, フルーツ ポイント：旬の食材のおいしさを味わい, 英気を養う心豊かな夕食を楽しめるよう工夫する.

*メタボリックシンドロームの概念を導入した特定健診・特定保健指導(40〜74歳)では, 腹囲(男性85cm, 女性90cm以上)またはBMI 25以上でまず内臓脂肪リスクの判定をし, 次に①空腹時血糖値(FPG)100mg以上, またはHbA1c(NGSP値)5.6%以上, ②中性脂肪150mg/dL以上, またはHDLコレステロール40mg/dL未満, ③収縮期血圧130mmHg以上, または拡張期血圧85mmHg以上, さらに①〜③が1つ以上の場合に喫煙歴を追加リスクとして, 保健指導の必要性, レベルを判定する(なお, 65歳以上は保健指導レベルは動機づけ支援のみである).

図9-1 成人男性(生活習慣病改善)の食事設計の事例

表9-1　成人男性（生活習慣病改善）の献立

	献立	食品*		分量*(g)
朝食	ご飯	めし（精白米）		160
	こまつなのみそ汁	煮干し	→煮干しだし汁	2 / 150 →150
		水		
		こまつな・生→ゆで		60→52.8
		淡色辛みそ		7
	温泉卵	全卵・生→ゆで		60→60
		濃口しょうゆ		2
	お浸し（根みつば，わかめ浸し，しらす，ふりごま）	根みつば・生→ゆで		55→45.1
		わかめ・生		35
		しらす微乾		5
		いりごま		2
	ヨーグルト	ヨーグルト・全脂無糖		150
昼食	ご飯	めし（精白米）		180
	とん汁	ぶた・かたロース・脂肪なし・生		15
		たまねぎ・生→ゆで		20→17.8
		じゃがいも・生→ゆで		20→19.4
		にんじん・皮つき・生→ゆで		25→22.5
		だいこん・生→ゆで		20→17.2
		根深ねぎ・軟白・生		5
		淡色辛みそ		8
		水		130
	ヒレカツフライドポテト	ぶた・ヒレ・赤肉・生		50
		食塩		0.2
		こしょう・黒・粉		0.1
		薄力粉・1等		3
		全卵・生→ゆで		3→3
		パン粉・生		3
		じゃがいも・生→蒸し		50→48.5
		なたね油		12
		食塩		0.3
	コールスロー	キャベツ・結球葉・生		60
		きゅうり・果実・生		20
		トマト・果実・生		30
		サラダ菜・葉・生		10
		フレンチドレッシング		10
	ごぼうのごま酢和え	ごぼう・生→ゆで		30→27.3
		ごま・いり		2
		穀物酢		8
		上白糖		2
		食塩		0.2
	浅漬け	きゅうり・生		20
		食塩		0.1

	献立	食品*		分量*(g)
夕食	ご飯	めし（精白米）		180
	汁物	真昆布・素干し	かつお・→昆布だし汁	2 / 150 →150
		水		
		削り節		2
		食塩		0.6
		しょうゆ		1
		しいたけ・生→ゆで		30→26.7
		糸みつば・葉・生→ゆで		25→18
	前菜　たこ　わかめ　しそ　もろきゅう　そらまめ	まだこ・生		30
		わかめ・生		10
		しょうゆ		2
		しそ・生		2
		きゅうり・生		40
		麦みそ		2
		そらまめ・生→ゆで		40→40
	かつおのたたき	かつお・春獲り・生		70
		だいこん・根・皮つき・生		30
		みょうが・生		10
		根深ねぎ・軟白・生		5
		しょうが・生		5
		レモン・生		5
		濃口しょうゆ		3
		ごま油		4
	たけのことふきの炊合せ	たけのこ・生→ゆで		36
		ふき・生→ゆで		20→19.6
		しいたけ・生→ゆで		30→26.7
		上白糖		1
		本みりん		2
		食塩		0.3
		濃口しょうゆ		2
	菜の花辛子和え	和種なばな・生→ゆで		75→73.5
		からし・練り		0.5
		薄口しょうゆ		1
	フルーツ	グレープフルーツ・砂じょう・生		150

*：→の右側は調理操作および調理変化を考慮した場合の分量．

表9-2　成人男性（生活習慣病改善）の献立の主要な栄養素量

区分	エネルギー(kcal)	たんぱく質(g)	脂質(g)	炭水化物(g)	カルシウム(mg)	鉄(mg)	Aレチノール活性当量(µg)	ビタミンB1(mg)	ビタミンB2(mg)	ビタミンC(mg)	食物繊維総量(g)	食塩相当量(g)
朝食合計	513	22.7	13.0	74.7	407	3.8	382	0.22	0.60	23	5.2	2.4
昼食合計	724	24.3	22.5	102.9	118	2.6	218	0.77	0.30	51	7.0	1.0
夕食合計	634	41.7	6.0	106.8	226	4.8	259	0.51	0.61	114	12.8	3.0
1日合計摂取量	1871	88.6	41.5	284.5	751	11.1	859	1.50	1.51	188	25.6	7.3
エネルギー摂取目標量[1]，PFC（%）目標量[2]，推奨量[3]*/目標量[4]*	1870[1]	14〜20[2]	20〜30[2]	50〜65[2]	750[3]	7.5[3]	900[3]	1.3[3]	1.5[3]	100[3]	21以上[4]	7.5未満[4]

※日本人の食事摂取基準2020年版

①栄養アセスメント	
体格データ	13歳，女性，身長155cm，体重40kg，肥満度判定[*1]＝やせ，BMI＝16.5
食事調査	エネルギーおよび栄養素摂取不足，特に朝食・昼食の摂取不足，脂肪・肉類過剰摂取，野菜・大豆類摂取不足．
生活習慣調査	生活活動レベルⅡ（普通，1.65），就寝時刻深夜，起床困難，生活習慣改善の必要．

②目標設定	
「朝食・昼食適正摂取」	本対象の推定エネルギー必要量にもとづき，朝食・昼食の適正摂取を目標とする
推定エネルギー必要量[*2]の算出	基礎代謝基準値（kcal/kg体重/日）＝29.6（参考資料表2） 基礎代謝量（kcal/日）≒1360（p.13，式❷） 対象者は思春期に当たるため，エネルギー蓄積量を加える（p.11参照）． エネルギー蓄積量（13歳，女性）＝25kcal/日 推定エネルギー必要量（kcal/日）≒2300（p.13，式❶＋エネルギー蓄積量）
たんぱく質推奨量ほかの算出	成長期の推定平均必要量（g/日）＝（蓄積量/蓄積効率＋維持必要量/利用効率）×基準体重 13歳女性の場合，維持必要量（g/kg/日）＝0.66，利用効率（%）＝80%，蓄積量（g/kg/日）＝0.026，蓄積効率（%）＝40，基準体重（kg）＝46となる． 推定平均必要量（g/日）＝（0.026/0.4＋0.66/0.8）×46≒38 推奨量（g/日）≒53（p.14，式❻） 食事摂取基準2015のたんぱく質目標量（%エネルギー）13～20%を用いて計算する． たんぱく質は，2300（kcal）×13%/100÷4kcal＝74.5g～2300（kcal）×20%/100÷4kcal＝115gの範囲が目安となる．
脂質摂取目標量の算出	脂質エネルギー比率（%E）は20以上30未満（参考資料表12） 下限脂質目標量（g/日）＝≒51，上限脂質目標量≒77（g/日）（p.14，式❽） 飽和脂肪酸，n-6系脂肪酸，n-3系脂肪酸の量にも，食事摂取基準を参照し配慮する．
炭水化物摂取目標量の算出	炭水化物エネルギー比率（%E）は50以上65（%E）未満（参考資料表13） 下限炭水化物目標量（g/日）≒290，上限炭水化物目標量≒400（g/日）（p.14，式❾）
ビタミン・ミネラルの摂取量	女性12～14歳の食事摂取基準（参考資料表14，15）に準じる．

③献立作成	
献立作成の要点	野菜，大豆，魚，肉，穀類，油脂，エネルギー量など栄養素のバランスに留意する（献立作成上の留意点は第4章　食事設計と献立作成参照）．
エネルギー配分	朝食，昼食の充実をめざし，間食の質・量を考慮する．摂取エネルギー量の配分はおおよそ朝食：昼食：間食：夕食＝1：1.2：0.3：1.2＝600：750：200：750（kcal）とする．
朝食	しらすご飯，豆腐とわかめのみそ汁，ポテトサラダ添え生野菜，果物，ヨーグルト ポイント：ご飯は酢飯にし，食欲を促す．皿数は少なく，短時間で食べやすくする．エネルギー量の確保，栄養バランスを考慮する．
昼食	ご飯，ぶりの煮付け，レバーのカレー香味焼き，ひじき豆，ブロッコリー・プチトマト，牛乳，オレンジ ポイント：魚，肉，大豆を食材にし，たんぱく質，脂肪酸をバランスよく摂取し，不足しがちな鉄，カルシウムを摂取できるようにする．食材が見える弁当にし，食育効果を高める．
間食	バナナ・あんぱん ポイント：エネルギーの摂取不足を補い，脂肪の過剰摂取を控える間食とする．
夕食	ご飯，ミネストローネ，白身魚のクリスピー，ほうれんそうのごま酢和え，果物 ポイント：白身魚はアーモンドを衣に風味・歯ごたえの良さを加える．スープは野菜がたっぷり摂取できるミネストローネとする．活動量の多い成長期の子どもの心身を支える夕食とする．

[*1]中学生の体格は文部科学省学校保健法にもとづく肥満度判定を適用し，BMIは参考値とする．
[*2]食事摂取基準の基準体位　12～14歳女子（身長155cm，体重46kg）を使って算出した．思春期を含む5～17歳の標準体重は，性別・1歳毎に設定された身長別標準体重算出のための係数を使って算出できる．この算出方法と現体重と標準体重を用いた肥満とやせの判定方法，それらにもとづく推定エネルギー必要量の算出方法は応用栄養学で学ぶ．
[*3]レバーを用いた献立のため，レチノールは食事摂取基準の耐容上限量（2100μgRE/日）を超えている．1～4週間で，レチノール平均摂取量が耐容上限量未満になるようにする．

図9-2　思春期（中学生女子）の食事設計の事例

表9-3　思春期（中学生女子）の献立

	献立	食品*		分量*(g)
朝食	しらすご飯	めし（胚芽米）		180
		穀物酢		9
		しらす干し・微乾燥品		6
		和種なばな・生→ゆで		20→19.6
		あまのり・焼きのり		0.6
		ごま・いり		3
	豆腐とわかめのみそ汁	煮干し	→煮干しだし	2 →150
		水		150
		木綿豆腐		50
		湯通し塩蔵わかめ・塩抜き		5
		赤色辛みそ		7
	ポテトサラダ添え生野菜	じゃがいも・生→水煮		60→58.8
		にんじん・皮つき・生→ゆで		15→13.05
		マヨネーズ・全卵型		8
		食塩		0.2
		トマト・生		35
		きゅうり・生		20
	果物	キウイフルーツ・生		40
	ヨーグルト	ヨーグルト・全脂加糖		110
昼食	ご飯	めし（胚芽米）		180
	ぶりの煮付け	ぶり・生→焼き		35
		清酒・上撰		9
		本みりん		9
		濃口しょうゆ		10
		しょうが・甘酢漬		5
	レバーのカレー香味焼き	にわとり・肝臓・生		15
		しょうが・生		2
		にんにく・生		1
		食塩		0.1
		カレー粉		1
		調合油		3
		根深ねぎ・軟白・生		35
	ひじき豆	だいず・国産・ゆで		15
		ほしひじき		8
		にんじん・皮つき・生→ゆで		8.7
		ごぼう・生→ゆで		10→9.1
		調合油		4
		本みりん		4
		上白糖		2
		濃口しょうゆ		3
	ブロッコリー	ブロッコリー・生→ゆで		40→44
	プチトマト	ミニトマト・生		15
	牛乳	普通牛乳		180
	フルーツ	バレンシアオレンジ・砂じょう・生		75

	献立	食品*	分量*(g)
夕食	ご飯	めし（胚芽米）	165
	ミネストローネ	若鶏肉・もも・皮なし・生→焼き	20→14.4
		にんにく・皮つき・生→ゆで	2
		たまねぎ・生→ゆで	45→40.05
		にんじん・皮つき・生→ゆで	20
		じゃがいも・生→水煮	20→19.6
		調合油	2
		トマト・缶詰・ホール（食塩無添加）	60
		顆粒風味調味料	0.9
		食塩	0.4
		水	120
	白身魚のクリスピー	まだい・養殖・生→焼き	50→41.5
		食塩	0.3
		こしょう・黒・粉	0.1
		薄力粉・1等	2.8
		全卵・生	2.8
		アーモンド・乾	25
		調合油	7
		サラダな・生	15
		レモン・生	5
	ほうれんそうのごま酢和え	ほうれんそう・生→ゆで	80→56
		ごま・いり	8
		上白糖	1
		食塩	0.1
		穀物酢	4
	フルーツ	いちご・生	45
間食	フルーツ	バナナ・生	100
	あんパン	あんパン	40

*：→の右側は調理操作および調理変化を考慮した場合の分量.

表9-4　思春期（中学生女子）の献立の主要な栄養素量

区分	エネルギー(kcal)	たんぱく質(g)	脂質(g)	炭水化物(g)	カルシウム(mg)	鉄(mg)	Aレチノール活性当量(μg)	ビタミンB1(mg)	ビタミンB2(mg)	ビタミンC(mg)	食物繊維総量(g)	食塩相当量(g)
朝食合計	598	19.4	12.0	102.5	324	2.6	182	0.34	0.31	58	6.5	2.0
昼食合計	782	30.7	24.8	105.8	394	8.6	2312	0.56	0.92	81	10.5	2.7
夕食合計	766	28.1	34.0	88.6	246	3.8	486	0.43	0.47	57	10.4	1.3
間食合計	198	4.3	2.3	42.6	18	0.7	5	0.07	0.06	16	2.2	0.3
1日合計摂取量	2343	82.5	73.2	339.4	983	15.6	2985	1.41	1.75	212	29.6	6.3
エネルギー摂取目標量[1], PFC(%)目標量[2], 推奨量[3]/目標量[4]※	2300[1]	13～20[2]	20～30[2]	50～65[2]	800[3]	0または12.0[3]	700[3]	1.3[3]	1.4[3]	100[3]	17以上[4]	6.5未満[4]

※ 日本人の食事摂取基準2020年版

①栄養アセスメント	
体格データ	5歳，男性，身長103.4cm，体重16.2kg
食事調査	食欲普通
生活習慣調査	生活活動レベルⅡ（普通，1.45）

②目標設定	
「たのしいごはん」	たのしい食事で健やかな成長をめざす
推定エネルギー必要量の算出	基礎代謝基準値（kcal/kg体重/日）＝54.8（参考資料表2） 基礎代謝量（kcal/日）≒890（p.13，式❷） 対象者は幼児期に当たるため，エネルギー蓄積量を加える（p.11参照）． エネルギー蓄積量（5歳，男性）＝10（kcal/日） 推定エネルギー必要量（kcal/日）≒1300（kcal/日）（p.13，式❶＋エネルギー蓄積量）
たんぱく質推奨量ほかの算出	小児期の推定平均必要量（g/日）＝$\left(\dfrac{蓄積量}{蓄積効率}+\dfrac{維持必要量}{利用効率}\right)×$基準体重 5歳男性の場合，維持必要量（g/kg/日）＝0.66，利用効率（%）＝70，蓄積量（g/kg/日）＝0.050，蓄積効率（%）＝40，基準体重は16.2kgとなる． 推定平均必要量（g/日）＝$\left(\dfrac{0.05}{0.4}+\dfrac{0.66}{0.7}\right)×16.2=17$ 推奨量（g/日）≒21（p.14，式❻） 食事摂取基準2015のたんぱく質目標量（%エネルギー）13〜20%を用いて計算する．たんぱく質は，1300（kcal）×13%/100÷4kcal＝42.3g〜1300（kcal）×20%/100÷4kcal＝65gの範囲が目安となる．
脂質摂取目標量の算出	脂質エネルギー比率（%E）は20以上30未満（参考資料表12） 下限脂質目標量（g/日）≒29（g/日），上限脂質目標量（g/日）≒43（p.14，式❽） なお各脂肪酸の目安量にも留意する（n-6系脂肪酸7g/日，n-3系脂肪酸1.2g/日）．
炭水化物摂取目標量の算出	炭水化物エネルギー比率（%E）は50以上65（%E）未満（参考資料表13） 下限炭水化物目標量（g/日）≒160，上限炭水化物目標量（g/日）≒210（p.14，式❾）
ビタミン・ミネラルの摂取量	男性3〜5歳の食事摂取基準に準じる．

③献立作成	
献立作成の要点	野菜，大豆，魚，肉，穀類，油脂，エネルギー量など栄養素のバランスに留意する（献立作成上の留意点は第4章　食事設計と献立作成参照）．
エネルギー配分	摂取エネルギー量の配分は，おおよそ以下のようにする． 朝食：昼食：間食：夕食＝1：1.3：0.6：1.3＝300：400：200：400（kcal）
朝食	ご飯，すまし汁，オムレツ，簡単サラダ ポイント：好き嫌いが出はじめる時期であるため，食欲をそそる食事づくりが大切である．また，大人の日常食の食べ物や味が覚えられるよう調理に工夫が必要となる．
昼食	おにぎり，小魚一口揚げ，筑前煮，枝豆，プチトマト，オレンジ ポイント：子どもの口の大きさに合わせ，かき揚げを子ども用にアレンジし，小魚，小えびの味を学習させる．筑前煮は食材を目と味で覚え，かたまり肉や野菜が食べられるようにする．
間食	焼きいも，せんべい，りんご，牛乳 ポイント：食品素材そのものの味を知る．硬い食品，軟らかい食品組み合わせた間食とする．
夕食	炊き込みご飯，あさりのみそ汁，あじの塩焼き，いんげんごま和え，アイスクリーム ポイント：貝や魚の姿・形，食べ方，味の体験をさせる．新鮮な魚介を味わう体験により，食品選択の幅を広げ，豊かな食習慣を身に付ける．

図9-3　幼児期（5歳男児）の食事設計の事例

表9-5 幼児期（5歳男児）の献立

献立	食品*	分量*(g)		献立	食品*	分量*(g)
ご飯	めし（精白米）	100		炊き込みご飯	めし（精白米）	100
	ごま・いり	1			油揚げ	13
	焼きのり	1			たけのこ・水煮缶詰	10
すまし汁	木綿豆腐	10			にんじん・皮つき・生→ゆで	15→13.5
	ほうれんそう・生→ゆで	30→21			しいたけ・生→ゆで	3→2.67
	食塩	0.1			食塩	0.2
	濃口しょうゆ	1			濃口しょうゆ	2
	だし汁	50			和種なばな・生→ゆで	15→14.7
オムレツ	全卵・生→ゆで	25→25		あさりのみそ汁	あさり・生	20
	たまねぎ・生→ゆで	20→17.8			赤色辛みそ	3
	しいたけ・生→ゆで	5→4.45			しょうが・生	1
	ピーマン	5			水	70
	豚ひき肉	15		あじの塩焼き	まあじ・生→焼き	20→14.4
	食塩	0.1			食塩	0.2
	調合油	3		いんげんのごま和え	さやいんげん・若ざや・生→ゆで	30→28.2
簡単サラダ	トマト・生	40			ごま・いり	1
	きゅうり・生	20			上白糖	0.6
	オリーブ油	1			濃口しょうゆ	1
おにぎり	めし（精白米）	120		アイスクリーム	ラクトアイス	30
	梅干し	2			チョコレート	8
	昆布つくだ煮	1		焼きいも	さつまいも・焼き	30
	焼きのり	1		せんべい	甘辛せんべい	10
	食塩	0.2		フルーツ	りんご・生	30
小魚一口揚げ	しらす干し・微乾燥品	3		牛乳	牛乳	160
付け合わせ	さくらえび・煮干し	3				
ミニトマト	スキムミルク	7				
	根深ねぎ・軟白・生	10				
	全卵・生→ゆで	6				
	薄力粉・1等	10				
	調合油	4				
	ミニトマト・生	10				
筑前煮	若鶏肉・むね・皮つき・生	10				
	さといも・生→水煮	10→9.5				
	ごぼう・生→ゆで	15→13.65				
	にんじん・皮つき・生→ゆで	30→26.1				
	調合油	1				
	本みりん	3				
	しょうゆ	3				
	上白糖	1				
枝豆	えだまめ・生→ゆで	5→4.8				
フルーツ	バレンシアオレンジ・砂じょう・生	60				

左の朝食・昼食、右の夕食・間食。

*：→の右側は調理操作および調理変化を考慮した場合の分量.

表9-6 幼児期（5歳男児）の献立の主要な栄養素量

区分	エネルギー(kcal)	たんぱく質(g)	脂質(g)	炭水化物(g)	カルシウム(mg)	鉄(mg)	Aレチノール活性当量(μg)	ビタミンB1(mg)	ビタミンB2(mg)	ビタミンC(mg)	食物繊維総量(g)	食塩相当量(g)
朝食合計	317	11.2	10.3	43.7	72	1.4	180	0.20	0.22	20	2.8	0.4
昼食合計	425	13.9	8.0	72.8	181	1.2	243	0.19	0.24	45	4.0	1.7
夕食合計	400	14.0	13.3	54.8	173	2.5	154	0.12	0.23	9	3.2	1.6
間食合計	212	6.5	6.5	32.2	190	0.3	66	0.11	0.27	10	1.6	0.2
1日合計摂取量	1354	45.7	38.1	203.6	615	5.5	642	0.61	0.97	83	11.6	3.9
エネルギー摂取目標量[1], PFC(%)目標量[2], 推奨量[3]/目標量[4]	1300[1]	13～20[2]	20～30[2]	50～65[2]	600[3]	5.5[3]	500[3]	0.6[3]	0.7[3]	40[3]	—	4.0未満[4]

※ 日本人の食事摂取基準2020年版

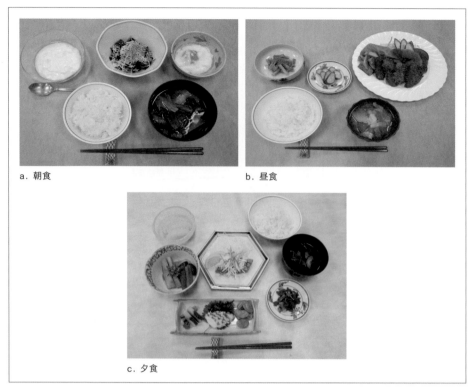

a. 朝食 b. 昼食

c. 夕食

図9-4　成人男性(生活習慣病改善)の献立の配膳例

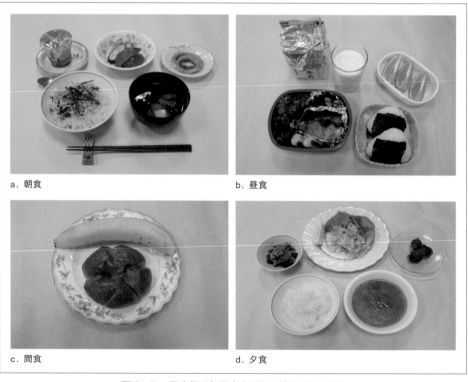

a. 朝食 b. 昼食

c. 間食 d. 夕食

図9-5　思春期(中学生女子)の献立の配膳例

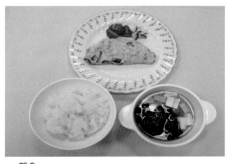
a. 朝食
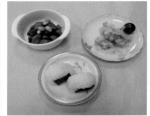
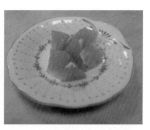
b. 昼食
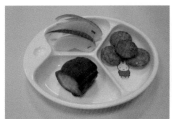
c. 間食
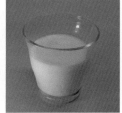
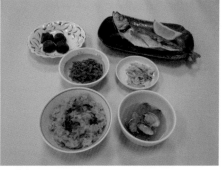
d. 夕食

図9-6　幼児期（5歳男児）の献立の配膳例

早寝・早起き・朝ご飯と時間遺伝子のメカニズム　コラム

　朝食摂取は末梢時計（肝臓や膵臓など）の時間遺伝子に作用し，心身の活動とエネルギー代謝を高めて肥満を防ぐ．一方，朝に浴びる日光は中枢時計（脳）の時計遺伝子に作用する．つまり，光の刺激が網膜から脳の視交叉上核に伝わり，中枢時計（脳）の時計遺伝子の針を訂正し，正しいリズムが発信されて，昼間の身体機能，生理機能，消費エネルギーが亢進し，覚醒と睡眠も円滑になる．また，中枢時計は末梢時計の時計遺伝子を交感神経などを通して統制している．そこで，朝食をとらないと，朝の光で針を合わせている中枢時計と内臓にある末梢時計とで，体内の時間が合わず，活動の効率が低下する．

B. 食事設計の集団給食への活用と展開‥‥‥‥‥‥‥‥‥

　食事設計は，個人，家族など少人数を対象とするだけでなく集団に対しても実施される．保育園，幼稚園，学校，事業所，病院などにおいては，そこに所属する人を対象に食事設計を行う．各施設では食事設計にもとづく食事が，家庭で行う小規模の調理とは異なる大量調理*により給食*として提供される．ここでは，集団給食における食事設計として，保育園，学校，事業所給食，病院（一般食）について，その特徴と食事設計を給食へ展開するポイントを述べる．なお，大量調

*大量調理　大型機器を使用して大量の食材料を効率的，衛生的に調理・加工する調理過程．

*給食　特定集団を対象にした食事，および食事を提供すること．

理と給食経営管理*の詳細は給食経営管理論およびその実習で学ぶ.

＊給食経営管理 給食を適性に運営するために, 栄養管理, 衛生・安全管理, 経営管理, 食材料管理, 施設・設備管理などを行うこと.
給食経営管理は, 給食そのものの内容をマネジメントする栄養・食事管理と, 給食を供給するプロセス全体をマネジメントする経営管理とに大きく分けることができる.

1 保育所(園)の給食

a. 保育所給食とは

保育所は, 0歳から小学校入学前までの乳幼児を対象に, 保育(養護と教育)を行う厚生労働省所管の児童福祉施設である(児童福祉法). 社会福祉法では, 第2種社会事業として規定されていることから, 地方自治体や社会福祉法人による経営が多い.

保育所給食は入所している乳幼児を対象に提供される食事である. 保育所には認可保育所と認証保育所・認可外の保育施設があるが, ここでは認可保育所について解説する.

保育時間は保育所や自治体により異なるが, 通常9時から19時であるため, 食事は昼食に加え, 10時および15時におやつが提供されるのが一般的である. それらの食事設計のために管理栄養士・栄養士および調理師およびその補助者が配置されている.

なお, 幼稚園は文部科学省が所管する学校であり, 3歳〜小学校就学までを対象としている. 幼稚園給食についても, 保育所給食と同様の考え方で実施する.

b. 保育所給食の食事設計の実際

保育所給食は集団給食であるが, 対象者の年齢差および個人差が大きく, 調乳, 離乳食, 3歳児未満児食(1〜2歳児), 3歳児以上児食(3〜5歳児食)に分類され設定される. 入所児童の身体状況, 食事の状況(摂取量, 食べ方など)をアセスメントし, 食事摂取基準を基に給与目標量を設定する. 昼食は1日全体量のおおむね33%を目安とし, 間食は1日全体量の10〜20%を施設の給食とするという方法があるが, あくまでも, 対象者のアセスメント結果を踏まえ設計する. さらに, 食物アレルギーがある, 障害があるなど, 個別対応が必要な子どもがいる場合は, 保育士など他職種と連携し, 保護者と面接の上詳細な状況を把握した上で対応し, 保護者への支援も行う.

表9-7に保育所給食の献立作成上の留意点を示した. まず, 食品の安全には十分留意する. また, 発育・発達が盛んな時期であるため, 各栄養素を適切に摂取でき, 望ましい献立を伝えることができるよう, 離乳食作成時から, 可能な限り主食, 主菜, 副菜がそろう献立を作成する. 味覚発達の時期でもあるため, か

表9-7 保育所給食の目標(献立作成上の留意点)

1. 安全・衛生に十分気をつける
2. 心身ともに健やかに育つための栄養を補給する
3. 基本味(甘味・酸味・塩味・苦味・うま味)によるおいしさを習得させる
4. 偏食をなおし, 望ましい食習慣形成を図る
5. 良くかんで食べることの大切さを身につけさせる
6. 食前食後のあいさつなどを通じてマナーを学ばせ, 社会性を高めて人間性を養う

a．3歳以上児

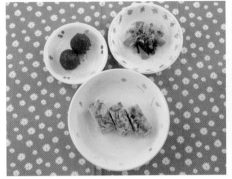
昼食

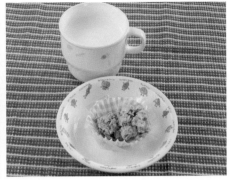
午後のおやつ

b．3歳未満児

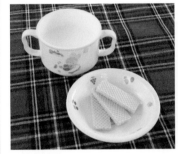
午前のおやつ

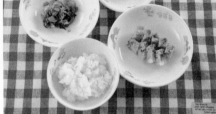
昼食

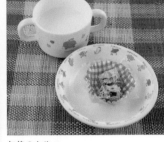
午後のおやつ

図9-7　保育所給食の献立の配膳例

つお，昆布，煮干し，鮮度がよい肉・魚・野菜からとった良質なだしやスープを使い，味覚を養う．口腔内が未発達であるため食材の大きさや硬さも工夫する．また乳幼児が嫌う傾向があり，家庭で伝えにくい野菜のおいしさを伝える工夫を心掛ける．さらに郷土食，行事食を取り入れ，食文化を継承させる．供食時には，食事の美味しさだけでなく，みんなで食べる楽しさや喜びを伝え，食事や命の大切さ，マナーなども指導する．これらすべてが重要な食育の教材となる．また，給食の家庭料理への応用を保護者に伝える．保育所給食の事例を図9-7，表9-8に示した．

❷ 学校の給食

a．学校給食

学校給食は，小学校・中学校の児童生徒，特別支援学校の児童生徒，一部の定時制高等学校の生徒などを対象に，学校給食法，その他関連法規にもとづき，各学校の児童・生徒を対象に提供される食事である．

栄養教諭制度ができ，食育基本法，食育基本計画および都道府県の食育推進計画の策定により，学校では栄養教諭・栄養職員を中心に学校全体で食育が実施さ

表9-8 保育所給食の献立

	献立名	材料名	3歳以上児 1人当たり 分量(g)	3歳未満児 1人当たり 分量(g)
昼食	ご飯	精白米	—	40
	五目厚焼卵	卵	50	40
		豚ミンチ	20	16
		にんじん	20	16
		玉葱	30	24
		ピーマン	10	8
		干しいたけ	1	0.8
		サラダ油	2	1.6
		脱脂粉乳	1	0.8
		砂糖	1	0.8
		塩	0.3	0.24
	納豆和え	小松菜	25	20
		白菜	20	16
		にんじん	5	4
		かつお節	0.5	0.4
		ひきわり納豆	8	6.4
		ごま	2	1.6
		濃口しょうゆ	8	6.4
	いちご	いちご	40	32
午前のおやつ	牛乳 ウエハース	牛乳	—	103
		ウエハース	—	12
午後のおやつ	牛乳 マシュマロ コーンフレーク	牛乳	185.4	103
		玄米フレーク	12	9.6
		バター	3	2.4
		マシュマロ	9	7.2

年齢群	エネルギー (kcal)	たんぱく質 (g)	脂質 (g)	鉄 (g)	カルシウム (mg)
3歳以上児	439	21.1	21.8	3.2	360
3歳未満児	585	22.2	21.6	3.0	354

＊3歳未満児は昼食およびおやつで1日の栄養の50％を給与し，3歳以上児には昼食(主食は家庭より持参)およびおやつで1日の栄養量のおおむね40％を給与する．ただし，日常不足しやすいカルシウム，ビタミンＡ・Ｂ₂は50％を給与目標とする．3歳以上児の家庭から持参する主食の量は110ｇを基本とするが，個々の園児の特性について十分配慮し，その量を決定する．
(株式会社日米総本社 提供)

れている．給食は，望ましい食事の見本であり，食育の「生きた教材」である．

b. 学校給食の食事設計の実際

　学校給食におけるエネルギーと栄養素量の基準値は，「児童又は生徒一人一回当たりの学校給食摂取基準」により示されている(表9-9)．エネルギー量は，食事摂取基準の33％であるが，摂取しにくい栄養素は40％あるいは50％の設定である．各栄養素の基準値の詳細は表9-9に示した．対象者のアセスメントお

表9-9　児童または生徒1人1回当たりの学校給食摂取基準

区分	基準値			
	児童（6歳〜7歳）の場合	児童（8歳〜9歳）の場合	児童（10歳〜11歳）の場合	生徒（12歳〜14歳）の場合
エネルギー（kcal）	530	650	780	830
たんぱく質（%）	学校給食による摂取エネルギー全体の13%〜20%			
脂質（%）	学校給食による摂取エネルギー全体の20%〜30%			
ナトリウム（g）（食塩相当量）	2未満	2未満	2.5未満	2.5未満
カルシウム（mg）	290	350	360	450
マグネシウム（mg）	40	50	70	120
鉄（mg）	2.5	3	4	4
ビタミンA（μgRAE）	170	200	240	300
ビタミンB$_1$（mg）	0.3	0.4	0.5	0.5
ビタミンB$_2$（mg）	0.4	0.4	0.5	0.6
ビタミンC（mg）	20	20	25	30
食物繊維（g）	4以上	5以上	5以上	6.5以上

（注）1　表に掲げるもののほか，次に掲げるものについても示した摂取について配慮すること.
　　　亜　鉛……児童（6歳〜7歳）2mg，児童（8歳〜9歳）2mg，
　　　　　児童（10歳〜11歳）2mg，生徒（12歳〜14歳）3mg
　　2　この摂取基準は，全国的な平均値を示したものであるから，適用に当たっては，個々の健康および生活活動等の実態ならびに地域の実情等に十分配慮し，弾力的に運用すること.
　　3　献立の作成に当たっては，多様な食品を適切に組み合わせるよう配慮すること.
（30文科初第643号文部科学省初等中等教育局長通知「学校給食実施基準の一部改正について」（平成30年7月31日），https://www.mext.go.jp/a_menu/sports/syokuiku/1407704.htm）

表9-10　学校給食摂取基準の概要

「日本人の食事摂取基準（以下「食事摂取基準」）（2015年版）」を参考としている.
「学校給食摂取基準」の基本的な考え方は以下の通りである.
・エネルギー：学校保健統計調査の平均身長から求めた標準体重と身体活動レベルのレベル2により算出した1日の必要量の3分の1を基準値
・たんぱく質：「食事摂取基準」の目標量とし，学校給食による摂取エネルギー全体の13〜20%を基準値
・脂質：「食事摂取基準」の目標量とし，学校給食による摂取エネルギー全体の20〜30%を基準値
・Na（食塩相当量）：「食事摂取基準」の目標量の3分の1未満を基準値
・Ca：「食事摂取基準」の推奨量の50%を基準値
・Mg：児童は，「食事摂取基準」の推奨量の3分の1程度，生徒は，40%を基準値
・Fe：児童は，「食事摂取基準」の推奨量の40%程度とし，生徒は3分の1程度を基準値
・ビタミンA，ビタミンB$_1$，ビタミンB$_2$，食物繊維：「食事摂取基準」の推奨量の40%基準値
・ビタミンC：「食事摂取基準」の推奨量の3分の1を基準値
・亜鉛：「食事摂取基準」の推奨量の3分の1を配慮すべき値

（30文科初第643号文部科学省初等中等教育局長通知「学校給食実施基準の一部改正について」（平成30年7月31日）より作成）

および学校給食実施基準（表9-9，表9-10）から，対象者の給与目標量を設定する．また，学校給食の食事内容の充実にあたっての留意点を表9-11に示す．さらに実際には，学校給食は，各学校の「食に関する年間指導計画」や「学校給食の年間指導計画」に沿って実施されている．この2つの計画については，栄養教諭課程で学ぶ．

　献立は，食育の教材である観E点から，配膳の見本を給食室前に毎日提示するなど，児童・生徒に，食事は，主食，おかず（主菜，副菜），果物，乳製品の組

表9-11　学校給食の食事内容の充実等について配慮すべきこと

(1) 食事内容は，学校における食育の推進を図る観点から，学級担任や教科担任と栄養教諭等とが連携しつつ，給食時間はもとより，各教科等において，学校給食を活用した食に関する指導を効果的に行えるよう配慮する．また，食に関する指導の全体計画と各教科等の年間指導計画等とを関連付けながら，指導が行われるよう留意する．
(2) 献立は常に食品の組み合わせ，調理方法等の改善を図るとともに，児童生徒のし好の偏りをなくすよう配慮する．
(3) 使用する食品は，食品衛生法に基づく食品中の放射性物質の規格基準に適合している．
(4) 食器具は，安全性が確保されたものであること．また，児童生徒の望ましい食習慣の形成に資するため，料理形態に即した食器具の使用に配慮するとともに，食文化の継承や地元で生産される食器具の使用に配慮する．
(5) 喫食の場所は，食事にふさわしいものとなるよう改善工夫を行う．
(6) 望ましい生活習慣を形成するため，適度な運動，調和のとれた食事，十分な休養・睡眠といった生活習慣全体を視野に入れた指導に配慮する．また，ナトリウム（食塩相当量）の摂取過剰や鉄の摂取不足など，学校給食における対応のみでは限界がある栄養素もあるため，望ましい栄養バランスについて，児童生徒への食に関する指導のみならず，家庭への情報発信を行うことにより，児童生徒の食生活全体の改善を促すことが望まれる

（30文科初第643号文部科学省初等中等教育局長通知「学校給食実施基準の一部改正について」（平成30年7月31日）より作成）

み合わせによって適切な栄養を摂ることができることを理解させ，正しい選択ができるよう導く．また，給食が家庭における日常の食生活の指針になるよう，毎月の献立表を給食だよりとして保護者に配布し，給食の広報を行う．

　また，学校給食は保育所給食に比べ規模が大きいことがほとんどである．まず安全性が最優先であるため，「学校給食衛生管理基準」に従って衛生管理し，大量調理を行う．また，調理から運搬までの作業効率は，安全性，おいしさ，食事開始時間すべてに影響を与える．できるだけ短時間に安全・適温でおいしい給食を提供できるように，調理者の数，取り扱う食品と料理，施設設備の生産性・能力，食器の種類と数などを考慮し，食事設計を行う．学校給食の事例を図9-8，表9-12に示した．

③ 事業所給食

a. 事業所給食とは

　事業所給食は，企業・工場・寄宿舎・寮・官公庁などにおいて，従業員などを対象に福利厚生および健康管理の一環として提供される食事である．

　近年，労働環境の変化，偏った食生活，ストレスの増加などにより，職場の定期健康診断の有所見率，生活習慣病の有病率は上昇傾向にある．1988年に，労働安全衛生法が改正されて以降，働く人の健康づくり事業が積極的に推進されてきたが，健康管理のためには，まずは対象者自らが適正な食事を理解し，選択する力が必要である．事業所給食は，対象者にとっての「適切な食事」の見本となるおいしい食事を提供することで，働く人の健全な食生活づくりと健康づくりを支援し，推進する食育の場としての役割が期待されている．

b. 事業所給食の食事設計の実際

　事業所給食の食事設計は，幅広い年齢層の集団を対象者とすることが留意点である．対象者のエネルギーおよび栄養素の給与目標量は，対象集団の基準年齢や

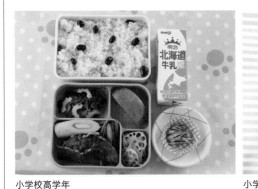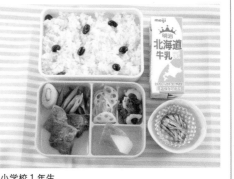

小学校高学年　　　　　　　　　　　小学校1年生

図9-8　小学校給食の献立の配膳例

表9-12　学校給食の献立

献立名	材料名	1人当たり分量(g)	献立名	材料名	1人当たり分量(g)
黒豆ご飯	精白米	90	れんこんきんぴら	れんこんきんぴら用	25
	強化米	0.5		カットこんにゃく	5
	黒豆	10		にんじん千切り	5
	塩	0.3		ごま油	0.5
豚肉の生姜焼	豚肩ロース	40		砂糖	2
	おろし生姜	1		濃口しょうゆ	1
	みりん	2		白ごま	0.2
	清酒	2	チンゲンサイの辛子和え	チンゲンサイ	25
	さとう	1		冷凍ちくわ	2.5
	濃口しょうゆ	3		和風だし	0.2
	サラダ油	1		砂糖	0.5
いんげんソテー	カットいんげん	25		濃口しょうゆ	1
	バターフレーバーオイル	1		辛子	0.1
	塩	0.1	りんご	りんご・皮つき	19
	こしょう	0.02		塩	0.07
玉子ロール	カニ棒玉子ロール	12.5	付加食	かえりいりこ	2
			牛乳	牛乳	206

エネルギー（kcal）	たんぱく質（g）	脂質（g）	食塩相当量（g）	カルシウム（mg）	クラス単位配分
710	26.9	21.6	1.8	354	①いりこ ②牛乳

*デリバリー方式・小学校高学年の献立例．小学校低学年は主食量を70g，中学校は110gとする．また小学1年生については，献立内容によって分量を調整し，料理の組合せや盛付にも留意する．
（株式会社日米クック提供）

基準体位のアセスメントから，食事摂取基準にもとづき決定する．

　事業所給食では，近年，健康志向の高まりにより，減量を目的とした，1食500～600kcal程度の低エネルギー献立を選択食として提供することが多くなっている．低エネルギー献立は，物足りない印象を与えることが多いため，ボ

リューム感を出す，咀嚼回数を増すなど満足感を補う工夫をする．さらに供食時には，選択する際の参考となるよう，献立のエネルギーや栄養素量を提示する．

　事業所給食の事例を示す（表9-13，図9-9）．ここでは，郷土料理である行事食を取り入れている．この献立では，美しくおいしいがエネルギー過多になりがちな「ご馳走」を，適切なエネルギー量に収めている．このような食事は，栄養価だけでなく，会話をはずませ心を豊かにし，事業所での労働意欲向上の効果も期待できる．

　さらに食育の機会として，その献立の由来，作り方，料理の組み合わせのアレンジ方法のリーフレットを作成する，個別の適正エネルギー算出法，食事選択法，食事量の調整法など，その人にあった食べ方を身につけられるよう情報提供する，といった対象者が「適切な食事」を事業所以外でも実践できるように支援する．

　事業所給食の詳細は，給食経営管理学，給食経営管理実習および給食経営管理臨地実習などで学ぶ．

4　病院給食（一般治療食）

a．病院給食（一般治療食）とは
　病院で提供される食事はすべて治療の一環であり，いずれの食種も治療食であ

表9-13　事業所給食（低エネルギーの行事食）の献立

献立名	材料名	1人当たり分量（g）
穴子ちらし	精白米	80
	穀物酢	3
	砂糖	2
	塩	0.3
	煮穴子	40
	れんこん水煮	5
	味付けかんぴょう	3
	錦糸玉子	3
	でんぶ	2
	ぎんなん缶	2
	絹さや	3
	むきえび	3
	料理酒	3
すまし汁	花麩	3
	みつば	3
	和風だし	0.3
	みりん風調味料	0.3
	濃口しょうゆ	1
三色団子	三色団子	40

エネルギー	たんぱく質	脂質	塩分
496kcal	16.4g	6.5g	1.3g

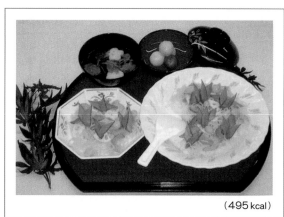

（495kcal）

図9-9　事業所給食の献立の配膳例

る．経腸栄養法，経静脈栄養法以外の経口食は，一般治療食と特別治療食に大別される(図9-10，特別治療食については次項参照)．

　一般治療食は，医療施設で療養・疾病治療の一環として，医学的管理のもとに提供される，特別な栄養素の制限のない日常食に近い食事である．栄養の給与目標量は食事摂取基準を基本とし，対象者のアセスメント結果を踏まえ，常食，軟食(3分粥食，5分粥食，7分粥食，全粥食)，流動食，離乳食，幼児・学童食，産科食，嚥下食などが設定される．常食(固形食・普通食)は，軟食・流動食に対し，食欲や消化能力が安定した患者を対象とした食事である．個々人の状況に相違があり，その状況も変化もするため，常に医師，看護師など他の医療スタッフと連携し，対象者の状況を適切に把握し，栄養アセスメントなどの共有を図る．

b． 一般治療食の食事設計の実際

　一般治療食の食事設計は，栄養管理，調理，材料管理，栄養指導の各業務を要素とし，安全衛生面，給食管理面，医療経済面を考慮し行う．

　献立は，医師が発行する食事箋(食事連絡表，施設によっては院内約束食事箋)によって設定された食種と栄養素量を満たすよう作成する．栄養の給与目標量と摂取栄養素量の相違を少なくすることが望ましいため，栄養価計算の正確さが求められる．さらに，多様な食材と料理方法を組み合わせ，彩り，季節感を出す，行事食を取り入れるなど，入院中の食事が楽しいものとなるよう工夫をする．一般治療食の事例を表9-14，図9-11に示した．また，残菜調査を実施し，平均残菜量より多かった献立の検討，改善を行う．

　調理は，給食施設の調理機器・設備，調理従事者の人数，時間などの条件のなかで，栄養，味，作業効率，安全性などを考慮し行う．一般治療食は少量多品種が特徴であり，作業効率が品質に大きく影響するため，院内約束食事箋の見直

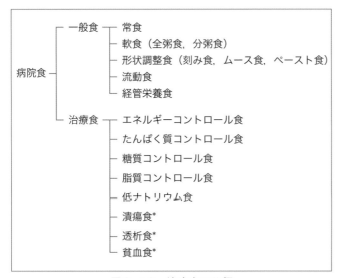

図9-10　治療食の分類
*治療食は成分別食種と疾患別食種が混在していることも少なくない．

表9-14　一般治療食の献立

	献立名	材料名	1人当たり分量(g)		献立名	材料名	1人当たり分量(g)
朝食	ロールパン	ロールパン2パック	60.0	夕食	ご飯	精白米	90.0
		イチゴジャム1パック	15.0		鶏の照焼	鶏むね肉	60.0
		マーガリン1パック	8.0			上白糖	4.0
	トマトソテー	たまねぎ	40.0			濃口しょうゆ	3.0
		フランクフルト	20.0			酒	1.0
		ベーコン	2.0		温野菜	ブロッコリー	25.0
		油	2.0			にんじん	15.0
		ケチャップ	6.0		ひじきの炒め煮	ひじきの炒め煮(うす味)	55.0
	コンソメスープ	だいこん	15.0		ポテトサラダ	ばれいしょ	70.0
		にんじん	5.0			きゅうり	15.0
		ベーコン	2.0			にんじん	5.0
		コンソメ	5.0			魚肉ソーセージ	6.0
	フルーツ	洋梨缶	35.0			マヨネーズ	8.0
	牛乳	ミニ牛乳1パック	103.0			塩	0.1
昼食	ご飯	精白米	90.0			こしょう	0.02
	たいの煮付	骨無したい	70.0		瓜の浅漬け	うり	15.0
		木綿豆腐	50.0			塩	0.2
		みりん	4.0		みそ汁	おつゆ麸	2.0
		濃口しょうゆ	4.0			はくさい	15.0
		酒	1.0			和風粉末だし	1.0
	添え野菜	おろししょうが	0.5			中みそ	10.0
		にんじん	10.0				
		きぬさや	10.0				
	ぜんまい炒り煮	ぜんまい水煮	40.0				
		にんじん	10.0				
		油揚げ	2.5				
		ごま油	1.0				
		和風粉末だし	1.0				
		上白糖	3.0				
		濃口しょうゆ	1.5				
		グリンピース	3.0				
	菜種和え	チンゲンサイ	60.0				
		濃口しょうゆ	1.0				
		セーフティ卵	10.0				
		塩	0.1				
	漬物	しば漬け	10.0				

エネルギー	たんぱく質	脂質	炭水化物	塩分	たんぱく質エネルギー比15%
1590kcal	58.5g	44.8g	239.4g	8.3g	脂質エネルギー比25%

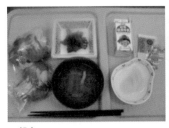
a. 朝食

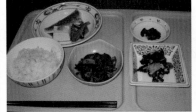
b. 昼食

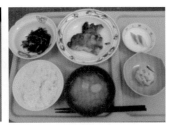
c. 夕食

図9-11　一般食常食の献立の配膳例

し，サイクルメニュー*の策定，マスターメニューからの展開*による料理統合システムの導入，クックチル方式による一括調理，冷凍食品，加工食品などの活用といった調理の効率化を図る工夫をする.

　一般治療食の盛り付けは，彩り，清潔感など，特に給与目標量に誤差の出ないよう均等性に留意する. また，適温を保ち，適時に食事が供与されること，安全性の面から調理終了後から2時間以内に喫食できることが要件であるため，院内における調理場から病棟への配膳の標準作業書を作成し，品質管理精度を高めるようにする.

　さらに，数日分の献立表を対象者に配布し，楽しみの1つにしてもらう，一般治療食の献立を退院後に応用できるように，お勧め献立の作り方のリーフレットを作成する，行事食には，一口メモなどを添え，楽しさを加えるなど，工夫をする.

*サイクルメニュー化　在院日数を一定期間設定し，この期間をサイクルとして献立スケジュールを反復すると，調理作業が予定されるので設備設計に反映しやすい.

*マスターメニューからの展開　常食献立をマスター化し，調理，素材を中心に献立展開をする. 共通して使用できる料理をマスターメニューとして設定しておくことは，厨房内作業は軽量化しやすい.

C. 特別治療食への食事設計の活用と展開 ・・・・・・・・・・・・・・・

　病院で提供される食事は，食事摂取基準に基づくエネルギー比や栄養素の調整を必要としない一般食と疾患に合わせたエネルギー比や特定の栄養素の調整が必要となる治療食に分類される. 一般食は日常的な食事と同様の内容となる常菜食と消化吸収や咀嚼嚥下を配慮した軟菜食や流動食，小児食などが含まれる. 高齢者の嚥下機能の生理的低下や脳血管障害後の嚥下障害に対する食事は，食事の形状を調整することによって誤嚥性肺炎などのリスクを軽減し，最後の時を迎える時まで「口から食べること」を支えることにつながる. また，個々の嚥下機能の状態に対し適切な食事形状を決定し実行するには，多職種協働による栄養管理が不可欠である. さらに，一定の形状の食事提供には調理科学を背景とした調理の標準化が欠かせない. 治療食は，疾病特有に生じる代謝の障害を補完し生命維持に必要なエネルギーやたんぱく質等の栄養素を過不足なく補給し，当該疾患に罹患している患者の栄養状態の維持・向上によって治療に寄与できる食事である. 病院で提供される食事は，一般食，治療食に限らず，患者個々人の栄養評価によって，提供栄養量やその形状・形態や食事回数に基づいて食事設計を実施する.

　治療食は，エネルギーコントロール食，たんぱく質コントロール食といった特

定の栄養素を調整することで疾患管理を考える栄養素別の食事分類(成分別食事分類)と，疾患別食事分類があるが，一般的には合併がある疾患にも対しても利用しやすい成分別栄養分類を使用することが多い．表9-15に常食，たんぱく質，糖質，脂質コントロール食の食品構成例を，表9-16に常食からエネルギーコントロール食への展開例とポイントを示した．

ここでは，エネルギー，たんぱく質，糖質，脂質コントロール食について概説する．詳細な治療食については臨床栄養学を参照されたい．

① エネルギーコントロール食

エネルギーコントロール食は，肥満を起因とする疾患管理として提供される．1日のエネルギー産生栄養素バランスは，たんぱく質15：脂質25：炭水化物60に設定する．一般的には患者個々人の体重から，摂取エネルギーを算定するが，過体重や低体重の対象者にとっては，現体重に対してエネルギー調整を行った量の食事となる．エネルギーコントロール食は，過体重が疾患の一要因となる疾患管理として提供され，肥満を伴ったインスリン抵抗性の糖尿病や脂質異常

表9-15 食種別食品構成例

食品群名	常食	たんぱく質コントロール食	糖質コントロール食	脂質コントロール食
穀類	280	270*	280	150
いも類	70	60	20	90
砂糖及び甘味類	15	8	5	27
豆類	30	24	54	55
野菜類	390	380	450	350
果実類	70	70	5	90
藻類	1	1	1	0
魚介類	50	20	40	50
肉類	85	70	100	65
卵類	20	20	25	20
乳類	200	35	210	150
油脂類	10	17	15	3
加工食品類	20	25	17	20
治療用途食品	2	115	2	90
調味料・その他	500	150	150	750
エネルギー（kcal）	1800	1800	1800	1400
たんぱく質（g）	70.0	35.0	70.0	60.0
脂質（g）	45.0	47.0	58.0	20.0
炭水化物（g）	300.0	315.0	250.0	240.0
食物繊維総量（g）	15.0	13.0	21.0	15.0
食塩相当量（g）	7.0	5.0	6.0	6.0
カルシウム（mg）	560	500	590	580
鉄（mg）	7.0	4.0	7.0	6.5
PFC	15：20：65	7：23：70	15：29：56	17：13：70
動物性たんぱく質比	50%	55%	50%	55%

*低たんぱく質食品

表9-16 常食からエネルギーコントロール食への展開例とそのポイント

		常食			糖質コントロール食			
	献立名	材料	分量(g)	献立名	材料	分量(g)		変更点
朝食	パン バター・ジャム	食パン	90	全粒粉パン バター	全粒粉パン	80		・パンは食物繊維の多い全粒粉パンへ変更し，ジャムをなくす代わりにバターを増量する．
		有塩バター	5		有塩バター	10		
		いちごジャム	10					
	目玉焼き	鶏卵・全卵 - 生	50	目玉焼き	鶏卵・全卵 - 生	50		
		調合油	2		調合油	2		
		食塩	0.3					
		こしょう（白・粉）	0.01					
	付け合せ	ゆでキャベツ	60	付け合せ	こしょう（白・粉）	0.01		
		ミニトマト	30		ゆでキャベツ	60		
		ブロッコリー	20		ミニトマト	30		
		フレンチドレッシング	10		ブロッコリー	20		・糖質の多いバナナは糖質の少ないいちごに変更．
					フレンチドレッシング	10		
	果物	バナナ	100	果物	いちご	80		
	牛乳	普通牛乳	200	牛乳	普通牛乳	200		
昼食	米飯	めし	160	麦飯（30％）	めし	110		・白飯を30％麦飯に変更することで，主食量を減らすことなく糖質量は減量できる．
					大麦（米粒麦）	50		
	揚げタラのあんかけ	まだら	70	揚げ鯵のあんかけ	あじ	70		
		食塩	0.2					
		清酒	3		清酒・普通酒	3		
		じゃがいもでん粉	5		じゃがいもでん粉	5		
		調合油	8		調合油	8		
	野菜あん	はくさい	60	野菜あん	はくさい	60		
		にんじん	5		にんじん	5		
		たまねぎ	20		たまねぎ	20		
		生しいたけ	10		生しいたけ	10		
		かつお・昆布だし	100		かつお・昆布だし	100		
		こいくちしょうゆ	5		こいくちしょうゆ	5		
		食塩	0.3		食塩	0.3		
		本みりん	4		本みりん	4		
		じゃがいもでん粉	5		じゃがいもでん粉	5		
		こねぎ	1		こねぎ	1		
	ほうれん草の胡麻和え	ほうれんそう	50	ほうれん草の胡麻和え	ほうれんそう	50		
		すりごま	3		すりごま	3		
		砂糖	2		砂糖	2		
		こいくちしょうゆ	4		こいくちしょうゆ	4		
	きゅうりの甘酢和え	きゅうり	20	きゅうり二杯酢	きゅうり	40		・きゅうりの甘酢和えの代わりに砂糖を使わない二杯酢にし，きゅうりを増量する．
		食塩	0.1		食塩	0.2		
		砂糖	1		穀物酢	3		
		穀物酢	3					
		甘酢しょうが	4					
	大根の味噌汁	大根	30	大根の味噌汁（半量）	大根	15		・大根の味噌汁は半量にして減塩．もしくはみそ汁をなくし，大根ときゅうりの二杯酢にするとさらに減塩となる．
		かつお・昆布だし	150		かつお・昆布だし	80		
		信州みそ	10		信州みそ	5		

(つづく)

症，高血圧などが対象疾患となる．一方，1200 kcal 以下の低エネルギーは，たんぱく質をはじめとして微量栄養素の不足や，急激な体重減少によってサルコペニアのリスクとなるため，継続的な栄養評価と観察が必要となる．

表9-16(つづき)

	常食			糖尿コントロール食			変更点
	献立名	材料	分量(g)	献立名	材料	分量(g)	
夕食	米飯	めし	160	麦飯(30%)	めし	110	・白飯を30%麦飯に変更することで, 主食量を減らすことなく糖質量は減量できる.
					大麦(米粒麦)	50	
	ハンバーグ	牛ひき肉	30	ハンバーグ	牛ひき肉	30	
		豚ひき肉	30		豚ひき肉	30	
		食塩	0.3		食塩	0.3	
		こしょう	0.01		こしょう	0.01	
		ナツメグ	0.01		ナツメグ	0.01	
		たまねぎ	30		たまねぎ	30	
		鶏卵	4		鶏卵	4	
		生パン粉	5		生パン粉	5	
		牛乳	10		牛乳	10	
	ソース	トマトケチャップ	10	マスタードソース	粒入りマスタード	10	・糖質の多いケチャップはマスタードに変更する.
		中濃ソース	7		中濃ソース	7	
	付け合せ	じゃがいも	40	付け合せ	かぶ	40	・付け合わせのじゃがいもは糖質の少ないかぶへ変更.
		さやいんげん	15		さやいんげん	15	
		食塩	0.3				
	マカロニサラダ	レタス	15	盛り合わせサラダ	レタス	30	・マカロニサラダは野菜の盛り合わせへ変更し, たんぱく質がやや少ないのでチーズを追加.
		ゆでマカロニ	50		カリフラワー	20	
		たまねぎ	10		たまねぎ	10	
		きゅうり	10		きゅうり	10	
		粒入りマスタード	2		プロセスチーズ	10	
		マヨネーズ(全卵型)	5		マヨネーズ	10	
	ひじき含め煮	ほしひじき	3	ひじき含め煮	ほしひじき	3	
		にんじん	3		にんじん	3	
		板こんにゃく	10		板こんにゃく	10	
		油揚げ	1		油揚げ	1	
		かつお・昆布だし	20		かつお・昆布だし	20	
		こいくちしょうゆ	1.5		こいくちしょうゆ	1.5	
		本みりん	1.5		本みりん	1.5	
	エネルギー 1883kcal たんぱく質 67.3g 脂質 56.7g 炭水化物(食物繊維) 272g(16.2g) PFC=15:27:58 食塩 8.6g			エネルギー 1800kcal たんぱく質 67.3g 脂質 68.5g 炭水化物(食物繊維) 227g(22.1g) PFC=14:34:51 食塩 6.6g			減塩目的で目玉焼き付け合せ野菜等は食塩をなくしているが, 調理上まとめて作ることが予想されるものはそのままの味付けとしている.

2 たんぱく質コントロール食

たんぱく質コントロール食は, 腎機能や肝機能などたんぱく質に含まれる窒素の代謝に障害がある腎不全や肝不全に対して提供される低たんぱく質食と, 侵襲が大きい術後や熱傷などのストレスに対するたんぱく質の代謝亢進や創傷治癒に向けてのたんぱく質必要量が増大する高たんぱく質食に分けられる. 低たんぱく質食はたんぱく質量0.6~0.8g/kgを目安とするが, たんぱく質はエネルギー産生栄養素でもあるため, エネルギー不足をきたしやすくまた微量栄養素の不足のリスクともなる. たんぱく質を制限する場合は, 必要エネルギー量を充足すること, またたんぱく価の高い食品選択が重要となる. 腎不全では電解質異常や高血圧の副症状も合併することが多いため, 食塩も5~6gに制限される.

高たんぱく質食は, たんぱく質エネルギー比を15~20%もしくは1.2~

1.5 g/kg とし, 窒素出納が正となるように食事設計を行う. たんぱく質の過剰は腎機能に負荷をかけることとなるため, 腎機能のモニタリングが必須となる.

❸ 糖質コントロール食

糖質コントロール食は, 肥満がない2型糖尿病やインスリン分泌不全である1型糖尿病に対し, 血糖管理目的で提供される食事である. 糖質エネルギー比を55%とし, 脂質とたんぱく質比をそれぞれ25〜30%, 13〜15%程度に増やすことで, 必要エネルギー量を維持しかつ血糖値を安定させることを目標とする. 食物繊維は血糖上昇を抑制する効果が期待されるため, 主食を麦飯や全粒粉パンなどに変更することもある.

❹ 脂質コントロール食

脂質コントロール食は, 脂肪の消化酵素を分泌する膵炎などの膵臓障害, 胆汁うっ滞を伴う肝障害, 胆嚢炎, 乳び胸など脂質代謝にかかわる疾患に対し, 食事中に含まれる脂質量をエネルギー比で10%以下, もしくは5〜20g程度とした食事である. たんぱく質を多く含む食品には脂質を含む食品も多いので, 食事設計の際には, 低脂肪・高たんぱく質の食品選択が重要となる.

D. 災害時食への食事設計の活用・・・・・・・・・・・・・・・・・・・・・

火山が多くまわりを海で囲まれているわが国は, これまで地震や津波などの災害が多く, 2011年の東日本大震災では多くの人命が失われている. 大きな災害時では, その災害そのものがその死因の直接要因ではなく, 食事療法が必要な糖尿病や腎臓病など既往症のある方や嚥下機能が低下された高齢者の方々の中で, 十分な食料が手に届かないことが原因で既往症の増悪や肺炎など災害が間接要因となって亡くなる方も少なくない. また, 近年は地球温暖化の影響を受け大型の台風や大雪などの災害も多くなり, 日常から災害への備えが重要である. 被災者の中には, 継続的な療養が必要な方に加えて乳幼児, 障害者もおり, 災害下にあるすべての人の栄養状態維持にむけて「災害時の栄養・食生活支援マニュアル」が示され, 食事や栄養補給のための活動が管理栄養士・栄養士には求められている (図9-12).

❶ 災害時給食

給食とは, 特定多人数に対して組織的・継続的に食事を提供することであり, 災害時においても施設や病院などでは提供が継続する必要があり, そのための備えが必要となる. しかし, 災害時は限られた条件下での給食の提供となるため図9-13に示すような視点で判断し給食提供に向けて具体的な行動を考えることが管理栄養士・栄養士には求められている.

また, 災害に備え具体的な食事提供のシュミレーションをもとに食料や器材などの備蓄などライフラインの影響に関係なくある一定の期間は提供できるような

フェイズ		フェイズ0 震災発生から24時間以内	フェイズ1 72時間以内	フェイズ2 4日目〜1ヵ月	フェイズ3 1ヵ月以降
栄養補給		高エネルギー食品の —————————→ 　提供		たんぱく質不足への —————————→ 　対応 ビタミン, ミネラルの —————————→ 　不足への対応	
被災者への対応		主食(パン類, おにぎり) 　を中心 水分補給 ———→ ※代替食の検討 ———→ ・乳幼児 ・高齢者(嚥下困難等) ・食事制限のある 　慢性疾患患者 　　糖尿病, 腎臓病, 　　心臓病, 肝臓病, 　　高血圧, アレルギー	炊き出し ———→ 巡回栄養相談 ———————————————————————————————→	弁当支給 ————————————————→ 栄養教育 (食事づくりの指導等) ————→ 仮設住宅入居前・入居後 被災住宅入居者	
場所	炊き出し	避難所	避難所, 給食施設	避難所, 給食施設	避難所, 給食施設
	栄養相談		避難所, 被災住宅	避難所, 被災住宅	避難所, 被災住宅, 仮設住宅

図9-12　災害時の食事や栄養補給の活動のながれ
(国立健康・栄養研究所, 日本栄養士会：災害時の栄養・食生活支援マニュアルより引用)

体制をつくるとともに, 定期的な点検や訓練などによって実際の被災時の活動が
円滑に進められることにつながる.

② 災害時の食事設計

　災害時の食事設計は, 図9-13に示すように喫食対象者の特性を把握した食材
や水の備蓄を災害前に実施しておくことが重要である. 保育園などでは粉ミルク
だけでなく, 断水時の水の確保や哺乳瓶の洗浄などついても念頭に置いて備蓄が
求められる. また, 備蓄に加えて, 給食施設では日常的に保存されている米や冷
蔵・冷凍食品があり, その時の人手や使える器具等などを活用した食事設計も専
門職として求められる. 災害時は温かいスープ一杯で安心を感じることもあり,
災害時の食事が持つ意味は大きい. しかし, 長期的な食材不足は栄養素のバラン
スを欠く要因ともなるため, 対象者によっては強化食品や微量栄養素のサプリメ
ントの備蓄なども考慮が必要な場合もあり, 組織としての取り組みが必要であ
る.

1. 状況を把握する

- 食べる人はどのような状態か
（年齢・性別・構成・食事制限の有無など）
- 利用できる，その場で入手できる食材は何か
（何を，どの程度の量と期間作れるか検討する）
- どこで調理を行えるか
（水・機器・器具の調達，熱源の確保を行う→必要に応じて調理を行わない提供方法も検討する）
- 料理をどこで，どのように提供するか
（使い捨て食器の利用，使い捨て手袋やアルコール使用の可否を確認する）

2. 喫食者の状況に対応する食事を検討する

- 喫食者の主な年代の基準栄養素量を給与目標量とする（食事摂取基準の成長期・生活活動強度中等度）．
- 対象の状況に合わせて食べる人の優先順位を考慮する．

3. 現存する食材で提供できる給食を考える（フェイズ0）

- 現存する食材の例：備蓄品，完全調理済み食品，冷蔵庫・冷凍庫内の食材・粉末製品類，特殊な栄養剤，ベビーフード，とろみ剤，経管栄養剤
- 1日に何食提供するか決定する（2食＋単品，2食半なども考える）
- 主食は米飯とお粥の喫食割合を考えて配分する
- 対象者の食事レベルを考慮し，現存する食材の範囲で展開する
- ミキサー食やゼリー食の調理は難しいため，別献立を作成する

4. 支援物資の到着後の給食を考える（フェイズ1以降）

- 缶入りの茶を利用しておにぎりはお茶漬けにする，弁当はご飯とおかずで雑炊にする，食パンにスープ，みそ汁などを加えてパン粥にする
- 缶詰の煮汁，ふりかけ，梅干なども味がつき使用できる
- ジュースで野菜の甘煮を作る
- 調味料は食数，食材量，火力の程度によって味が変わるため分散して調味する．
- 乾パン＋牛乳＋果物，パン＋チーズまたは卵＋飲み物＋果物，レトルトまたは缶詰のご飯＋おかずの缶詰＋インスタントみそ汁，弁当＋牛乳＋果物などが考えられる
- 備蓄食品と組み合わせる場合は，備蓄品クラッカー＋ジュース，備蓄品シチュー＋お粥缶＋果物缶，備蓄品洋風雑炊＋魚や肉の缶詰

図9-13　災害時の食事設計

キッチンカー

コラム

　キッチンカーは，①施設厨房の建て替え，改築，修理時などの特設厨房，②震災，水害，台風といった災害時など緊急を要するときに調理支援を行うことを目的に導入された．食事提供のハード機能として，調理をする厨房車，盛付車，電源車(ガス搭載なし)などを組み合わせ，最大1000食の食事提供が可能である．調理機能的には，通常と遜色はない．厨房とそこで調理され，提供される完全調理食品が一体となったビジネスモデルであり，東日本大震災時には，食事提供3回の出動を果たし，非常時に安心，安全な食事のサービスとして機能している．

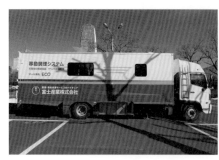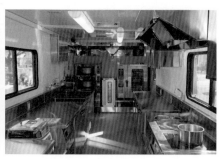

図A　施設外調理のための移動厨房（キッチンカー）
（提供：富士産業株式会社）

E. 食育への食事設計の活用と展開

1 食育と食事設計

　食育とは，「生きる上での基本であって，知育，徳育および体育の基礎となるもの，様々な経験を通じて『食』に関する知識と『食』を選択する力を習得し，健全な食生活を実践することができる人間を育てること」である(食育基本法)．食育の大きな課題は，①「食」を大切にする心の欠如，②栄養バランスの偏った食事や不規則な食事の増加，③肥満や生活習慣病(がん，糖尿病など)の増加，④過度の痩身志向，⑤「食」の安全上の問題の発生，⑥「食」の海外への依存，⑦伝統ある食文化の喪失，の改善である．管理栄養士・栄養士が，対象者のための食事設計を適切に指導，教育し，対象者がそれを理解・実践できれば，食育の課題のほとんどが改善できるといえる．

2 小学校と中学校における食育

　小学校・中学校では給食を活用した食育が，食に関する学校全体計画にもとづき実践されている．子どもにとっておいしく望ましい給食を提供することが，栄養教諭および学校栄養職員管理栄養士が実施する食育の基本である．

　食事設計を活用した食育プログラムを，児童・生徒に楽しく分かりやすく教えることは，食育の重要事項の1つである．児童・生徒が，それぞれに応じた食事設計力を身につけ，その力を将来にわたり強化していくことができれば，将来の

生活習慣病のリスクを低減でき，家族，地域への波及効果も期待できる．そのためには，指導する教職員にも，食事設計を活用した食育プログラムを理解し実施してもらうことが必要である．

　一方，家庭調理で行うべき食の安全対策を伝えることが必要である．例えば手を洗って料理する，手を洗って食べる，購入したものはすぐに適温で保存する，消費期限を守る，じゃがいもの芽(有毒物質ソラニンを含む)を取る，ひじきは水銀やヒ素を含む食品であるため水で戻して下ゆでし，その水を捨てる，油の酸化を防ぐ保存方法を実施するなどは，家庭で行う安全対策である．

栄養教諭制度 コラム

　子どもの望ましい食習慣の確立が極めて重要な社会的課題であることなどから教育に関する資質と栄養に関する専門を合わせもつ職員(①食に関する指導と②学校給食の管理を一体のものとしてその職務とする)として開始された(文部部科学省中央教育審議会は，食に関する指導体制の整備について(答申)(2004年1月20日)を受け2005年4月より)．学校栄養職員は全員が栄養教諭でなく，各学校に栄養教諭，栄養職員が配置されているわけではないため，小中学校では栄養教諭をコーディネータとして学校長をリーダーに食育推進計画(学校における食の年間指導計画)を立て，全教職員が連携・協働し食育を行う．

③ 食育の実際

a. 事例1：食事設計を活用した食育

　食事設計を活用した食育プログラムとして，千葉県での事例を紹介する．千葉県では，生涯にわたり食事を楽しめることを目的とした，科学的・文化的な食教育プログラムを実践している(図9-14)．国の健康増進施策である健康日本21(第2次)を受け，千葉県では，地方自治体の取り組みとして健康ちば21を実施している．この推進のために，具体的には「グーパー食生活」を提案し，千葉県内の市町村，小中学校，特定健診保健指導の場でこれにもとづいた食育が実践されている(図9-15，9-16，9-17)．

　なお，食事設計を活用した食育においては，対象者が積極的に自分の食事をアセスメントでき，望ましい食事(食品)を理解し，実践できるよう，対象者のライフステージや地域的特性などを把握した上で，食育プログラムの内容の選択，指導方法や教材の工夫を行い，実践することが必要である．

b. 事例2：科学的に食事を学ぶダイエットデザインハウス

　食育において，望ましい食事(食品)を効果的に伝えることは難しい．その1つの方法としてダイエットデザインハウスがある．ダイエットデザインハウスは，望ましい食事とそのための食品(種類と量)を科学的かつ視覚的に指導する方法である(図9-18)．推定エネルギー必要量(基本は1600 kcal)をもとに，食事を主食とおかず(主菜，副菜，果実，乳製品，油)に区分し，それぞれの量をエネルギー

Step1.　食べる楽しさ，喜びと生涯にわたる健康な生活の関係を伝える
→健康な生活を続けるためには調和のとれた食事が必要なことに気付くことが期待できる

Step2.　栄養アセスメント
対象者の把握のため，①食習慣調査（図9-16），②推定エネルギー必要量の計算（図9-15，肥満およびやせの場合は，現状と望ましい体重の双方で計算）により行う．特定健診・特定保健指導は，健康診断の結果とあわせてここで行う．
→対象者が自身の栄養アセスメント結果に興味・関心を持つことが期待できる

Step3.　対象者のための「食事設計」を対象者の言葉を傾聴し，わかりやすく伝える
①1日の食事（配膳 ×3＋果物と乳製品）と1食の食事（主食，主菜，副菜）の構成を伝える．
②主食，主菜，副菜の役割，成分特性（図8-1 参照），各グループの食品とその特徴を伝える．
③主食，主菜，副菜をどれだけ食べるかを伝える．
　・主食は推定エネルギー必要量の約半分（図9-15）．
　・1食の主菜は，グーの表面積，厚さ2cm，副菜はパーの大きさ（片手にたっぷり）を目安．
　・果物は副菜，乳製品は主菜としても利用できる．
　・お菓子の食べ方，アルコールの飲み方を必要に応じてアドバイス．
④Step2での食事調査結果と③を比較し，改善点を考える．
⑤1食の献立作成，1日や1か月の食事計画の方法を伝える．
⑥千葉県の豊かな農畜産物を使った，簡単にできるおいしい料理，郷土料理の作り方などを伝える．
⑦食品の選択方法（栄養表示，食品成分表，食の安全情報），保存方法を伝える．
→対象者が食事設計を理解し，望ましい食事を継続して実践しようと思うことが期待できる

Step4.　普段の生活の心がけによって健康を維持できることを伝える
①食事の調和がとれているかを確認する方法の1つとして，毎日起床排尿後に体重を測定する．
②家事などの日常生活活動や運動をこまめに行い，睡眠・休養をしっかり取る．
③口腔ケア（歯磨き，定期的な歯科健診）と定期健診を実践する．
→対象者が健康な生活を実践することが期待できる

＊小中学生用，高齢者用に特化したものもある．

図9-14　食育プログラムの事例（千葉県）

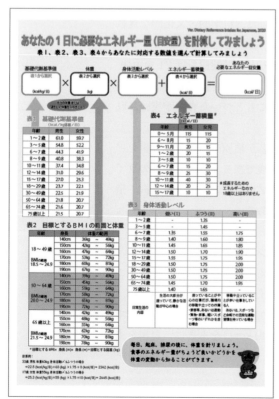

図9-15　対象者の推定エネルギー必要量の算出方法
（ちば型食生活食事実践ガイドブックより引用）

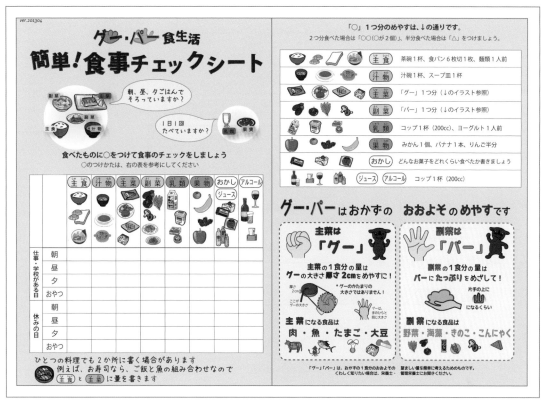

図9-16　食習慣調査表
（ちば型食生活食事実践ガイドブックより引用）

主食 100 kcal の目安量

ご飯(中茶碗)	1/2 杯	うどん(ゆで)	1/2 玉
赤飯(中茶椀)	1/2 杯	スパゲッティ	1/2 人分
もち(小)	1 個	パン(10 枚切)	1 枚
そば(ゆで)	1/3 玉	じゃがいも(中)	1 個

・主食は推定エネルギー必要量の半分を目安に食べましょう
・主菜はグー，副菜はパーで食べましょう

図9-17　主食100kcalカード

量で視覚化する．「主食」，「主菜」，「副菜と果実，乳製品，油」は色を変える．色にかかわらず，三角形1枚が100 kcalである．その三角形1枚ずつに100 kcal当たりの主要な食品の重量あるいは容量を記入する．この作業を行うことにより，食事の区分と区分別に必要な食品と重量あるいは容量が理解できる．

　個人に対応するためには，これに加え対象者の推定エネルギー必要量を計算する．その結果から，1600 kcalの主食，主菜などの各区分の比率はそのままに，対象者のエネルギー量に応じて100 kcalのカードを増減させるとよい．ついで，100 kcalごとのこれらの食材の料理方法や盛り付けの提案を行う．1200〜

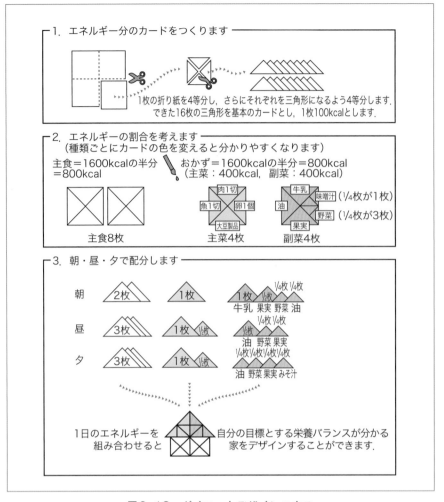

図9-18　ダイエットデザインハウス
*1600kcal の場合

3000 kcal までの区分別エネルギー量の事例は表3-11を参照のこと．

　エネルギーと各栄養素の単位の相違は分かりにくく，食事を科学的な知見にもとづき指導する妨げになっている．ダイエットデザインハウスは，食事のエネルギー量と消費エネルギー量との関係を食事区分別に理解できる．ダイエットデザインハウスを使った食事デザインのための成分表は100 kcal 成分表である．エネルギー100 kcal 当たりの食品重量および各栄養素量を示したものである．この成分表をみると，脂質量が多い食品は少ない食品に比べ重量が小さいこと，水分量が多い食品は少ない食品に比べ重量が大きいことがわかる．科学的に食事を考えることができれば，対象者の食事設計力が向上する．

　一方，主菜，副菜の量を簡単に伝える方法として，主菜は「ぐー」の大きさ（手のひらの大きさ×厚み2 cm），副菜は「ぱー」の大きさ（片手に山盛り）の方法もある（図9-16）．対象者に応じて，指導方法および指導用資料を工夫することが望まれる．

．．．

食育基本法と食育基本計画

　食育基本法は，2005 年 7 月 15 日施行され，国が食育推進基本計画すること，都道府県では食育推進計画の策定に努めることなどが示された．

　食育の課題は，都道府県，市町村，生活者の集団(企業，学校，病院など)によって異なるため，各々がアセスメントにもとづいた Plan(計画)を立て，Do(実施・実行)し，Check(点検・評価)し，Act(処置・改善)を行う．その計画書の 1 つが食育推進計画であり，都道府県では 100％，市町村では 39.5％が作成している(2010 年 9 月現在)．生活者の集団では，その集団が所属する地域の食育推進計画を参考にし，その集団をアセスメントしその集団のための食育推進計画を策定し実行する．

．．．

練習問題

以下の問題について，正しいものには○，誤っているものには×をつけなさい．

1．幼児期の消化・咀嚼機能は，乳児期と大差がないため，軟らかい食べ物が適している．

2．幼児期は，基礎代謝量が大きく，体重当たりのエネルギー量は，成人の 2 〜 3 倍になる．

3．幼児期の間食は，肥満やう蝕の原因になるため，朝・昼・夕食で十分である．

4．思春期は，男女ともに身体発育に合わせて，循環血液量も増えるが，これに造血が追いつかないと貧血状態になるため，鉄とビタミン C のサプリメント摂取が勧められる．

5．成長期のエネルギー必要量は，エネルギー消費量に，成長にともなう組織増加分のエネルギー量(エネルギー蓄積量)が加わる．そのため，17 〜 18 歳で最大となる．

食育と食事設計に関する記述である．誤っているのはどれか．

①児童・生徒が，食育として望ましい食事デザインと評価を身につけることができれば，将来の生活習慣病のリスクを減少でき，家族，地域への波及効果も期待できる．

②食育では，望ましい食事を対象者に理解できる方法で伝える．

③小学校・中学校では，家庭での食事を活用した食育が，食に関する学校全体計画にもとづき実践される．

④子どもにとっておいしいく望ましい給食を提供することが，管理栄養士が実施する食育の基本である．

⑤食育では，家庭調理で行うべき食の安全性対策を伝えることが必要である．

参考資料

付録：精度の高い栄養価計算と評価

献立は，栄養価計算の結果と食事摂取基準（対象者の摂取基準）を比較することで評価する．そのためには，栄養価計算の精度を高める必要がある．栄養価計算の結果の精度を高めることは，献立評価だけではなく，食事設計の質を高めることにつながる．

1．栄養価計算に使う重量を知る

調理に関する食材の重量は，①購入量（廃棄率を含む重量），②レシピ重量＝料理する食材の重量（廃棄部位を除去した調理前のもの），③調理後の食材の重量の３つがある．栄養価計算は③で行う．

・生で食べる食材は，レシピ重量を使う．
・液状食品は，容量を重量に変換した値を使う（表6–16参照）
・加熱調理した食品，レシピの重量に成分表の重量変化率を乗じ100で除した値を使う．

式：レシピ重量 × 重量変化率 ÷100

2．栄養価計算に使う食材を成分表から選択する（p.20参照）

食品の選択に迷ったら，成分表の備考欄，食品群別留意点を読む．

成分表に掲載のない食品は，学名がわかれば科や種が近いものを選ぶ．わからない場合には用途や見た目，季節などが似た食品を選ぶ．

3．栄養計算結果の数値を整える

計算した数値の有効数字は食品成分表に合わせ，単位を記入する．

4．献立の評価

3で得た結果を対象者の食事摂取基準と比較し，検討する．エネルギー量を合致させ，各栄養素は範囲に入ることをめざす．

5．栄養計算ソフト

栄養価計算は，栄養計算ソフトを用いて行うことが多い．食品成分表のデータの信頼性が高く，計算方法が正しいソフトを選択する．食品を正しく選択し，食材の重量を正確に入力して計算結果を得る．

6．実際の摂取エネルギーおよび栄養素量の把握（食事調査など）

献立のエネルギーや栄養素量は提供したものであり，摂取されたものではない．摂取エネルギーおよび栄養素量は，食べた重量を用いて計算を行う．食べた重量は，食べる前と食べた後の重量を測ることで算出する．

7.事前の準備

①購入量の把握

食品に廃棄部位がある場合は廃棄量を加えた量を購入する（次式）

購入量（g）＝レシピ重量（g）×（100 –廃棄率）÷100

廃棄率は，食材の１個の大きさ，調理器具，調理技術などの相違で異なるため，給食施設では主要な食材の廃棄率表の作成が望ましい．

②レシピ表の作成

レシピは，通常，主食，汁，主菜，副菜，デザートの順に，料理区分別に食材を記載する．

③対象者の食事摂取基準（給与目標量）の作成 （p.12参照）

対象者の年齢，性別，体位等と食事摂取基準を用いて，対象者の給与目標量を算出する．

その値と，栄養価計算結果を比較し供給率を算出するための評価表を作成する．

表1 参照体位(参照身長, 参照体重)[*1]

性 別	男 性		女 性[*2]	
年齢等	参照身長(cm)	参照体重(kg)	参照身長(cm)	参照体重(kg)
0～ 5(月)	61.5	6.3	60.1	5.9
6～11(月)	71.6	8.8	70.2	8.1
6～ 8(月)	69.8	8.4	68.3	7.8
9～11(月)	73.2	9.1	71.9	8.4
1～ 2(歳)	85.8	11.5	84.6	11.0
3～ 5(歳)	103.6	16.5	103.2	16.1
6～ 7(歳)	119.5	22.2	118.3	21.9
8～ 9(歳)	130.4	28.0	130.4	27.4
10～11(歳)	142.0	35.6	144.0	36.3
12～14(歳)	160.5	49.0	155.1	47.5
15～17(歳)	170.1	59.7	157.7	51.9
18～29(歳)	171.0	64.5	158.0	50.3
30～49(歳)	171.0	68.1	158.0	53.0
50～64(歳)	169.0	68.0	155.8	53.8
65～74(歳)	165.2	65.0	152.0	52.1
75以上(歳)	160.8	59.6	148.0	48.8

[*1] 0～17歳は,日本小児内分泌学会・日本成長学会合同標準値委員会による小児の体格評価に用いる身長,体重の標準値をもとに,年齢区分に応じて,当該月齢および年齢区分の中央時点における中央値を引用した.ただし,公表数値が年齢区分と合致しない場合は,同様の方法で算出した値を用いた.18歳以上は,平成28年国民健康・栄養調査における当該の性および年齢階級における身長・体重の中央値を用いた.
[*2] 妊婦,授乳婦を除く.
(日本人の食事摂取基準2020年版)

表2 参照体重における基礎代謝量

性 別	男 性			女 性		
年齢(歳)	基礎代謝基準値(kcal/kg 体重/日)	参照体重(kg)	基礎代謝量(kcal/日)	基礎代謝基準値(kcal/kg 体重/日)	参照体重(kg)	基礎代謝量(kcal/日)
1～ 2	61.0	11.5	700	59.7	11.0	660
3～ 5	54.8	16.5	900	52.2	16.1	840
6～ 7	44.3	22.2	980	41.9	21.9	920
8～ 9	40.8	28.0	1,140	38.3	27.4	1,050
10～11	37.4	35.6	1,330	34.8	36.3	1,260
12～14	31.0	49.0	1,520	29.6	47.5	1,410
15～17	27.0	59.7	1,610	25.3	51.9	1,310
18～29	23.7	64.5	1,530	22.1	50.3	1,110
30～49	22.5	68.1	1,530	21.9	53.0	1,160
50～64	21.8	68.0	1,480	20.7	53.8	1,110
65～74	21.6	65.0	1,400	20.7	52.1	1,080
75以上	21.5	59.6	1,280	20.7	48.8	1,010

(日本人の食事摂取基準2020年版)

表3　参考表　推定エネルギー必要量（kcal/日）[*1]

性　別	男性			女性		
身体活動レベル[1]	I	II	III	I	II	III
0〜 5(月)	–	550	–	–	500	–
6〜 8(月)	–	650	–	–	600	–
9〜11(月)	–	700	–	–	650	–
1〜 2(歳)	–	950	–	–	900	–
3〜 5(歳)	–	1,300	–	–	1,250	–
6〜 7(歳)	1,350	1,550	1,750	1,250	1,450	1,650
8〜 9(歳)	1,600	1,850	2,100	1,500	1,700	1,900
10〜11(歳)	1,950	2,250	2,500	1,850	2,100	2,350
12〜14(歳)	2,300	2,600	2,900	2,150	2,400	2,700
15〜17(歳)	2,500	2,800	3,150	2,050	2,300	2,550
18〜29(歳)	2,300	2,650	3,050	1,700	2,000	2,300
30〜49(歳)	2,300	2,700	3,050	1,750	2,050	2,350
50〜64(歳)	2,200	2,600	2,950	1,650	1,950	2,250
65〜74(歳)	2,050	2,400	2,750	1,550	1,850	2,100
75以上(歳)[2]	1,800	2,100	–	1,400	1,650	–
妊婦(付加量)[3] 初期				+50	+50	+50
中期				+250	+250	+250
後期				+450	+450	+450
授乳婦(付加量)				+350	+350	+350

[*1] 身体活動レベルは、低い、ふつう、高いの3つのレベルとして、それぞれⅠ、Ⅱ、Ⅲで示した.
[*2] レベルⅡは自立している者、レベルⅠは自宅にいてほとんど外出しない者に相当する. レベルⅠは高齢者施設で自立に近い状態で過ごしている者にも適用できる値である.
[*3] 妊婦個々の体格や妊娠中の体重増加量および胎児の発育状況の評価を行うことが必要である.
注1：活用に当たっては、食事摂取状況のアセスメント、体重およびBMIの把握を行い、エネルギーの過不足は、体重の変化またはBMIを用いて評価すること.
注2：身体活動レベルⅠの場合、少ないエネルギー消費量に見合った少ないエネルギー摂取量を維持することになるため、健康の保持・増進の観点からは、身体活動量を増加させる必要がある.
（日本人の食事摂取基準2020年版）

表4　目標とするBMIの範囲（18歳以上）[1, 2]

年齢(歳)	目標とするBMI（kg/m²）
18〜49	18.5〜24.9
50〜64	20.0〜24.9
65〜74[3]	21.5〜24.9
75以上[3]	21.5〜24.9

[*1] 男女共通. あくまでも参考として使用すべきである.
[*2] 観察疫学研究において報告された総死亡率が最も低かったBMIを基に、疾患別の発症率とBMIの関連、死因とBMIとの関連、喫煙や疾患の合併によるBMIや死亡リスクへの影響、日本人のBMIの実態に配慮し、総合的に判断し目標とする範囲を設定.
[*3] 高齢者では、フレイルの予防および生活習慣病の発症予防の両者に配慮する必要があることも踏まえ、当面目標とするBMIの範囲を21.5〜24.9kg/m²とした.
（日本人の食事摂取基準2020年版）

表5　身体活動レベル別にみた活動内容と活動時間の代表例

身体活動レベル[*1]	低い(Ⅰ)	ふつう(Ⅱ)	高い(Ⅲ)
	1.50 (1.40〜1.60)	1.75 (1.60〜1.90)	2.00 (1.90〜2.20)
日常生活の内容[*2]	生活の大部分が座位で、静的な活動が中心の場合	座位中心の仕事だが、職場内での移動や立位での作業・接客等、通勤・買い物での歩行、家事、軽いスポーツ、のいずれかを含む場合	移動や立位の多い仕事への従事者、あるいは、スポーツ等余暇における活発な運動習慣を持っている場合
中程度の強度(3.0〜5.9メッツ)の身体活動の1日当たりの合計時間(時間/日)[*3]	1.65	2.06	2.53
仕事での1日当たりの合計歩行時間(時間/日)[*3]	0.25	0.54	1.00

[*1] 代表値.（　）内はおよその範囲.
[*2] Black, et al., Ishikawa-Takata, et al. を参考に、身体活動レベル（PAL）に及ぼす仕事時間中の労作の影響が大きいことを考慮して作成.
[*3] Ishikawa-Takata, et al. による.
（日本人の食事摂取基準2020年版）

表6　身体活動の分類例

身体活動レベル	Ⅰ(低い)	Ⅱ(ふつう)	Ⅲ(高い)
1〜 2(歳)	–	1.35	–
3〜 5(歳)	–	1.45	–
6〜 7(歳)	1.35	1.55	1.75
8〜 9(歳)	1.40	1.60	1.80
10〜11(歳)	1.45	1.65	1.85
12〜14(歳)	1.50	1.70	1.90
15〜17(歳)	1.55	1.75	1.95
18〜29(歳)	1.50	1.75	2.00
30〜49(歳)	1.50	1.75	2.00
50〜64(歳)	1.50	1.75	2.00
65〜74(歳)	1.45	1.70	1.95
75以上(歳)	1.40	1.65	–

（日本人の食事摂取基準2020年版）

表7　成長に伴う組織増加分のエネルギー（エネルギー蓄積量）

性別	男児				女児			
			組織増加分				組織増加分	
年齢等	(A) 参照体重 (kg)	(B) 体重増加量 (kg/年)	(C) エネルギー 密度 (kcal/g)	(D) エネルギー 蓄積量 (kcal/日)	(A) 参照体重 (kg)	(B) 体重増加量 (kg/年)	(C) エネルギー 密度 (kcal/g)	(D) エネルギー 蓄積量 (kcal/日)
0～ 5(月)	6.3	9.4	4.4	115	5.9	8.4	5.0	115
6～ 8(月)	8.4	4.2	1.5	15	7.8	3.7	1.8	20
9～11(月)	9.1	2.5	2.7	20	8.4	2.4	2.3	15
1～ 2(歳)	11.5	2.1	3.5	20	11.0	2.2	2.4	15
3～ 5(歳)	16.5	2.1	1.5	10	16.1	2.2	2.0	10
6～ 7(歳)	22.2	2.6	2.1	15	21.9	2.5	2.8	20
8～ 9(歳)	28.0	3.4	2.5	25	27.4	3.6	3.2	30
10～11(歳)	35.6	4.6	3.0	40	36.3	4.5	2.6	30
12～14(歳)	49.0	4.5	1.5	20	47.5	3.0	3.0	25
15～17(歳)	59.7	2.0	1.9	10	51.9	0.6	4.7	10

体重増加量（B）は，比例配分的な考え方により，参照体重（A）から以下のようにして計算した．
例：9～11カ月の女児における体重増加量（kg/年）
X ＝〔（9～11カ月（10.5カ月時）の参照体重）－（6～8カ月（7.5カ月時）の参照体重）〕/〔0.875（歳）－0.625
（歳）〕＋〔（1～2歳の参照体重）－（9～11カ月の参照体重）〕/〔2（歳）－0.875（歳）〕
体重増加量＝ X/2
　＝〔（8.4－7.8）/0.25＋（11.0－8.4）/1.125〕/2
　≒ 2.4
組織増加分のエネルギー密度（C）は，アメリカ・カナダの食事摂取基準より計算．
組織増加分のエネルギー蓄積量（D）は，組織増加量（B）と組織増加分のエネルギー密度（C）の積として求めた．
例：9～11カ月の女児における組織増加分のエネルギー（kcal/日）
　＝〔（2.4（kg/年）× 1,000/365日）〕× 2.3（kcal/g）
　＝ 14.8
　≒ 15
（日本人の食事摂取基準2020年版）

表8　推定平均必要量から推奨量を算定するために用いられた
変動係数と推奨量算定係数の一覧

変動係数	推奨量算定係数	栄養素
10%	1.2	ビタミン B1，ビタミン B2，ナイアシン，ビタミン B6，ビタミン B12，葉酸，ビタミン C，カルシウム，マグネシウム，鉄（6歳以上），亜鉛，銅，セレン
12.5%	1.25	たんぱく質
15%	1.3	モリブデン
20%	1.4	ビタミン A，鉄（6カ月～5歳），ヨウ素

（日本人の食事摂取基準2020年版）

表9 たんぱく質の食事摂取基準

性別	男性				女性			
年齢等	推定平均必要量 （g/日）	推奨量 （g/日）	目安量 （g/日）	目標量*1 （％エネルギー）	推定平均必要量 （g/日）	推奨量 （g/日）	目安量 （g/日）	目標量*1 （％エネルギー）
0〜 5(月)	－	－	10	－	－	－	10	－
6〜 8(月)	－	－	15	－	－	－	15	－
9〜11(月)	－	－	25	－	－	－	25	－
1〜 2(歳)	15	20	－	13〜20	15	20	－	13〜20
3〜 5(歳)	20	25	－	13〜20	20	25	－	13〜20
6〜 7(歳)	25	30	－	13〜20	25	30	－	13〜20
8〜 9(歳)	30	40	－	13〜20	30	40	－	13〜20
10〜11(歳)	40	45	－	13〜20	40	50	－	13〜20
12〜14(歳)	50	60	－	13〜20	45	55	－	13〜20
15〜17(歳)	50	65	－	13〜20	45	55	－	13〜20
18〜29(歳)	50	65	－	13〜20	40	50	－	13〜20
30〜49(歳)	50	65	－	13〜20	40	50	－	13〜20
50〜64(歳)	50	65	－	14〜20	40	50	－	14〜20
65〜74(歳)*2	50	60	－	15〜20	40	50	－	15〜20
75以上(歳)*2	50	60	－	15〜20	40	50	－	15〜20
妊婦(付加量) 初期					+0	+0	－	－*3
妊婦(付加量) 中期					+5	+5	－	－*3
妊婦(付加量) 後期					+20	+25	－	－*4
授乳婦(付加量)					+15	+20	－	－*4

*1 範囲に関しては，おおむねの値を示したものであり，弾力的に運用すること．
*2 65歳以上の高齢者について，フレイル予防を目的とした量を定めることは難しいが，身長・体重が参照体位に比べて小さい者や，とくに75歳以上であって加齢に伴い身体活動量が大きく低下した者など，必要エネルギー摂取量が低い者では，下限が推奨量を下回る場合があり得る．この場合でも，下限は推奨量以上とすることが望ましい．
*3 妊婦(初期・中期)の目標量は，13〜20％エネルギーとした．
*4 妊婦(後期)および授乳婦の目標量は，15〜20％エネルギーとした．
（日本人の食事摂取基準2020年版）

表10 小児において成長に伴い蓄積されるたんぱく質蓄積量(要因加算法)

年齢区分 （歳）	男児					女児				
	(A) 参照体重 (kg)	(B) 体重 増加量 (kg/年)	(C) 体たん ぱく質 (%)	(D)*1 たんぱく質 蓄積量 (g/kg 体重/ 日)	(E) 蓄積効率 (%)	(A) 参照体重 (kg)	(B) 体重 増加量 (kg/年)	(C) 体たん ぱく質 (%)	(D)*1 たんぱく質 蓄積量 (g/kg 体重/ 日)	(E) 蓄積効率 (%)
1〜 2	11.5	2.1	13.2	0.064	40	11.0	2.2	13.0	0.070	40
3〜 5	16.5	2.1	14.7	0.050		16.1	2.1	14.1	0.051	
6〜 7	22.2	2.7	15.5	0.051		21.9	2.5	14.1	0.045	
8〜 9	28.0	3.2	14.5	0.046		27.4	3.4	13.7	0.046	
10〜11	35.6	4.7	13.9	0.050		36.3	5.1	14.6	0.057	
12〜14	49.0	5.1	13.9	0.039		47.5	3.0	14.8	0.026	
15〜17	59.7	2.0	15.0	0.014		51.9	0.7	11.9	0.004	

*1 (たんぱく質蓄積量：D)＝〔(B)×1,000/365〕×〔(C)/100〕/(A)．
（日本人の食事摂取基準2020年版）

表11 妊娠による体たんぱく質蓄積量

参考文献 番号	対象人数	体カリウム 増加量 (mmol/日)	体たんぱく質 蓄積量 (g/日)	妊娠中に おける 観察期間	中期の 体たんぱく質 蓄積量(g/日)	後期の 体たんぱく質 蓄積量(g/日)
30)	10	3.41	9.91	後期	－	9.91
31)	27	1.71	4.97	中期・後期	2.03	7.91
32)	22	2.02	5.87	中期・後期	2.40	9.35
33)	34	1.18	3.43	中期・後期	1.40	5.45
平均値	－	－	－	－	1.94	8.16

（日本人の食事摂取基準2020年版）

表12　脂質の食事摂取基準

性別	脂質（%エネルギー）				飽和脂肪酸（%エネルギー）*2,*3		
	男性		女性		性別	男性	女性
年齢等	目安量	目標量*1	目安量	目標量*1	年齢等	目標量	目標量
0〜 5(月)	50	−	50	−	0〜 5(月)	−	−
6〜11(月)	40	−	40	−	6〜11(月)	−	−
1〜 2(歳)	−	20〜30	−	20〜30	1〜 2(歳)	−	−
3〜 5(歳)	−	20〜30	−	20〜30	3〜 5(歳)	10以下	10以下
6〜 7(歳)	−	20〜30	−	20〜30	6〜 7(歳)	10以下	10以下
8〜 9(歳)	−	20〜30	−	20〜30	8〜 9(歳)	10以下	10以下
10〜11(歳)	−	20〜30	−	20〜30	10〜11(歳)	10以下	10以下
12〜14(歳)	−	20〜30	−	20〜30	12〜14(歳)	10以下	10以下
15〜17(歳)	−	20〜30	−	20〜30	15〜17(歳)	8以下	8以下
18〜29(歳)	−	20〜30	−	20〜30	18〜29(歳)	7以下	7以下
30〜49(歳)	−	20〜30	−	20〜30	30〜49(歳)	7以下	7以下
50〜64(歳)	−	20〜30	−	20〜30	50〜64(歳)	7以下	7以下
65〜74(歳)	−	20〜30	−	20〜30	65〜74(歳)	7以下	7以下
75以上(歳)	−	20〜30	−	20〜30	75以上(歳)	7以下	7以下
妊　婦			−	20〜30	妊　婦		7以下
授乳婦			−	20〜30	授乳婦		7以下

*1 範囲に関しては，おおむねの値を示したものである．
*2 飽和脂肪酸と同じく，脂質異常症および循環器疾患に関与する栄養素としてコレステロールがある．コレステロールに目標量は設定しないが，これは許容される摂取量に上限が存在しないことを保証するものではない．また，脂質異常症の重症化予防の目的からは，200mg/日未満に留めることが望ましい．
*3 飽和脂肪酸と同じく，冠動脈疾患に関与する栄養素としてトランス脂肪酸がある．日本人の大多数は，トランス脂肪酸に関する世界保健機関（WHO）の目標（1％エネルギー未満）を下回っており，トランス脂肪酸の摂取による健康への影響は，飽和脂肪酸の摂取によるものと比べて小さいと考えられる．ただし，脂質に偏った食事をしている者では，留意する必要がある．トランス脂肪酸は人体にとって不可欠な栄養素ではなく，健康の保持・増進を図る上で積極的な摂取は勧められないことから，その摂取量は1％エネルギー未満に留めることが望ましく，1％エネルギー未満でもできるだけ低く留めることが望ましい．

性別	n−6系脂肪酸（g/日）		n−3系脂肪酸（g/日）	
	男性	女性	男性	女性
年齢等	目安量	目安量	目安量	目安量
0〜 5(月)	4	4	0.9	0.9
6〜11(月)	4	4	0.8	0.8
1〜 2(歳)	4	4	0.7	0.8
3〜 5(歳)	6	6	1.1	1.0
6〜 7(歳)	8	7	1.5	1.3
8〜 9(歳)	8	7	1.5	1.3
10〜11(歳)	10	8	1.6	1.6
12〜14(歳)	11	9	1.9	1.6
15〜17(歳)	13	9	2.1	1.6
18〜29(歳)	11	8	2.0	1.6
30〜49(歳)	10	8	2.0	1.6
50〜64(歳)	10	8	2.2	1.9
65〜74(歳)	9	8	2.2	2.0
75以上(歳)	8	7	2.1	1.8
妊　婦		9		1.6
授乳婦		10		1.8

（日本人の食事摂取基準2020年版）

表13 炭水化物・食物繊維の食事摂取基準

	炭水化物 （％エネルギー）		食物繊維 （g／日）	
性 別	男 性	女 性	男 性	女 性
年齢等	目標量[*1,*2]	目標量[*1,*2]	目標量	目標量
0～ 5(月)	–	–	–	–
6～11(月)	–	–	–	–
1～ 2(歳)	50～65	50～65	–	–
3～ 5(歳)	50～65	50～65	8以上	8以上
6～ 7(歳)	50～65	50～65	10以上	10以上
8～ 9(歳)	50～65	50～65	11以上	11以上
10～11(歳)	50～65	50～65	13以上	13以上
12～14(歳)	50～65	50～65	17以上	17以上
15～17(歳)	50～65	50～65	19以上	18以上
18～29(歳)	50～65	50～65	21以上	18以上
30～49(歳)	50～65	50～65	21以上	18以上
50～64(歳)	50～65	50～65	21以上	18以上
65～74(歳)	50～65	50～65	20以上	17以上
75以上(歳)	50～65	50～65	20以上	17以上
妊 婦		50～65		18以上
授乳婦		50～65		18以上

*1 範囲に関しては，おおむねの値を示したものである．
*2 アルコールを含む．ただし，アルコールの摂取を勧めるものではない．
（日本人の食事摂取基準2020年版）

表14 ビタミンの食事摂取基準

	ビタミンA（µgRAE/日）[*1]							
性別	男性				女性			
年齢等	推定平均必要量[*2]	推奨量[*2]	目安量[*3]	耐容上限量[*3]	推定平均必要量[*2]	推奨量[*2]	目安量[*3]	耐容上限量[*3]
0～ 5(月)	–	–	300	600	–	–	300	600
6～11(月)	–	–	400	600	–	–	400	600
1～ 2(歳)	300	400	–	600	250	350	–	600
3～ 5(歳)	350	450	–	700	350	500	–	850
6～ 7(歳)	300	400	–	950	300	400	–	1,200
8～ 9(歳)	350	500	–	1,200	350	500	–	1,500
10～11(歳)	450	600	–	1,500	400	600	–	1,900
12～14(歳)	550	800	–	2,100	500	700	–	2,500
15～17(歳)	650	900	–	2,500	500	650	–	2,800
18～29(歳)	600	850	–	2,700	450	650	–	2,700
30～49(歳)	650	900	–	2,700	500	700	–	2,700
50～64(歳)	650	900	–	2,700	500	700	–	2,700
65～74(歳)	600	850	–	2,700	500	700	–	2,700
75以上(歳)	550	800	–	2,700	450	650	–	2,700
妊婦（付加量）　初期					+0	+0	–	–
中期					+0	+0	–	–
後期					+60	+80	–	–
授乳婦（付加量）					+300	+450	–	–

*1 レチノール活性当量（µgRAE）＝レチノール（µg）＋β-カロテン（µg）×1/12＋α-カロテン（µg）×1/24＋β-クリプトキサンチン（µg）×1/24＋その他のプロビタミンAカロテノイド（µg）×1/24
*2 プロビタミンAカロテノイドを含む．
*3 プロビタミンAカロテノイドを含まない．

表14 ビタミンの食事摂取基準（つづき）

性別	ビタミンD（μg/日）*1 男性		ビタミンD 女性		ビタミンE（mg/日）*2 男性		ビタミンE 女性		ビタミンK（μg/日）男性	ビタミンK 女性
年齢等	目安量	耐容上限量	目安量	耐容上限量	目安量	耐容上限量	目安量	耐容上限量	目安量	目安量
0〜 5(月)	5.0	25	5.0	25	3.0	–	3.0	–	4	4
6〜11(月)	5.0	25	5.0	25	4.0	–	4.0	–	7	7
1〜 2(歳)	3.0	20	3.5	20	3.0	150	3.0	150	50	60
3〜 5(歳)	3.5	30	4.0	30	4.0	200	4.0	200	60	70
6〜 7(歳)	4.5	30	5.0	30	5.0	300	5.0	300	80	90
8〜 9(歳)	5.0	40	6.0	40	5.0	350	5.0	350	90	110
10〜11(歳)	6.5	60	8.0	60	5.5	450	5.5	450	110	140
12〜14(歳)	8.0	80	9.5	80	6.5	650	6.0	600	140	170
15〜17(歳)	9.0	90	8.5	90	7.0	750	5.5	650	160	150
18〜29(歳)	8.5	100	8.5	100	6.0	850	5.0	650	150	150
30〜49(歳)	8.5	100	8.5	100	6.0	900	5.5	700	150	150
50〜64(歳)	8.5	100	8.5	100	7.0	850	6.0	700	150	150
65〜74(歳)	8.5	100	8.5	100	7.0	850	6.5	650	150	150
75以上(歳)	8.5	100	8.5	100	6.5	750	6.5	650	150	150
妊　婦			8.5	–			6.5	–		150
授乳婦			8.5	–			7.0	–		150

*1 日照により皮膚でビタミンDが産生されることを踏まえ，フレイル予防を図る者はもとより，全年齢区分を通じて，日常生活において可能な範囲内での適度な日光浴を心掛けるとともに，ビタミンDの摂取については，日照時間を考慮に入れることが重要である．
*2 α-トコフェロールについて算定した．α-トコフェロール以外のビタミンEは含んでいない．

性別	ビタミンB₁（mg/日）*1, *2 男性			ビタミンB₁ 女性			ビタミンB₂（mg/日）*3 男性			ビタミンB₂ 女性		
年齢等	推定平均必要量	推奨量	目安量	推定平均必要量	推奨量	目安量	推定平均必要量	推奨量	目安量	推定平均必要量	推奨量	目安量
0〜 5(月)	–	–	0.1	–	–	0.1	–	–	0.3	–	–	0.3
6〜11(月)	–	–	0.2	–	–	0.2	–	–	0.4	–	–	0.4
1〜 2(歳)	0.4	0.5	–	0.4	0.5	–	0.5	0.6	–	0.5	0.5	–
3〜 5(歳)	0.6	0.7	–	0.6	0.7	–	0.7	0.8	–	0.6	0.8	–
6〜 7(歳)	0.7	0.8	–	0.7	0.8	–	0.8	0.9	–	0.7	0.9	–
8〜 9(歳)	0.8	1.0	–	0.8	0.9	–	0.9	1.1	–	0.9	1.0	–
10〜11(歳)	1.0	1.2	–	0.9	1.1	–	1.1	1.4	–	1.0	1.3	–
12〜14(歳)	1.2	1.4	–	1.1	1.3	–	1.3	1.6	–	1.2	1.4	–
15〜17(歳)	1.3	1.5	–	1.0	1.2	–	1.4	1.7	–	1.2	1.4	–
18〜29(歳)	1.2	1.4	–	0.9	1.1	–	1.3	1.6	–	1.0	1.2	–
30〜49(歳)	1.2	1.4	–	0.9	1.1	–	1.3	1.6	–	1.0	1.2	–
50〜64(歳)	1.1	1.3	–	0.9	1.1	–	1.2	1.5	–	1.0	1.2	–
65〜74(歳)	1.1	1.3	–	0.9	1.1	–	1.2	1.5	–	1.0	1.2	–
75以上(歳)	1.0	1.2	–	0.8	0.9	–	1.1	1.3	–	0.9	1.0	–
妊婦(付加量)				+0.2	+0.2	–				+0.2	+0.3	–
授乳婦(付加量)				+0.2	+0.2	–				+0.5	+0.6	–

*1 チアミン塩化物塩酸塩（分子量＝337.3）の重量として示した．
*2 身体活動レベルⅡの推定エネルギー必要量を用いて算定した．
特記事項：推定平均必要量は，ビタミンB₁の欠乏症である脚気を予防するに足る最小必要量からではなく，尿中にビタミンB₁の排泄量が増大し始める摂取量（体内飽和量）から算定．
*3 身体活動レベルⅡの推定エネルギー必要量を用いて算定した．
特記事項：推定平均必要量は，ビタミンB₂の欠乏症である口唇炎，口角炎，舌炎などの皮膚炎を予防するに足る最小量からではなく，尿中にビタミンB₂の排泄量が増大し始める摂取量（体内飽和量）から算定．

表14　ビタミンの食事摂取基準(つづき)

性別	ナイアシン(mgNE/日)*1,*2								ビタミンB6(mg/日)*5							
	男性				女性				男性				女性			
年齢等	推定平均必要量	推奨量	目安量	耐容上限量*3	推定平均必要量	推奨量	目安量	耐容上限量*3	推定平均必要量	推奨量	目安量	耐容上限量*6	推定平均必要量	推奨量	目安量	耐容上限量*6
0～ 5(月)*4	–	–	2	–	–	–	2	–	–	–	0.2	–	–	–	0.2	–
6～11(月)	–	–	3	–	–	–	3	–	–	–	0.3	–	–	–	0.3	–
1～ 2(歳)	5	6	–	60(15)	4	5	–	60(15)	0.4	0.5	–	10	0.4	0.5	–	10
3～ 5(歳)	6	8	–	80(20)	6	7	–	80(20)	0.5	0.6	–	15	0.5	0.6	–	15
6～ 7(歳)	7	9	–	100(30)	7	8	–	100(30)	0.7	0.8	–	20	0.6	0.7	–	20
8～ 9(歳)	9	11	–	150(35)	8	10	–	150(35)	0.8	0.9	–	25	0.8	0.9	–	25
10～11(歳)	11	13	–	200(45)	10	10	–	150(45)	1.0	1.1	–	30	1.0	1.1	–	30
12～14(歳)	12	15	–	250(60)	12	14	–	250(60)	1.2	1.4	–	40	1.0	1.3	–	40
15～17(歳)	14	17	–	300(70)	11	13	–	250(65)	1.2	1.5	–	50	1.0	1.3	–	45
18～29(歳)	13	15	–	300(80)	9	11	–	250(65)	1.1	1.4	–	55	1.0	1.1	–	45
30～49(歳)	13	15	–	350(85)	10	12	–	250(65)	1.1	1.4	–	60	1.0	1.1	–	45
50～64(歳)	12	14	–	350(85)	9	11	–	250(65)	1.1	1.4	–	55	1.0	1.1	–	45
65～74(歳)	12	14	–	300(80)	9	11	–	250(65)	1.1	1.4	–	50	1.0	1.1	–	40
75以上(歳)	11	13	–	300(75)	9	10	–	250(60)	1.1	1.4	–	50	1.0	1.1	–	40
妊婦(付加量)					+0	+0	–	–					+0.2	+0.2	–	–
授乳婦(付加量)					+3	+3	–	–					+0.3	+0.3	–	–

*1 ナイアシン当量(NE)＝ナイアシン＋1/60 トリプトファンで示した.
*2 身体活動レベルⅡの推定エネルギー必要量を用いて算定した.
*3 ニコチンアミドの重量(mg/日)，( )内はニコチン酸の重量(mg/日).
*4 単位は mg/日.
*5 たんぱく質の推奨量を用いて算定した(妊婦・授乳婦の付加量は除く).
*6 ピリドキシン(分子量＝169.2)の重量として示した.

性別	ビタミンB12(μg/日)*1						葉酸(μg/日)*2							
	男性			女性			男性				女性			
年齢等	推定平均必要量	推奨量	目安量	推定平均必要量	推奨量	目安量	推定平均必要量	推奨量	目安量	耐容上限量*3	推定平均必要量	推奨量	目安量	耐容上限量*3
0～ 5(月)	–	–	0.4	–	–	0.4	–	–	40	–	–	–	40	–
6～11(月)	–	–	0.5	–	–	0.5	–	–	60	–	–	–	60	–
1～ 2(歳)	0.8	0.9	–	0.8	0.9	–	80	90	–	200	90	90	–	200
3～ 5(歳)	0.9	1.1	–	0.9	1.1	–	90	110	–	300	90	110	–	300
6～ 7(歳)	1.1	1.3	–	1.1	1.3	–	110	140	–	400	110	140	–	400
8～ 9(歳)	1.3	1.6	–	1.3	1.6	–	130	160	–	500	130	160	–	500
10～11(歳)	1.6	1.9	–	1.6	1.9	–	160	190	–	700	160	190	–	700
12～14(歳)	2.0	2.4	–	2.0	2.4	–	200	240	–	900	200	240	–	900
15～17(歳)	2.0	2.4	–	2.0	2.4	–	220	240	–	900	200	240	–	900
18～29(歳)	2.0	2.4	–	2.0	2.4	–	200	240	–	900	200	240	–	900
30～49(歳)	2.0	2.4	–	2.0	2.4	–	200	240	–	1,000	200	240	–	1,000
50～64(歳)	2.0	2.4	–	2.0	2.4	–	200	240	–	1,000	200	240	–	1,000
65～74(歳)	2.0	2.4	–	2.0	2.4	–	200	240	–	900	200	240	–	900
75以上(歳)	2.0	2.4	–	2.0	2.4	–	200	240	–	900	200	240	–	900
妊婦(付加量)*4,*5				+0.3	+0.4	–					+200	+240	–	–
授乳婦(付加量)				+0.7	+0.8	–					+80	+100	–	–

*1 シアノコバラミン(分子量＝1,355.37)の重量として示した.
*2 プテロイルモノグルタミン酸(分子量＝441.40)の重量として示した.
*3 通常の食品以外の食品に含まれる葉酸(狭義の葉酸)に適用する.
*4 妊娠を計画している女性，妊娠の可能性がある女性及び妊娠初期の妊婦は，胎児の神経管閉鎖障害のリスク低減のために，通常の食品以外の食品に含まれる葉酸(狭義の葉酸)を400μg/日摂取することが望まれる.
*5 付加量は，中期及び後期にのみ設定した.

表14　ビタミンの食事摂取基準（つづき）

年齢等	パントテン酸（mg/日）男性 目安量	パントテン酸（mg/日）女性 目安量	ビオチン（µg/日）男性 目安量	ビオチン（µg/日）女性 目安量	ビタミンC[*1]（mg/日）男性 推定平均必要量	男性 推奨量	男性 目安量	ビタミンC[*1]（mg/日）女性 推定平均必要量	女性 推奨量	女性 目安量
0〜 5(月)	4	4	4	4	–	–	40	–	–	40
6〜11(月)	5	5	5	5	–	–	40	–	–	40
1〜 2(歳)	3	4	20	20	35	40	–	35	40	–
3〜 5(歳)	4	4	20	20	40	50	–	40	50	–
6〜 7(歳)	5	5	30	30	50	60	–	50	60	–
8〜 9(歳)	6	5	30	30	60	70	–	60	70	–
10〜11(歳)	6	6	40	40	70	85	–	70	85	–
12〜14(歳)	7	6	50	50	85	100	–	85	100	–
15〜17(歳)	7	6	50	50	85	100	–	85	100	–
18〜29(歳)	5	5	50	50	85	100	–	85	100	–
30〜49(歳)	5	5	50	50	85	100	–	85	100	–
50〜64(歳)	6	5	50	50	85	100	–	85	100	–
65〜74(歳)	6	5	50	50	80	100	–	80	100	–
75以上(歳)	6	5	50	50	80	100	–	80	100	–
妊　婦		5		50				+10	+10	–
授乳婦		6		50				+40	+45	–

[*1] L−アスコルビン酸（分子量＝176.12）の重量で示した.
特記事項：推定平均必要量は，ビタミンCの欠乏症である壊血病を予防するに足る最小量からではなく，心臓血管系の疾病予防効果及び抗酸化作用の観点から算定.
（日本人の食事摂取基準2020年版）

表15　無機質（ミネラル）の食事摂取基準

年齢等	ナトリウム(mg/日) [( )は食塩相当量(g/日)][*1] 男性 推定平均必要量	男性 目安量	男性 目標量	女性 推定平均必要量	女性 目安量	女性 目標量	カリウム(mg/日) 男性 目安量	男性 目標量	女性 目安量	女性 目標量
0〜 5(月)	–	100(0.3)	–	–	100(0.3)	–	400	–	400	–
6〜11(月)	–	600(1.5)	–	–	600(1.5)	–	700	–	700	–
1〜 2(歳)	–	–	(3.0未満)	–	–	(3.0未満)	900	–	900	–
3〜 5(歳)	–	–	(3.5未満)	–	–	(3.5未満)	1,000	1,400以上	1,000	1,400以上
6〜 7(歳)	–	–	(4.5未満)	–	–	(4.5未満)	1,300	1,800以上	1,200	1,800以上
8〜 9(歳)	–	–	(5.0未満)	–	–	(5.0未満)	1,500	2,000以上	1,500	2,000以上
10〜11(歳)	–	–	(6.0未満)	–	–	(6.0未満)	1,800	2,200以上	1,800	2,000以上
12〜14(歳)	–	–	(7.0未満)	–	–	(6.5未満)	2,300	2,400以上	1,900	2,400以上
15〜17(歳)	–	–	(7.5未満)	–	–	(6.5未満)	2,700	3,000以上	2,000	2,600以上
18〜29(歳)	600(1.5)	–	(7.5未満)	600(1.5)	–	(6.5未満)	2,500	3,000以上	2,000	2,600以上
30〜49(歳)	600(1.5)	–	(7.5未満)	600(1.5)	–	(6.5未満)	2,500	3,000以上	2,000	2,600以上
50〜64(歳)	600(1.5)	–	(7.5未満)	600(1.5)	–	(6.5未満)	2,500	3,000以上	2,000	2,600以上
65〜74(歳)	600(1.5)	–	(7.5未満)	600(1.5)	–	(6.5未満)	2,500	3,000以上	2,000	2,600以上
75以上(歳)	600(1.5)	–	(7.5未満)	600(1.5)	–	(6.5未満)	2,500	3,000以上	2,000	2,600以上
妊　婦				600(1.5)	–	(6.5未満)			2,000	2,600以上
授乳婦				600(1.5)	–	(6.5未満)			2,200	2,600以上

[*1] 高血圧および慢性腎臓病（CKD）の重症化予防のための食塩相当量の量は，男女とも6.0g/日未満とした.

（つづく）

表15 無機質（ミネラル）の食事摂取基準（つづき）

性別	マグネシウム(mg/日) 男性				女性				カルシウム(mg/日) 男性				女性			
年齢等	推定平均必要量	推奨量	目安量	耐容上限量*1	推定平均必要量	推奨量	目安量	耐容上限量*1	推定平均必要量	推奨量	目安量	耐容上限量	推定平均必要量	推奨量	目安量	耐容上限量
0～5(月)	–	–	20	–	–	–	20	–	–	–	200	–	–	–	200	–
6～11(月)	–	–	60	–	–	–	60	–	–	–	250	–	–	–	250	–
1～2(歳)	60	70	–	–	60	70	–	–	350	450	–	–	350	400	–	–
3～5(歳)	80	100	–	–	80	100	–	–	500	600	–	–	450	550	–	–
6～7(歳)	110	130	–	–	110	130	–	–	500	600	–	–	450	550	–	–
8～9(歳)	140	170	–	–	140	160	–	–	550	650	–	–	600	750	–	–
10～11(歳)	180	210	–	–	180	220	–	–	600	700	–	–	600	750	–	–
12～14(歳)	250	290	–	–	240	290	–	–	850	1,000	–	–	700	800	–	–
15～17(歳)	300	360	–	–	260	310	–	–	650	800	–	–	550	650	–	–
18～29(歳)	280	340	–	–	230	270	–	–	650	800	–	2,500	550	650	–	2,500
30～49(歳)	310	370	–	–	240	290	–	–	600	750	–	2,500	550	650	–	2,500
50～64(歳)	310	370	–	–	240	290	–	–	600	750	–	2,500	550	650	–	2,500
65～74(歳)	290	350	–	–	230	280	–	–	600	750	–	2,500	550	650	–	2,500
75以上(歳)	270	320	–	–	220	260	–	–	600	700	–	2,500	500	600	–	2,500
妊婦(付加量)					+30	+40	–	–					+0	+0	–	–
授乳婦(付加量)					+0	+0	–	–					+0	+0	–	–

*1 通常の食品以外からの摂取量の耐容上限量は，成人の場合350mg/日，小児では5mg/kg体重/日とした．それ以外の通常の食品からの摂取の場合，耐容上限量は設定しない．

性別	リン(mg/日) 男性		女性		鉄(mg/日) 男性				女性						
									月経なし		月経あり				
年齢等	目安量	耐容上限量	目安量	耐容上限量	推定平均必要量	推奨量	目安量	耐容上限量	推定平均必要量	推奨量	推定平均必要量	推奨量	目安量	耐容上限量
0～5(月)	120	–	120	–	–	–	0.5	–	–	–	–	–	0.5	–
6～11(月)	260	–	260	–	3.5	5.0	–	–	3.5	4.5	–	–	–	–
1～2(歳)	500	–	500	–	3.0	4.5	–	25	3.0	4.5	–	–	–	20
3～5(歳)	700	–	700	–	4.0	5.5	–	25	4.0	5.5	–	–	–	25
6～7(歳)	900	–	800	–	4.5	5.5	–	30	4.5	5.5	–	–	–	30
8～9(歳)	1,000	–	1,000	–	6.0	7.0	–	35	6.0	7.5	–	–	–	35
10～11(歳)	1,100	–	1,000	–	7.0	8.5	–	35	7.0	8.5	10.0	12.0	–	35
12～14(歳)	1,200	–	1,000	–	8.0	10.0	–	40	7.0	8.5	10.0	12.0	–	40
15～17(歳)	1,200	–	900	–	8.0	10.0	–	50	5.5	7.0	8.5	10.5	–	40
18～29(歳)	1,000	3,000	800	3,000	6.5	7.5	–	50	5.5	6.5	8.5	10.5	–	40
30～49(歳)	1,000	3,000	800	3,000	6.5	7.5	–	50	5.5	6.5	9.0	10.5	–	40
50～64(歳)	1,000	3,000	800	3,000	6.5	7.5	–	50	5.5	6.5	9.0	11.0	–	40
65～74(歳)	1,000	3,000	800	3,000	6.0	7.5	–	50	5.0	6.0	–	–	–	40
75以上(歳)	1,000	3,000	800	3,000	6.0	7.0	–	50	5.0	6.0	–	–	–	40
妊婦(付加量) 初期			}800	}–					+2.0	+2.5	–	–	–	–
中期・後期									+8.0	+9.5	–	–	–	–
授乳婦(付加量)			800	–					+2.0	+2.5	–	–	–	–

性別	亜鉛(mg/日) 男性				女性				銅(mg/日) 男性				女性			
年齢等	推定平均必要量	推奨量	目安量	耐容上限量	推定平均必要量	推奨量	目安量	耐容上限量	推定平均必要量	推奨量	目安量	耐容上限量	推定平均必要量	推奨量	目安量	耐容上限量
0～5(月)	–	–	2	–	–	–	2	–	–	–	0.3	–	–	–	0.3	–
6～11(月)	–	–	3	–	–	–	3	–	–	–	0.3	–	–	–	0.3	–
1～2(歳)	3	3	–	–	2	3	–	–	0.3	0.3	–	–	0.2	0.3	–	–
3～5(歳)	3	4	–	–	3	3	–	–	0.3	0.4	–	–	0.3	0.3	–	–
6～7(歳)	4	5	–	–	3	4	–	–	0.4	0.4	–	–	0.4	0.4	–	–
8～9(歳)	5	6	–	–	4	5	–	–	0.4	0.5	–	–	0.4	0.5	–	–
10～11(歳)	6	7	–	–	5	6	–	–	0.5	0.6	–	–	0.5	0.6	–	–
12～14(歳)	9	10	–	–	7	8	–	–	0.7	0.8	–	–	0.6	0.8	–	–
15～17(歳)	10	12	–	–	7	8	–	–	0.8	0.9	–	–	0.6	0.7	–	–
18～29(歳)	9	11	–	40	7	8	–	35	0.7	0.9	–	7	0.6	0.7	–	7
30～49(歳)	9	11	–	45	7	8	–	35	0.7	0.9	–	7	0.6	0.7	–	7
50～64(歳)	9	11	–	45	7	8	–	35	0.7	0.9	–	7	0.6	0.7	–	7
65～74(歳)	9	11	–	40	7	8	–	35	0.7	0.9	–	7	0.6	0.7	–	7
75以上(歳)	9	10	–	40	6	8	–	30	0.7	0.8	–	7	0.6	0.7	–	7
妊婦(付加量)					+1	+2	–	–					+0.1	+0.1	–	–
授乳婦(付加量)					+3	+4	–	–					+0.5	+0.6	–	–

表15　無機質（ミネラル）の食事摂取基準（つづき）

性別	マンガン(mg/日) 男性		女性		ヨウ素（μg/日）男性				女性				セレン（μg/日）男性				女性			
年齢等	目安量	耐容上限量	目安量	耐容上限量	推定平均必要量	推奨量	目安量	耐容上限量	推定平均必要量	推奨量	目安量	耐容上限量	推定平均必要量	推奨量	目安量	耐容上限量	推定平均必要量	推奨量	目安量	耐容上限量
0～5(月)	0.01	–	0.01	–	–	–	100	250	–	–	100	250	–	–	15	–	–	–	15	–
6～11(月)	0.5	–	0.5	–	–	–	130	250	–	–	130	250	–	–	15	–	–	–	15	–
1～2(歳)	1.5	–	1.5	–	35	50	–	300	35	50	–	300	10	10	–	100	10	10	–	100
3～5(歳)	1.5	–	1.5	–	45	60	–	400	45	60	–	400	10	15	–	100	10	10	–	100
6～7(歳)	2.0	–	2.0	–	55	75	–	550	55	75	–	550	15	15	–	150	15	15	–	150
8～9(歳)	2.5	–	2.5	–	65	90	–	700	65	90	–	700	15	20	–	200	15	20	–	200
10～11(歳)	3.0	–	3.0	–	80	110	–	900	80	110	–	900	20	25	–	250	20	25	–	250
12～14(歳)	4.0	–	4.0	–	95	140	–	2,000	95	140	–	2,000	25	30	–	350	25	30	–	300
15～17(歳)	4.5	–	3.5	–	100	140	–	3,000	100	140	–	3,000	30	35	–	400	20	25	–	350
18～29(歳)	4.0	11	3.5	11	95	130	–	3,000	95	130	–	3,000	25	30	–	450	20	25	–	350
30～49(歳)	4.0	11	3.5	11	95	130	–	3,000	95	130	–	3,000	25	30	–	450	20	25	–	350
50～64(歳)	4.0	11	3.5	11	95	130	–	3,000	95	130	–	3,000	25	30	–	450	20	25	–	350
65～74(歳)	4.0	11	3.5	11	95	130	–	3,000	95	130	–	3,000	25	30	–	450	20	25	–	350
75以上(歳)	4.0	11	3.5	11	95	130	–	3,000	95	130	–	3,000	25	30	–	400	20	25	–	350
妊婦			3.5	–					(付加量)＋75	(付加量)＋110	–	–*1					(付加量)＋5	(付加量)＋5	–	–
授乳婦			3.5	–					(付加量)＋100	(付加量)＋140	–	–*1					(付加量)＋15	(付加量)＋20	–	–

*1 妊婦および授乳婦の耐容上限量は，2,000μg/日とした．

性別	クロム（μg/日）男性		女性		モリブデン（μg/日）男性				女性			
年齢等	目安量	耐容上限量	目安量	耐容上限量	推定平均必要量	推奨量	目安量	耐容上限量	推定平均必要量	推奨量	目安量	耐容上限量
0～5(月)	0.8	–	0.8	–	–	–	2	–	–	–	2	–
6～11(月)	1.0	–	1.0	–	–	–	5	–	–	–	5	–
1～2(歳)	–	–	–	–	10	10	–	–	10	10	–	–
3～5(歳)	–	–	–	–	10	10	–	–	10	10	–	–
6～7(歳)	–	–	–	–	10	15	–	–	10	15	–	–
8～9(歳)	–	–	–	–	15	20	–	–	15	15	–	–
10～11(歳)	–	–	–	–	15	20	–	–	15	20	–	–
12～14(歳)	–	–	–	–	20	25	–	–	20	25	–	–
15～17(歳)	–	–	–	–	25	30	–	–	20	25	–	–
18～29(歳)	10	500	10	500	20	30	–	600	20	25	–	500
30～49(歳)	10	500	10	500	25	30	–	600	20	25	–	500
50～64(歳)	10	500	10	500	25	30	–	600	20	25	–	500
65～74(歳)	10	500	10	500	20	30	–	600	20	25	–	500
75以上(歳)	10	500	10	500	20	25	–	600	20	25	–	500
妊婦			10	–					＋0	＋0	–	–
授乳婦			10	–					＋3	＋3	–	–

（日本人の食事摂取基準2020年版）

表16 「日本食品標準成分表2015年版」の取り扱いの留意点

(平成28年3月30日健習発0330第3号厚生労働省健康局健康課長通知)

1「成分表2015年版」の活用に当たっての基本的留意点

（1）収載食品数は，「成分表2010」から313食品増加し，2,191食品に拡充された．また，別冊として，日本食品標準成分表2015年版（七訂）アミノ酸成分表編，同脂肪酸成分表編及び同炭水化物成分表編が作成されているので，利用目的に応じた活用を図ること．

（2）収載されている成分値は，"年間を通じて普通に摂取する場合の全国的な平均値"であり，"1食品1標準成分値"が原則として収載されており，動植物や菌類の品種，成育（生育）環境，加工，調理方法等によりその値に幅や差異が生じることに十分留意するとともに，ほうれんそうやかつおなど旬のある食品については季節による差異が明記されているので，季節変動に留意して活用すること．

（3）新たに収載された食品や聞き慣れない食品については，成分表の資料「食品群別留意点」に各食品の品種や性状等が記載されているので，その内容を確認して活用すること．

（4）収載した食品の調理方法が天ぷら，から揚げ等にまで拡大しており，新たにそう菜41食品についても収載されている．該当する料理や調理加工食品として収載されている成分値を用いる場合には，調理方法の概要及び成分値の計算例に留意して活用すること．

（5）こんにゃく，きのこ類，藻類等について，エネルギー利用率の個人差が大きいこと等から，「成分表2010」と同様にエネルギー値を暫定的に算出して記載されているため，個人差が大きいこと等に留意して活用すること．

（6）ビタミンAのレチノール活性当量について，日本人の食事摂取基準（2015年版）の単位変更を踏まえ，「成分表2015年版」において単位の名称が変更されたので，留意されたい．

2 栄養指導等における留意点

従来，栄養指導において野菜の取扱いについては「緑黄色野菜」の分類を設けてきたところであり，これは，「四訂成分表」におけるカロテン600 µg/100g以上を含有する「有色野菜」の分類に準じ，"原則として可食部100g当たりカロテン含量が600 µg以上のもの"，併せてトマト，ピーマンなど一部の野菜については，"カロテン含量が600 µg未満であるが摂取量及び頻度等を勘案の上，栄養指導上緑黄色野菜とする"とされてきたところである．

別表※「緑黄色野菜」では，従来「緑黄色野菜」としてきたものに，「成分表2015年版」において"可食部100g当たりβカロテン当量が600 µg以上のもの"を追加して取り扱うこととする．なお，リーキについては五訂日本食品標準成分表以降，分析対象となる部位が固定されたことから，「緑黄色野菜」としては取り扱わない．

※ 別表は，第3章の表3-5参照．

（https://www.city.kyoto.lg.jp/hokenfukushi/cmsfiles/contents/0000197/197807/tuutchi3.pdf）

表17a　食品の目安量（1）

食品名	目安単位	目安重量(g)	食品名	目安単位	目安重量(g)
穀類			**魚介類**		
米	1合(180cc)	150	あじ(廃棄率込み)	中1尾	120-160
もち	丸型1個(直径5.5cm)	30-45	あじ開き干し(廃棄率込み)	中1枚	80-130
	角型1個(7×4×1.5cm)	50	いさき(廃棄率込み)	中1尾	260
おにぎり	1個	100-110	いぼだい(廃棄率込み)	1尾	150
車麩	1個	5-6	めざし(廃棄率込み)	1尾	15-20
小町麩	1個	0.4-0.7	しらす干し(微乾燥品)	大さじ1	5-8
食パン	6枚切り	60	しらす干し(半乾燥品)	大さじ1	4-5
	8枚切り	45	たたみいわし	1枚	5
ロールパン	1個	30	うなぎ蒲焼	1人前	100
クロワッサン	1個	30-40	干しかれい(廃棄率込み)	1枚(25cm)	150
餃子の皮	1枚(直径8cm)	4-6	塩ざけ	1切れ	80~100
春巻の皮	1枚(19×19cm)	12-15	いくら	大さじ1	16-18
シュウマイの皮	1枚(7×7cm)	3	さんま(廃棄率込み)	1尾	140-150
ビーフン	1人前	50-75	ししゃも生干し(廃棄率込み)	1尾	15~20
ゆでうどん	1袋	180-200	あさり(殻付き)(廃棄率込み)	1個	6-10
干しうどん(乾)	1束分	70-100	かき	むきみ1個	10-20
そうめん・ひやむぎ(乾)	そうめん1束	50	はまぐり(殻付き)(廃棄率込み)	1個	30-50
ゆでそば	1袋	160	**肉類**		
干しそば(乾)	1束分	70-120	ウィンナー	大1本	45-50
中華めん(生)	1玉	110-120		中1本	15-25
いも及びでん粉類			フランクフルト	1本	50-55
板こんにゃく	1枚	200-250	焼き豚	1枚	10-20
しらたき	1玉	200	粉ゼラチン	小さじ1	3
さつまいも	M1個	200-250		大さじ1	9
さといも	M1個	50-70	鶏肉・ささ身	1本	40-50
じゃがいも	M1個	100-150	鶏肉・手羽先(ウィング)	1本	50-70
片栗粉(じゃがいもでんぷん)	小さじ1	3	鶏肉・手羽先	1本	50-60
	大さじ1	9	**卵類**		
	カップ1	130	鶏卵(全卵)(正味)	L1個	54-60
コーンスターチ	小さじ1	2		M1個	49-54
	大さじ1	6	うずら卵	1個	9-10
	カップ1	100	ピータン(あひる卵)(正味)	1個	50-65
豆類					
あずき(乾)	1カップ	160-170			
豆腐	1丁	300			
生揚げ(厚揚げ)	1枚	150-200			
油揚げ	1枚	15-20			
がんもどき	1個(直径8cm)	70-100			
凍り豆腐(乾)	1個	15-20			
納豆	1パック	30-50			

(厚生労働省：令和元年国民健康・栄養調査 食品番号表(目安量・重量換算表, 調味料の割合, 吸油率表)より抜粋)

表17b　食品の目安量（2）

食品名	目安単位	目安重量(g)	食品名	目安単位	目安重量(g)
キャベツ(廃棄率込み)	M1個	1200	**乳類**		
	葉1枚	50-80	普通牛乳	100ml	103.2
きゅうり(廃棄率込み)	M1本	100	加工乳濃厚	100ml	104
大根(皮つき)(廃棄率込み)	M1本	800-1200	低脂肪加工乳	100ml	103.7
大根(皮むき)(廃棄率込み)	M1本	750-1000	脱脂乳液状乳	100ml	103.6
トマト(廃棄率込み)	M1個	150-200	乳飲料コーヒー	100ml	105.3
にんじん(皮つき)(廃棄率込み)	M1本	150-200	乳飲料フルーツ	100ml	105.1
にんじん(皮むき)(廃棄率込み)	M1本	135-180	脱脂粉乳	大さじ1	6
ピーマン(廃棄率込み)	M1個	30-40		小さじ1	2
ほうれん草(廃棄率込み)	1袋/束	200-300	生クリーム	大さじ1	15
もやし(廃棄率込み)	1袋	200-250		小さじ1	5
漬物(果実類と野菜類)			**菓子類**		
梅干し	中1個	7-10	あめ玉	1個	3〜5
しろうり(奈良漬)	1切れ	6	キャラメル	1個	3-6
だいこん(たくあん)	1切れ	6	チョコレートミルク(板チョコ)	1枚	50-70
だいこん(ぬかみそ漬)	1切れ	6	アーモンド入りチョコレート	1個	4-5
だいこん(守口漬)	1切れ	5	アップルパイ	1個	100-120
らっきょう(甘酢漬)	中1個	5	あんぱん	1個	80-115
わさび漬	大さじ1	18	クリームパン	1個	80-110
果実類			ジャムパン	1個	80-110
オリーブピクルス・スタッフド	1個	3-5	チョココロネ	1個	70-80
パインアップル缶詰	1切れ	35-40	デニッシュペストリー	1個	65-90
桃缶詰(白桃)	1/2割1個	50	スナック(小麦粉あられ)	1袋	90
桃缶詰(黄桃)	1/2割1個	50	スナック(コーン系)	1袋	40-75
干しがき(廃棄率込み)	1個	30-50	ポテトチップス	1袋	60
ドライプルーン	1個	7-10	ウェハース	1枚	3-5
ゆず(果皮)	1個(100g)分	40	ビスケット(ハード)	1枚	5-10
レモン(全果)(廃棄率込み)	1個	80-120	ビスケット(ソフト)	1枚	7-10
いちご(廃棄率込み)	M1個	15	中華風クッキー	1枚	50
かき(廃棄率込み)	M1個	150-200	**し好飲料類**		
グリーンキウイフルーツ(廃棄率込み)	1個	80-100	清酒(1合=180ml)	小さじ1	5
ゴールドキウイフルーツ(廃棄率込み)	1個	120-130		大さじ1	15
さくらんぼ(国産)(廃棄率込み)	1個	5-8		100ml	99.9
アメリカンチェリー(廃棄率込み)	1個	8-10	ビール(普通缶=350ml)(大瓶=633ml)	100ml	100.8
もも(廃棄率込み)	M1個	200-250	白ワイン	100ml	99.8
りんご(皮むき)(廃棄率込み) つがる・ふじ・王林	M1個	210-215	赤ワイン	100ml	99.6
うんしゅうみかん(廃棄率込み)	M1個	100	ウィスキー	シングル1杯	29
			抹茶(粉末)	大さじ1	6
			昆布茶(粉末)	小さじ1	2
			ココア(粉末)	大さじ1	6

(厚生労働省：令和元年国民健康・栄養調査 食品番号表(目安量・重量換算表，調味料の割合，吸油率表)より抜粋)

●参考図書 ・・

1章

1）山岡和枝, 安達美佐, 渡辺満利子, 丹後敏郎：ライフスタイル改善の実践と評価―生活習慣病発症・重症化の予防に向けて. 朝倉書店, 2015

2）安達美佐, 山岡和枝, 渡辺満利子, 渡邉純子, 丹後敏郎：ライフスタイル改善の成果を導くエンパワーメントアプローチ. 朝倉書店, 2017

3）アメリカ合衆国議会上院（著）, 食品産業センター（訳）：米国の食事目標―米国上院栄養・人間ニーズ特別委員会の提言, 第2版, 食品産業センター, 1980

4）厚生省：健康づくりのための食生活指針, 1985

5）農林水産省：食糧需給表

6）厚生労働省：国民健康栄養調査

7）独立行政法人日本スポーツ振興センター：平成17年度 児童生徒の食生活等実態調査, 2007

8）東京都生活文化局：食品の購買意識に関する世論調査, 2010

9）内閣府：第2次食育推進計画, 2011

10）文部科学省：栄養教諭の配置状況

11）菅野道廣他（編）：食べ物と健康Ⅱ――食事設計と栄養, 南江堂, 2005

2章

1）門脇孝, 島本和明, 津下一代, 松澤佑次（編）：メタボリックシンドロームリスク管理のための健診・保健指導ガイドライン. 南山堂, 2008

2）厚生労働省：日本人の食事摂取基準（2010年版）, 第一出版, 2009

3）Watanabe J., Watanabe M., Yamaoka K., Adachi M., Nemoto A., Tango T.：Effect of school-based home-collaborative lifestyle education on reducing subjective psychosomatic symptoms in adolescents：A cluster randomized controlled trial. PLoS ONE 10：e0165285, 2016

4）Watanabe M., Yokotsuka M., Yamaoka K., Adachi A., Nemoto A., Tango T.：Effects of a lifestyle modification program to reduce the number of risk factors for metabolic syndrome：a randomized controlled trial. Public Health Nutrition 20：142–153, 2017

5）Watanabe J., Watanabe M., Yamaoka K., Adachi M., Nemoto A., Tango T.：School-based lifestyle education involving parents for reducing subjective psychosomatic symptoms in Japanese adolescents: study protocol for a cluster randomized controlled trial. BMJ Open 8．e018938, 2018. doi・10.1136/bmjopen-2017-018938.

6）渡邉純子, 渡辺満利子, 山岡和枝, 安達美佐, 根本明日香, 丹後俊郎：中学生の食事摂取およびライフスタイルと心身の健康問題との関連性―宮崎市域の横断調査結果から―. 日本栄養・食糧学会誌 71：167-178, 2018

7）厚生労働省：標準的な健診・保健指導プログラム（改訂版）, 2013

8）厚生労働省：「日本人の食事摂取基準」活用検討会報告書, 2010

9）佐々木敏：食事摂取基準――そのこころを読む, 同文書院, 2010

10）山岡和枝, 丹後俊郎, 渡辺満利子, 横塚昌子：糖尿病予防のための半定量食物摂取頻度調査票（FFQW65）の再現性と妥当性の検討. 日本公衆衛生雑誌 47：230-244, 2000

11）Watanabe, M., Yamaoka, K., Tango, T., Yokotuka, M.：Randomized controlled trial of a new dietary education program prevent type 2 diabetes in a high-risk group of Japanese male workers. Diabetes Care 26：3209-3214, 2003

12）安達美佐, 渡辺満利子, 山岡和枝, 丹後俊郎：栄養教育のための食物摂取頻度調査票（FFQW82）の妥当性と再現性の検討. 日本公衆衛生雑誌 57：475-485, 2010

13）Watanabe, M., Yamaoka K., Adachi M., Yokotsuka M., Tango T.：Validity and reproducibility of the Food Frequency Questionnaire（FFQW82）for dietary assessment in female adolescents. Public Health Nutrition 14：297-305, 2010

14）Yamaoka, K., Watanabe, M., Hida, E., Tango, T.：Impact of group based dietary education on dietary habit for female adolescents：a cluster randomized trial. Public Health Nutrition 14：702-708, 2010

15）Adachi, M., Yamaoka, K., Watanabe, M., Nishikawa, M., Kobayashi, I., Hida, E., Tango, T.：Effects of lifestyle education program aimed at modifying dietary intakes by meals for type 2 diabetes patients in clinics：a cluster randomized controlled trial. BMC Public Health 13：467, 2013

16）Adachi, M., Yamaoka, K., Watanabe, M., Tango, T., et al：Effects of lifestyle education program for type 2 diabetes patients in clinics：study design of a cluster randomized trial. BMC Public Health 10：742, 2010

17）Yamaoka, K., Tango, T.：Effects of lifestyle modification on metabolic syndrome：a systematic review and meta-analysis. BMC Medicine 10：138, 2012

18）内閣府食育推進室（編）, 渡辺満利子：思春期女性におけるダイエットの要因と家庭連携型食育の効果. 親子のための食育読本, p.65-72, 2010

19）日本糖尿病学会（編著）：糖尿病食事療法のための食品交換表 第7版. 文光堂, 2013

20）厚生労働省：日本人の食事摂取基準（2020年版）. 第一出版, 2019

3章

1）文部科学省科学技術・学術審議会資源調査分科会：

日本食品標準成分表2020版(八訂). 全国官報販売協同組合, 2021

2）文部科学省科学技術・学術審議会資源調査分科会：日本食品標準成分表2020版(八訂)アミノ酸成分表編. 全国官報販売協同組合, 2021

3）文部科学省科学技術・学術審議会資源調査分科会：日本食品標準成分表2020版(八訂)脂肪酸成分表編. 全国官報販売協同組合, 2021

4）文部科学省科学技術・学術審議会資源調査分科会：日本食品標準成分表2020版(八訂)炭水化物成分表編. 全国官報販売協同組合, 2021

5）渡邊智子：日本食品標準成分表の策定および活用に関する研究. 栄養学雑誌69：241-228, 2011

6）松本万里, 渡邊智子, 松本信二, 安井明美：食品のエネルギー値の算出方法についての検討組成に基づく方法と従来法との比較. 日本栄養・食糧学会誌73：255-264, 2020

7）渡邊智子：日本食品標準成分表 2020年版(八訂)の概要. 臨床栄養138：2, 2021

8）香川明夫(監)：食品成分表2021. 女子栄養大出版部, 2021

9）医歯薬出版(編)：日本食品成分表2021 八訂, 医歯薬出版, 2021

10）厚生労働省：日本人の食事摂取基準(2020年版). 第一出版, 2019

11）日本糖尿病学会(編著)：糖尿病食事療法のための食品交換表 第7版. 文光堂, 2013

12）食事摂取基準の実践・運用を考える会：日本人の食事摂取基準(2020年版)の実践・運用. 第一出版, 2020

4章

1）日本栄養士会(監)：食べ物と健康Ⅲ——食品加工学・調理学, 第一出版, 2011

2）安原安代, 柳沢幸江(編)：調理学——健康・栄養・調理, アイ・ケイ・コーポレーション, 2009

3）和田淑子, 大越ひろ(編著)：改訂健康・調理の科学——おいしさから健康へ, 建帛社, 2011

4）青木三恵子(編)：調理学, 第3版, 化学同人, 2011

5章

1）堺章：新訂目でみるからだのメカニズム, 医学書院, 2008

2）伏木亨：栄養学・生理学からみた食べ物の美味しさ, 日本調理科学会誌31：51-53, 1998

3）農林水産省：食品の価格動向

6章

1）山崎清子他：New 調理と理論, 同文書院, 2011

2）川端晶子：健康調理学, 第3版, 学建書院, 2010

3）和田淑子, 大越ひろ(編著)：改訂健康・調理の科学——おいしさから健康へ, 建帛社, 2011

4）木戸詔子, 池田ひろ(編)：調理学——食べ物と健康④, 第2版, 化学同人, 2010

5）渋川祥子, 杉山久仁子：新訂調理科学——その理論と実際, 同文書院, 2005

6）川端晶子, 畑明美：調理学, 新訂版, 建帛社, 2008

7）杉田浩一：新装版「こつ」の科学——調理の疑問に答える, 柴田書店, 2006

8）Peter Barham(著), 渡辺正(訳)：料理のわざを科学する——キッチンは実験室, 丸善, 2003

9）肥後温子：新版電子レンジ「こつ」の科学——使い方の疑問に答える, 柴田書店, 2005

10）小暮裕明：電気が面白いほどわかる本, 新星出版社, 2008

11）藤瀧和弘：「分解！」家電製品を分解してみると！, 技術評論者, 2005

12）金谷昭子(編著)：食べ物と健康 調理学, 医歯薬出版, 2004

13）青木三恵子(編)：調理学, 第3版, 化学同人, 2011

14）畑井朝子, 渋川祥子(編著)：調理学, 同文書院, 2004

15）川端晶子, 畑明美：調理学, 建帛社, 2002

16）矢野俊正, 川端晶子(編著)：21世紀の調理学6 調理工学, 建帛社, 1996

17）日本給食経営管理学会(編)：給食経営管理用語辞典, 第一出版, 2011

18）畑江敬子, 香西みどり(編)：調理学, 第2版, 東京化学同人, 2011

19）青木三恵子(編)：調理学, 第3版, 化学同人, 2011

20）安原安代, 柳沢幸江(編)：調理学——健康・栄養・調理, アイ・ケイ・コーポレーション, 2009

21）和田淑子, 大越ひろ(編著)：改訂健康・調理の科学——おいしさから健康へ, 建帛社, 2011

22）香川明夫(監)：食品成分表2021. 女子栄養大出版部, 2021

7章

1）大越ひろ, 品川弘子(編)：健康と調理のサイエンス, 学文社, 2010

2）川端晶子他(編), 時代とともに歩む新しい調理学, 学建書院, 2010

3）森髙初惠, 佐藤恵美子(編), Nブックス調理科学, 建帛社, 2012

4）Zczesniak, A. S.: Classification of Textural Characteristics, *J. Food Sci.* 28：385-389, 1963

5）Sherman, P.: A Texture Profile of Foodstuffs Based upon Well-defined Rheological Properties, *J. Food Sci.* 34：458-462, 1969

6）Sharma, F. Parkinson, C, C. Sherman, P.: Identification of Stimuli Controlling the Sensory Evaluation of Viscosity, *J. Texture Studies* 4：102-111, 1973

7）Moritaka, M. and Naito, S.: Agar and gelatin gel flavor release, *J. Texture Studies* 33：201-214, 2002

8）佐川敦子, 森下真理子, 森髙初惠：寒天ゲルを分散したペーストの力学特性と飲み込み特性, 日本食品科学工学会誌55：276-286, 2008

9）文部科学省科学技術・学術審議会資源調査分科会：日本食品標準成分表 2020 版(八訂)．全国官報販売協同組合，2021

8章

1）山崎清子他：New 調理と理論，同文書院，2011
2）日本調理科学会(編)：新版 総合調理科学事典，光生館，2006
3）日本食品工業学会(編)新版 食品工業総合事典，光琳，1993
4）青木三恵子(編)：調理学，第 3 版，化学同人，2011
5）杉田浩一他(編)：日本食品大事典，医歯薬出版，2008
6）豊川裕之，川端晶子(編著)：21 世紀の調理学 5，臨床調理学，建帛社，1997
7）渡辺満利子：ジュニアダイエット──自分のための栄養学入門，岩波書店，2006
8）農文協(編)：地域食材大百科，第 1 巻，農山漁村文化協会，2010
9）石毛直道(監)：講座 食の文化 第 3 巻 調理と食べもの，味の素の文化センター，1998
10）和泉眞喜子：青菜のゆで調理(教材研究)，日本調理科学会誌 39：240-243，2006
11）農文協(編)：ふるさとの家庭料理──乾物のおかず，第 15 巻，2003
12）川端晶子他(編)：時代とともに歩む新しい調理学：学建書院，2010
13）文部科学省科学技術・学術審議会資源調査分科会：日本食品標準成分表 2020 版(八訂)．全国官報販売協同組合，2021

9章

1）厚生労働省：児童副施設における食事の提供ガイド，2010
2）鴫原正世他(著)：新・ライフステージの栄養学実習，ドメス出版，2011
3）食事摂取基準の実践・運用を考える会：日本人の食事摂取基準(2020 年版)の実践・運用．第一出版，2020
4）日本給食経営管理学会(編)：給食経営管理用語辞典，第一出版，2011
5）渡邊智子，山下光雄(編著)：食品成分表を上手に使うわかりやすい食事デザインと食事評価−食事デザイン 100 kcal 食品成分表，建帛社，2013
6）ちば型食生活食事実践ガイドブック(千葉県ホームページ)
http://www.pref.chiba.lg.jp/annou/shokuiku/guide-book.html

●練習問題解答 ・・・・・・・・・・・・・・・・・・・

第1章　食事設計

1．×（食事設計は、「調理学」の範囲を越え、「食事設計」として的確な栄養アセスメントに基づく QOL（quality of life：生命の質，生活の質，人生の質）の向上をめざす食事・および食環境を，アセスメントに基づき計画・実施し，評価することである）

2．×（食事設計は，科学的・合理的でありながら対象者に応じた文化的配慮なども合わせて行うものである）

3．○

4．×（食事設計の対象者は，健康な人だけでなく，栄養不良者，肥満者，サプリメント多量摂取者，スポーツをする人，食物アレルギーがある人，高齢者，傷病者など全ての人である。）

5．×（提供する食事は，科学的に正しいだけではなく，対象者の嗜好や文化的配慮が必要である）

第2章　食事設計とライフステージ

1．○

2．×（40歳代前後では，免疫応答，肺活量，心拍出量は低下する）

3．×（メタボリックシンドロームとは，内臓脂肪蓄積量の増大が基盤となり，増大した脂肪組織の脂肪細胞からアディポサイトカイン分泌量が異常に増加し，高血圧，高血糖，高脂質異常などの生活習慣病のリスク因子が一個人に集積し糖尿病や心疾患の発症要因となる）

4．○

5．×（脂質の摂取量が少な過ぎると，必須脂肪酸欠乏症や脂溶性ビタミン欠乏症を引き起こす可能性があり，脂質摂取目標量が設定されている）

6．×（栄養アセスメントの必須項目としては，身体計測値（身長・体重値）がある。身長・体重値は，基礎代謝エネルギー必要量（基礎エネルギー消費量）を算出する際に必要不可欠な情報である）

第3章　食事設計と食品

1．③重量変化率表は，調理により残存した重量を示している。

2．①うどん（乾燥めん）は，ゆでると塩分が減少し，パスタ（乾燥めん）はゆでると塩分が増加する。

3．②調理方法の概要には，加熱時間の記載はない。

4．②食品構成で示す重量は，1日分の献立作成のための目安量である。

第4章　食事設計と献立作成

1．③献立表により調理者は，作業手順を考え作業効率の向上をはかる。

2．②多種の食材を用いた献立は，栄養学的，美的，味などで向上するが，経済的，調理時間的にはマイナスになる場合もある。

3．③毎食の献立の栄養評価（エネルギーおよび栄養量）は，対象者の給与目標量の1/3に合致している必要はない。1週間から1ヵ月の平均が合っていればよい。

4．②調味パーセントの計算式は下記の通りである。

（素材食品の合計（g）×調味パーセント（%））/100 ＝必要な調味料の量（g）
乾物食品は戻した重量で計算する。

第5章　食事設計と調理

1．③判断閾値は，ある味物質の水溶液が，水と比べ何かの味がする最少の濃度である。認知閾値（味覚閾値）は，ある物質の水溶液が，その味だとわかる最小の濃度である。

2．④食べ物のにおいには，口に入れる前に感じるにおいであるアロマと口に入れた後に感じるにおいであるフレーバーがある。

3．②：①官能評価を行う人はパネリスト，パネリストの集団がパネルである。③試料の数は，感覚の疲労などを考慮し3～4種類程度とする。④質問項目も，感覚の疲労などを配慮し5～6項目程度にすると良い。⑤官能評価を行う時間は，パネリストがリラックスできる時間設定で行い，空腹あるいは満腹の状態をさける。午前10～11時，午後2～3時が生理的に適当である。

第6章　調理操作

1．×（近年の都市ガスは，液化天然ガスが主流である）

2．○（記述の通り。電気の周波数は静岡県の富士川と新潟県の糸魚川あたりを境として，東側が50 Hz，西側が60 Hzである）

3．○（記述の通り。その他にも炊く，加圧加熱も対流熱の調理である）

4．○（記述の通り。ただし「焼く」のうち「直火焼き」は放射熱で調理される）

5．×（電磁誘導加熱調理は放射熱ではない。磁力線を鍋底に伝えて，鍋底自身が発熱する）

6．○（記述の通り。ゆでる操作は，対流を起こしやすくするために多くの水を使ったほうが効果的に加熱できる。また水量が多いと食品の投下による水温低下も防ぐことが可能となる）

7．○（記述の通り。煮汁を残すのかなどの調理の目的によって煮汁の量は異なる）

8．×（蒸し物の方が型崩れが少ない）

9．×（圧力鍋を用いた加熱調理は，加熱温度が120℃前後になる）

10．○

11．×（自然対流式オーブンは，対流による伝熱の割合は少ない）

12．×（油に食品を投入すると，食品の低温（油温に比べ）により油温が低下するが，その他に食品中の水分の気化熱によって油温は下がる）

13．×（油の中では，熱は対流によって食品へ伝えられる）

14．×（炒める操作は，食品を高温で短時間加熱する調理法である）

15．○

16．×（熱効率はガスコンロより電気コンロの方が高い。余熱の利用はしやすい）

17．×（直火で食品を加熱することができる）

18. ○
19. ×(マイクロ波は水分子を振動させることにより食品を温める)
20. ○
21. ○
22. ×(誘導過熱は高周波をコイルに流し，発生した磁力線で磁性体に渦電流を起こし，電気抵抗により発熱する)
23. ×(加熱水蒸気は常圧で100℃以上に熱せられた水蒸気である)
24. ×(加熱水蒸気を使用すると低酸素状態などにより酸化を抑制できる)
25. ○
26. ×(電磁調理器は鍋が熱くなるとトッププレートも鍋の熱で熱くなる)
27. ○
28. ○
29. ○
30. ○
31. ×(加熱水蒸気による調理で焼き物もできる)
32. ×(加熱水蒸気による調理時は高温になるのでラップは使用できない)
33. ×(ステンレスは鉄よりも熱伝導率が低い)
34. ×(ほうろう鍋は電磁調理器でも使用できる．アルミ，土鍋など磁力線を発生しないものは使用できない)
35. ○
36. ×(食品の切り方で食味は変わる)
37. ×(体積と重量は，水以外では異なるため，相互の関係を理解する必要がある)
38. ×(1カップは200 mL．尺貫法の1合が180 mLである)
39. ×(食品の不味成分の除去も行う)
40. ○
41. ×(パーシャルフリージングは−3℃である)
42. ○
43. ○
44. ×(酒としょうゆでは比重が異なるため，たとえ表面張力を働かせて計っても同一重量にはならない．酒15 mL＝15 g，しょうゆ15 mL＝18 gである)
45. ×(精白米ともち米で米粒の大きさを比べたとき，もち米のほうが粒度が小さいので隙間が少なく，密度が高い．したがってもち米のほうが重くなる．もち米1カップ＝175 g，精白米1カップ＝170 gである)
46. ○
47. ○
48. ×(網の目がバイアス(斜め)になるように置いたほうが痛まず，裏ごしの効率もよい)
49. ×(辛味よりも細かすぎる目の下ろし金では，水分が出過ぎるため，うま味やビタミンなどの微量栄養素の損失も大きい)
50. ×(緩慢凍結は氷結晶が大きくなり食品の組織や細胞を傷めるが，急速凍結は細かい結晶になるので，損傷が減り，凍結時の品質低下が抑えられる)

第7章　調理操作による食品の変化

1. ×(蒸し加熱では，水蒸気から液体の水へと変化する際に放出される凝縮熱が利用される．気化熱は液体から気体への変化する際に必要とされる熱量である)
2. ○(加熱すると細胞膜の半透性が消失し，拡散現象によって調味がなされる)
3. ○(肉や魚の加熱調理では，旨味成分が流出しないように，まず表面のたんぱく質を熱変性させる)
4. ×(蒸し物では，加熱中の味付けはできない)
5. ○(体液と等張液程度のため，好まれる)
6. ×(牛乳はO/Wであり，バターはW/Oである)
7. ×(寒天は加熱するとゾルとなり，冷却するとゲルとなる)
8. ×(卵黄成分のレシチン，レシトプロテインが利用される)
9. ×(ごぼうでは低温障害は生じない)
10. ×(緩慢凍結では解凍後，ドリップが多く，テクスチャーが損われる．問題の解凍後の状態は，急速凍結の場合である)
11. ○(テクスチャーのおいしさへ占める割合は，液状食品では低く，高分子の物質からなる固形物食品で高い)
12. ×(テクスチャーが変化すると，調味料の濃度が同じでも，味の強さは変化する．硬いゲルはやわらかいゲルと比較し，味の強さは弱くなる)
13. ×(ゆで卵やさつまいもは水分量が少ないため，唾液の分泌量の少なくなった高齢者には飲み込みにくく，食べにくい食品である)
14. ○(まとまりのある，やわらかい食塊は咽頭部をゆっくりと通過することから，嚥下しやすくなる.)
15. ③ほうれんそうは，ゆでる調理を行うと重量が30%減る．減った成分は，水分，水溶性ビタミン，無機質であるが，どの成分も等しく30%減少するわけではない.

第8章　食素材の調理特性と調理

1. ×(全粥の加水量は，米容量の約5倍であり，七分粥は約7倍，五分粥が約10倍である)
2. ×(グルテンの形成とドウの粘弾性は，食塩の添加が高め，砂糖の添加が低める)
3. ×(2に同じ．グルテンの形成とドウの粘弾性は，食塩の添加が高め，砂糖の添加が低める)
4. ×(グルテンの形成は30〜40℃が適温である．30℃未満の低温でもグルテン形成がされにくい．70℃以上で高い場合にはたんぱく質の変性が起こり生地が硬くなる)
5. ○
6. ○
7. ×(50%加水した手で固めることができるドウはパンなどに，100〜250%加水した流動性のあるバッターは天ぷらの衣に利用される)
8. ×(加熱すると細胞間にある不溶性のプロトペクチンが水溶性に変わり，細胞間の流動性が高まり細胞が分離しやすくなり，冷めるとペクチンは流動性をなくすため硬くなる)
9. ×(じゃがいもに含まれるチロシンが酸化酵素チロシナーゼに酸化され，メラニン色素を形成し褐変

10. ×(酵素作用の適温は 50 〜 65℃であるため，焼き芋のように糖化に適する温度が長く保持される調理法では甘味を強く感じ，電子レンジのように急速に温度が上昇する調理法では甘味が弱くなる)

11. ○

12. ×(生肉のオキシミオグロビンが加熱により灰褐色のメトミオグロモーゲンとなる)

13. ○

14. ×(筋形質たんぱく質が少ない生の白身魚の肉質は硬く，加熱によりやわらかくなる)

15. ×(新鮮な卵白は濃厚卵白が多いため，泡立ちにくいが，泡だてられた気泡の安定性は高い)

16. ○

17. ○

18. ×(食塩を 0.5 〜 1 ％程度加えると，食塩中のナトリウムイオンが豆腐中のカルシウムイオンとたんぱく質の反応を阻害するため，固くなることを防ぐ)

19. ×(脂肪含量は，30％以上必要である)

20. ○

21. ×(カロテノイド色素である．カロテノイド色素の主な成分は，炭素・水素のみで構成されるカロテン類(β-カロテン，リコピン)と，酸素等，炭素・水素以外のものも含むキサントフィル類(ルテイン・クリプトキサンチン・カプサイチン・アスタキサンチン)がある)

22. ×(野菜などの植物性食品が加熱されると軟らかくなるのは，主にペクチンが分解して細胞と細胞を接着させる役割を失うからである．加熱温度が 80 〜 90℃に達すると軟化し始める)

23. ×(5℃くらいの水でゆっくり時間をかけてもどすほうが，5′-グアニル酸溶出量が増し，うま味が引き出されやすい．高温でもどすと時間は早いが，余分な水分を吸収し過ぎてふやけてしまう．このとき，砂糖を少々加えると，浸透圧の関係で余分な水分吸収をおさえてくれる)

24. ×(カタクリの根からは少量のでんぷんしかとれないため，貴重品である．市販の片栗粉は，じゃがいものでんぷんから作られている)

25. ○

26. ○

27. ×(砂糖(しょ糖)は，保水性が高いので食品の水分活性を下げる働きがある．水分活性が低下すると微生物の繁殖が抑えられるため，食品の保存性が向上する)

28. ○

29. ×(牛脂の融点は豚脂よりも高く 50℃前後．豚脂は 30 〜 45℃)

30. ×(低メトキシペクチンは，2 価の金属イオンの存在でゲル化する)

31. ○

第9章　食事設計の活用

1. ×(幼児期の消化・咀嚼機能は乳児期に比べて，著しく発達するため，それに応じた食べ物がよい)

2. ○

3. ×(3 度の食事で摂取できないエネルギーと栄養素や水分を補給する．精神的な安定感と社会性を育み，楽しみの場となる)

4. ×(思春期貧血の改善策の基本は，食事によるエネルギーおよび栄養素の適正摂取である．思春期貧血は，無理なダイエットや朝食欠食が原因となることも多い)

5. ×(男女とも最大となるのは，10 〜 11 歳である)

6. ③小学校・中学校では，給食を活用した食育が，食に関する学校全体計画にもとづき実施される

● 索　　引

●欧文索引 ・・・

健康・栄養科学シリーズ

食べ物と健康 食事設計と栄養・調理（増補）

2014 年 3 月 1 日　第 1 刷発行	監修者　国立研究開発法人
2018 年 9 月20日　第 3 刷発行	医薬基盤・健康・栄養研究所
2021 年 3 月31日　増 補 発 行	編集者　渡邊智子，渡辺満利子
	発行者　小立健太
	発行所　株式会社 南 江 堂

〒113-8410 東京都文京区本郷三丁目42番 6 号
☎ (出版) 03-3811-7236　(営業) 03-3811-7239
ホームページ　https://www.nankodo.co.jp/
印刷・製本 大日本印刷

Diet Planning and Cookery
© Nankodo Co., Ltd., 2021

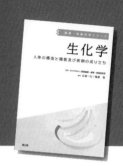